Barbara Simonsohn

Die sagenhafte Heilkraft der Ananas

»Ein ganzheitliches Gesundheits-Handbuch«

Gesund und fit mit der Königin der Früchte

WINDPFERD

Wichtiger Hinweis

Die in diesem Buch vorgestellten Informationen sind sorgfältig recherchiert und wurden nach bestem Wissen und Gewissen weitergegeben. Dennoch übernehmen Autor und Verlag keinerlei Haftung für Schäden irgendeiner Art, die direkt oder indirekt aus der Anwendung oder Verwendung der Angaben in diesem Buch entstehen. Die Informationen in diesem Buch sind für Interessierte und zur Weiterbildung gedacht.

Bildnachweis

Arbeitskreis Pro Enzyme (APE): S. 12
Dr. Garve: S. 71, Coverrückseite
Hodapp: S. 37, 49, 75, 83, 137, 142
Tietze: S. 69
Erich Hinrichs, Dole-Company: S. 29, 30, 35, 39, 52
„Mister Mango“, Südfrucht Handels GmbH: S. 159
Erich Hinrichs: „Ananas – Die königliche Frucht“: S. 6, 90, 91, 114, 148

Impressum

2. Auflage 2000

Umschlaggestaltung: Kuhn Grafik, Digitales Design, Zürich
Lektorat: Birgit Baader
Layoutkonzeption: Schneelöwe, Aitrang
Layout/Satz: *panta rhei!* – MediaService Uwe Hiltmann, Niedernhausen/Ts.
Herstellung: Schneelöwe, Aitrang

ISBN 3-89385-268-9

Printed in Germany

**In Dankbarkeit gewidmet
meinen Eltern Elisabeth und
Wilhelm Simonsohn**

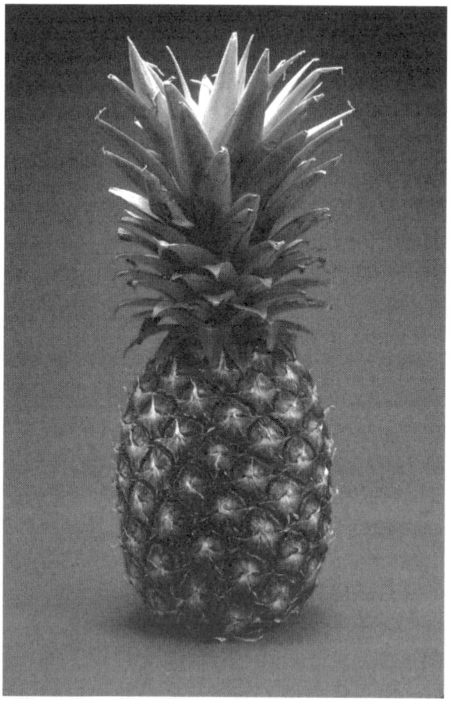

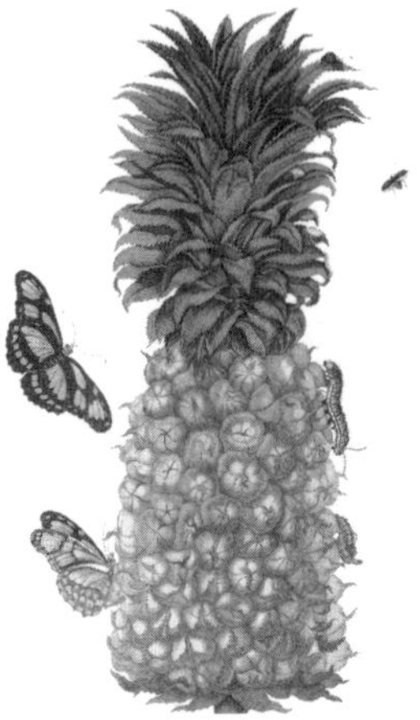

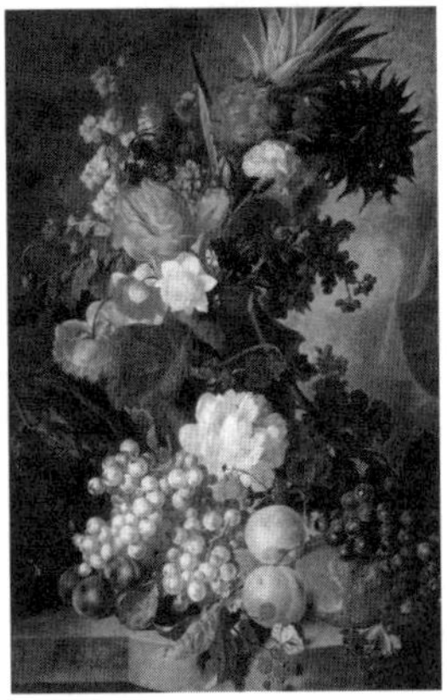

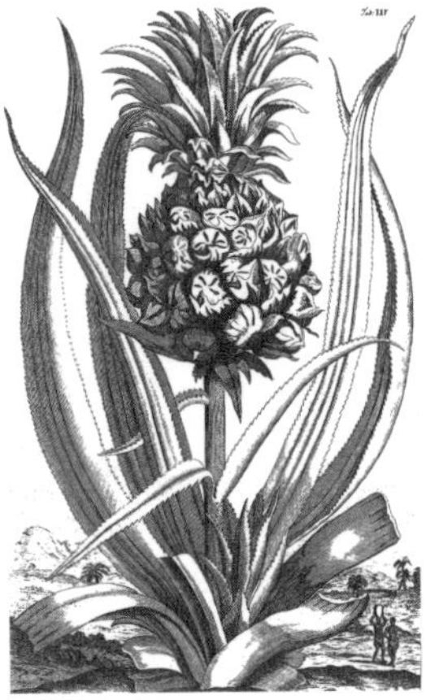

Inhaltsverzeichnis

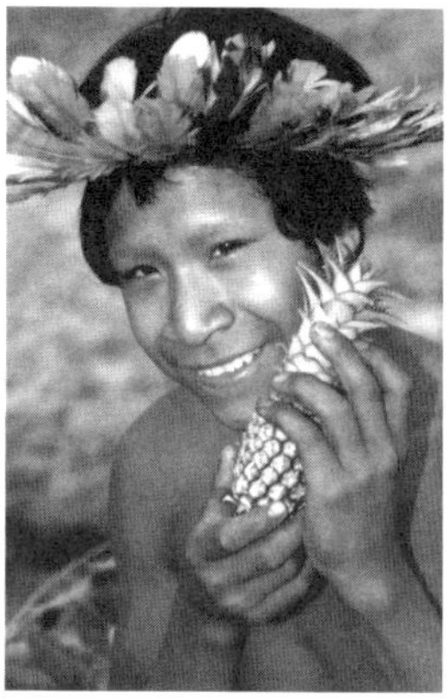

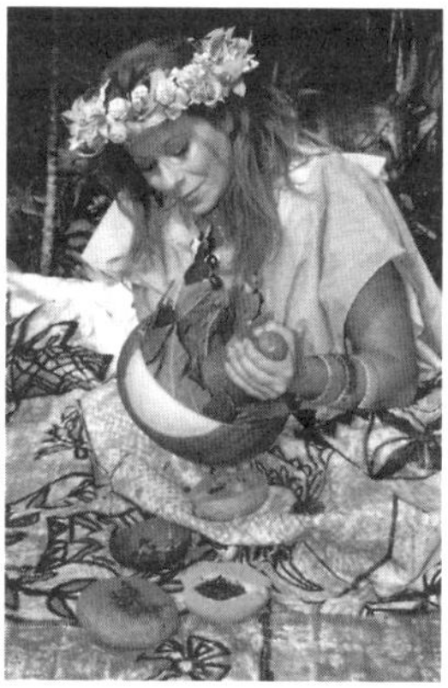

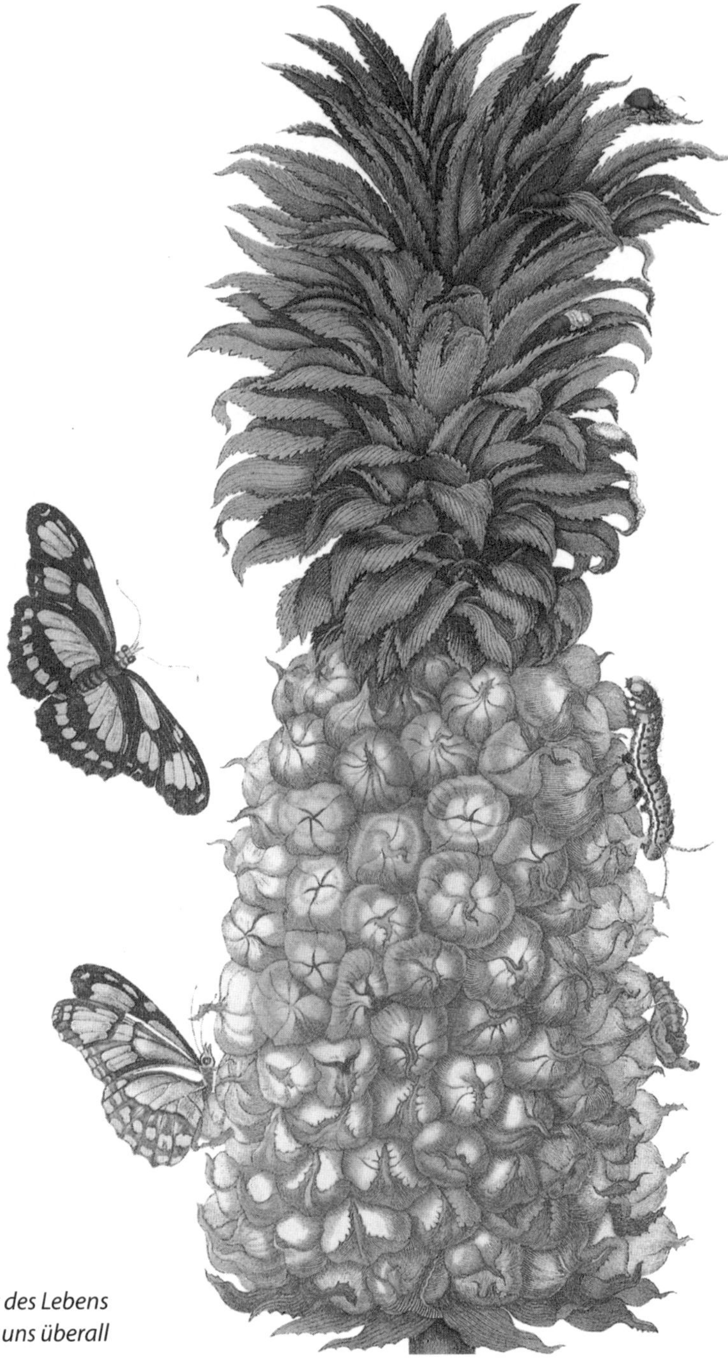

Das Wunder des Lebens begegnet uns überall

Danksagung

Es haben viele Menschen mit ihrer Liebe und ihrer Energie zum Entstehen dieses Buches einen Beitrag geleistet. Ich danke meiner Verlegerin, die mich darin unterstützt hat, über ein weiteres „Fruchtthema" zu schreiben. Meine Liebe und dankbare Anerkennung gehen auch an meine Freundin, die Ernährungswissenschaftlerin Dr. Marianne Meyer, und die Kinderärztin und Medizinjournalistin Dr. Katharina Bödekker, die beide viele Stunden investierten, um das Manuskript Korrektur zu lesen, und an meine Lektorin Birgit Baader, die das Manuskript mit Liebe zum Thema, Sachverstand und Engagement druckfertig machte. Außerdem danke ich Dr. Taussig, dem Bromelainexperten weltweit, für seine Beiträge in diesem Buch. Ohne sein Engagement wäre dieses Buch nicht das geworden, was es ist! Mein Dank geht auch an Dr. Inderst vom „Arbeitskreis Pro Enzyme" für die Bereitstellung umfangreicher wissenschaftlicher Studien zum Thema Bromelain und an Professor Maurer für die Zusammenstellung seiner vorläufigen Ergebnisse über die Wirkung von Bromelain in der Krebstherapie.

Zudem danke ich Peter Klock von „Südflora Baumschulen" für seinen fachlichen Rat zu den Themen „Botanik" und „Ananasanbau zu Hause". Erich Hinrichs, Autor des Prachtbandes „Ananas, die königliche Frucht", danke ich für seine Anregungen zum historischen Teil, für seine Unterstützung mit Literatur und seine „Insider-Informationen" als internationaler Verkaufsleiter der größten Fruchthandelsgesellschaft, der Dole Company. Ich danke auch meiner Kahuna-Informantin Astara Kim Hill aus Hawaii und Dr. Christian Rätsch für ihre wertvollen Informationen über die ethnomedizinische Verwendung der Ananas.

Ich danke Dr. Merchant, einer indischen Ärztin und Ayurveda-Expertin, Quelle der Weisheit und Information für mich, und Monika Helmke Hausen dafür, daß sie mich durch ihre Bücher mit der Energie des Ananas-Devas in Kontakt gebracht hat. Vor allem bin ich ihr für das Wissen verbunden, das sie von der „großen Göttin" empfängt und mit ihren Lesern teilt.

Dankbar bin ich Helmut Wandmaker und Franz Konz, den beiden Rohkostpionieren in Deutschland, und ihren Vorgängern Norman Walker und Professor Arnold Ehret.

Meinem Lebenspartner Theo Hodapp bin ich sehr dankbar für seine Geduld und liebevolle Unterstützung. Ihm und unseren beiden Kindern, Freya und Michael, danke ich vor allem für die Zeit, die sie mir geschenkt haben, so daß ich dieses Buch schreiben konnte

Und schließlich bin ich dafür dankbar, durch dieses Buch auch anderen Menschen dienen zu können und dafür, daß ich mich vom ersten Augenblick des Entstehens dieses Buches inspiriert und unterstützt gefühlt habe und offenbar Teil eines kollektiven Vorgangs der ganzheitlichen Bewußtwerdung und Heilung sein darf

Gedanken am Tagesanfang

„Jenen, die ein Leben führen, das stets offen ist für die Lehren der Schöpfung, wird das richtige Wissen immer zur richtigen Zeit begegnen, egal, wer der notwendige Lehrer ist. Für sie ist die Erde ein magischer Ort und der Ursprung unerschöpflichen Staunens."

(AUS „DAS MEDIZINRAD" VON SUN BEAR UND WABUN)

Das Leben ist das eine große Wunder, das zweite sind die physiologischen Lebensgesetze. Werden diese göttlichen Lebensgesetze verletzt, so kommt Unheil. Die derzeitige Lebensführung ist eine Kette von Verbrechen gegen die Physiologie. Daher die Not und der Niedergang. Mit der Verschlechterung der Physiologie zerbricht die Moral, zerbricht auch das Christentum.

Jene, die ihr Nichtwissen nicht wissen, die die Physiologie „Leib" nennen und der abgelösten Seele als „quantité négligeable", wenn nicht gar als „Fleisch" gegenüberstellen, werden zu meinen Worten den Kopf schütteln und sagen: dieser Arzt stellt den Leib über Gott, das Fleisch über den Geist.

Oh, ihr Kurzsichtigen! Wann werdet ihr endlich einsehen, daß der lebendige Leib nur aufgrund einer wundersamen Ordnung und Organisation entstehen und leben kann, daß dieses Geisteswerk Gotteswort ist, daß nur eure Unwissenheit, euer Mißverständnis oder eure Verständnislosigkeit für das Werk Gottes „Fleisch" ist? Wann werdet ihr endlich einsehen, daß nicht Gott Krankheit, Leiden und Niedergang über uns schickt, etwa um uns zu strafen, sondern daß unsere Blindheit dieses Unheil werden läßt? Nein, nicht ich stelle das Fleisch über den Geist, sondern ihr sprechet von einem Halbgotte und seid vom unverstandenen Fleische beherrscht.

Wenige nur werden dieser Lehre Glauben schenken. Wie wäre es anders möglich, als daß die geschulten und gebildeten Menschen unserer Zeit die „Verfeinerungen" der Zivilisation als Lebensgewinne mißverstünden und in erstaunlicher Unwissenheit über die ursächlichen Zusammenhänge ihrer wachsenden Not und ihres Niederganges lebten. Man beschuldigt die Masse der Indifferenz, den Massenmenschen der Unbelehrbarkeit, richtiger wäre von der allgemeinen Unwissenheit und von dem Fehler der Vorbilder bei den Tonangebenden zu sprechen.

DR. MED. M. BIRCHER-BRENNER

Eine kleine Einstimmung

Direkt nach der Wende fuhr ich mit einer Freundin und meinem damals kleinen Sohn die Ostseeküste entlang nach Rügen. Wir hatten den Kofferraum ihres geräumigen Mercedes vollgepackt mit Gastgeschenken: vor allem Ananas und Bananen. Ananas gab es in der Ex-DDR fast nie, und es wurde daher sogar ein Patent über ein alchimistisch anmutendes Umwandlungsverfahren von Rüben in Ananas angemeldet.[1] Überall waren wir willkommen, es war wie ein Nach-Hause-Kommen. Kinder an den Straßen schenkten meinem Sohn ihr Spielzeug, und wir revanchierten uns mit Bananen und Orangen. In Warnemünde boten uns Bürger der Stadt selbstgeschmiertes Schmalzbrot an. Wir wurden zu einer Familie eingeladen, die uns beschenkte, obwohl sie offensichtlich selbst arm war. Mit einem Ananas-Geschenk ernteten wir immer Tränen der Freude und Dankbarkeit. Wo immer wir privat übernachteten, durften wir das Quartier nicht bezahlen und waren froh, einfach eine willkommene Ananas zurücklassen zu können, die zart betastet, beschnuppert, bestaunt und wie ein Kleinod herumgereicht wurde. Erst später fiel mir ein, daß ich ganz vergessen hatte, unseren Gastgebern zu erklären, wie man an das köstliche Fruchtfleisch herankommt.

Als ich den Schlußteil des Ananasbuches von Erich Hinrichs las, kamen mir diese Szenen wieder in lebhafte Erinnerung. Hinrichs hatte im Spätsommer 1992 geschäftlich in Wilna, der Hauptstadt von Litauen, zu tun. Gegen Abend schlenderte er durch die Straßen, und ihm fiel auf einem Platz eine Gruppe junger Leute auf, die sich über irgend etwas in ihrer Mitte sehr erheiterten. Neugierig schlich er sich an und erspähte einen kleinen älteren Herr, der sehr konzentriert und ernst hauchdünne Scheiben von einer Ananas abschnitt und an die begierig Wartenden um ihn herum verteilte. „Diejenigen, die ihre Ananasoblate schon erhalten hatten, schienen sich in ausgelassener Freude mit Grimassen und übertriebenen Gesten schier darin übertrumpfen zu wollen, den anderen den Mund wäßrig zu machen, diese warteten dagegen schweigend, in nervöser Erwartung, fast ängstlich, nichts mehr abzubekommen.

Und plötzlich erstand vor meinen Augen ein Bild: Ich sah diese Gruppe auf einer Karibischen Insel im Jahr 1493 – die ersten Europäer, die eine Ananas kosteten ... Das war die Geburtsstunde dieses Buches."[2]

Ich wünsche allen Menschen auf dieser Welt die Möglichkeit, den Geschmack einer Ananas zu erleben. Selbst in einem der Ursprungsländer der Ananas, in der Karibik, gibt es Menschen, die aufgrund ihrer Armut ihr ganzes Leben lang nicht die Gelegenheit haben, eine Ananas zu essen. In Haiti, wo ich Entwicklungsarbeit leiste, prunkt manchmal auf dem Hochzeitsgedeck eine Ananas, so kostbar ist sie für die meisten in einem Land, in dem sie ungespritzt zu köstlicher Reife wächst. „Ananas pour tout moun!", Ananas für alle, möchte ich daher hiermit auf kreol ausrufen.

„Unbeschreiblich köstlich"

Schon Oviedo schrieb 1535: „Meine Feder und meine Worte können die ganze Köstlichkeit dieser Frucht nicht beschreiben."

Dieses Buch ist eine Hommage an diese königliche Frucht, und wenn es einen Beitrag leistet, der Ananas einen ihr gebührenden Platz auf unserem Speisezettel einzuräumen, hat es seinen Zweck erfüllt. Viele der gesundheitlichen Vorzüge der Ananas sind schon entdeckt und wurden hier zusammengetragen. Die meisten ihrer Tugenden gilt es wahrscheinlich noch zu erforschen. Dieses Buch möge Laien und Fachleute inspirieren, auf Entdeckungsreise zu gehen. Selten schmeckt Gesundheit so gut ...

„Luxus der Götter"

Diese Frucht ist wahrlich eine Wohltat für Körper, Seele und Geist, sie schenkt uns neben Gesundheit Frieden und Freude, wie Sie nach der Lektüre feststellen und selbst ausprobieren können. „Die Frucht ist der Luxus der Götter und sollte nur von der Venus geerntet werden."[3] Lassen Sie sich von meiner Begeisterung für die Ananas anstecken und genießen Sie diese „Götterspeise" nach Herzenslust!

„Man" heißt im Germanischen „der Mensch sei wie Gott". Entdecken Sie mit der Ananas ein bißchen mehr Ihre Göttlichkeit, leben Sie sie, werden Sie ein bißchen mehr zu dem, der Sie gemeint sind, lassen Sie Ihre Sichtweise universaler werden, holen Sie sich diese Engelsspeise auf den Teller, und genießen Sie die Süße des Lebens ohne Bitterkeit und Reue!

Ganzheitliche Gesundheit

Warum „lebendige" Sonnenkost mit vielen Früchten so gesund ist

Mein Motto (gemäß einem Ausspruch von Max Frisch) ist: „Man sollte die Wahrheit dem anderen wie einen Mantel hinhalten, daß er hineinschlüpfen kann – nicht wie einen nassen Lappen um den Kopf schlagen." Wenn mir das mit diesem Buch gelingt, bin ich zufrieden. Sie können gern skeptisch sein und bleiben, aber ich lade Sie ein, meinen Gedanken zu folgen und den einen oder anderen Tip selbst auszuprobieren, um herauszufinden, ob etwas daran ist. Es geht nichts über eigene authentische Erfahrungen! Wirkliches Lernen bedeutet, daß wir nach dem Lernprozeß ein anderer, ein neuer Mensch sind.

„Und Gott sprach: Siehe, ich gebe Euch alles Kraut, das Samen trägt, auf der ganzen Erde und alle Bäume, an denen samenhaltige Früchte sind; das soll Eure Speise sein."

(1. Mose 1,29)

Als Gott den Menschen schuf, gab er ihm das Urgesetz der Ernährung, wie oben zu lesen ist. Darin steht nichts von Kochen, Braten und dem Essen von Fleisch! Kann es vielleicht sein, daß wir immer noch für diese Ernährung, nämlich pflanzliche Rohkost, geschaffen sind und daß diese Speise ganz genau den Verdauungsorganen des Menschen und seinen Bedürfnissen angepaßt ist?

„Eure Nahrung soll Heilmittel sein, und eure Heilmittel sollen Nahrungsmittel sein."

(Hippokrates)

Es ist interessant zu beobachten, daß Wildtiere, die sich naturgemäß und damit von Frischkost ernähren, kaum krank werden und beispielsweise keinen Krebs haben. Wußten Sie, daß Naturvölker wie die Hunzas in Pakistan und die Vilcabamba in Ecuador, die sich fast ausschließlich von pflanzlicher Rohkost ernähren, unsere Zivilisationskrankheiten wie Diabetes, Herz-Kreislauf-Erkrankungen und Krebs nicht kennen und gesund und fit bis zu 140 Jahre alt werden?

Urgesetz der Ernährung

Es spricht viel dafür, daß eine Ernährung aus pflanzlicher Rohkost uns heilen und gesund erhalten kann. Schon Hippokrates verordnete seinen Patienten mit großem Erfolg pflanzliche Frischkost! Der Autor Ernst Günter schreibt: „Bei 100 Prozent Rohkost gibt es nun einmal keine ernährungsbedingten Erkrankungen mehr."[4]

Durch Kochen, Backen und Braten wird ein Großteil der Vitalstoffe unserer Nahrung, zum Beispiel Vitamine und Enzyme, entwertet und abgetötet. Helmut Wandmaker ist der Ansicht, daß „das gebeugte Alter nichts anderes ist als die Ansammlung anorganischer toter Stoffe. Die Früchtekost löst diese Ablagerungen wieder auf. Wähle nur lebendige Verjüngungskost, nicht tote Kochnahrung!"[5] Früchte haben daher eine Schlüsselstellung in der Ernährungstherapie inne: „In keinem Lebensmittel ist die Sonnenenergie so geballt gespeichert wie in den sonnengereiften Früchten."[6]

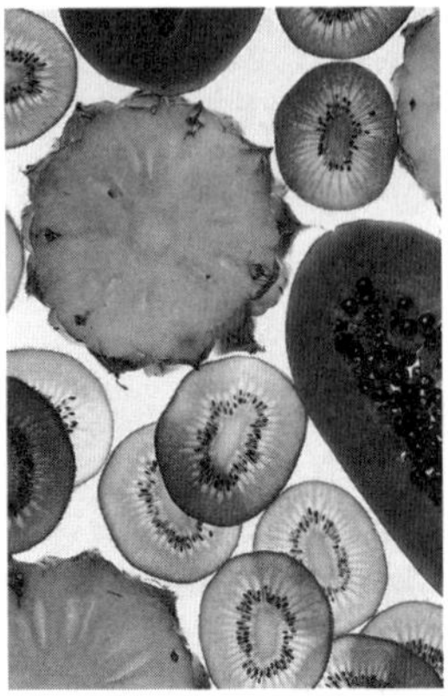

Lebendige Sonnenkost – eine gesunde Gaumen- und Augenweide

Enzyme in der Frischkost

Enzyme steuern das Wachstum und Gedeihen von Pflanzen und sind für alle Lebensprozesse unentbehrlich. Wie wichtig Enzyme und andere Vitalstoffe für unser Wohlergehen und unsere Gesundheit sind, zeigt die Tatsache, daß unzählige Krebskranke sich durch Rohkosternährung von ihrer Krankheit befreien konnten.

Die Enzyme in der Rohkost sind auch in der Lage, unsere Arterien und Haarkranzgefäße „freizuputzen" und von gefährlichen Ablagerungen zu befreien. Die weitaus häufigste Todesursache des „zivilisierten" Menschen sind Herzinfarkt oder Herzschlag, und in den USA werden jährlich mehr als 100 000 Bypass-Operationen ausgeführt (mit einem Risiko von ein bis vier Prozent, während oder nach der Operation zu sterben). Helmut Wandmaker erklärt zu diesem Thema: „Herzkranke sollten sofort zu 100prozentiger Rohkost übergehen. Ihre verstopften Herzkranzarterien werden von ganz alleine wieder sauber!"[7]

„Der Mensch ist das einzige Lebewesen der Erde, das seine Nahrung durch Erhitzen verändert und damit entwertet."

(Professor Dr. Kollath)

Es ist nie zu spät, seine Ernährung auf Frischkost umzustellen oder wenigstens den Anteil naturbelassener Nahrungsmittel wesentlich zu vergrößern. Wäre es nicht schön, ohne Krankheit und Siechtum alt zu werden? Gerade im Alter, wenn die Lebenskraft nachläßt, brauchen wir am meisten die Vitalkraft der Rohkost und ihre lebenden Enzyme. Ungekochte Lebensmittel können unser Leben verlängern und helfen uns, ein hohes Niveau von Lebensqualität aufrechtzuerhalten. Auf diese Weise bleiben wir von Müdigkeit und Altersbeschwerden weitgehend verschont. Eigentlich ist das Wort „Altersbeschwerden" falsch, denn die Ursache der Beschwerden ist nicht das Altwerden, wie uns viele über hundertjährige Hunzas und Norman Walker, der mit 116 an Altersschwäche starb, zeigen. Walker fuhr bis zuletzt Fahrrad, bestellte seinen Garten, führte seinen Haushalt und schrieb mit 113 Jahren sein letztes Buch. Seine spannend und herzlich geschriebenen Ernährungsratgeber sind im Waldthausen Verlag veröffentlicht.

Viele Erfahrungsberichte beweisen, daß enzymreiche rohe Nahrung auch heilen kann. „Sie übertrifft alle Medikamente, Naturheil- und Stärkungsmittel bei weitem."[8] Rohkost reguliert, harmonisiert und aktiviert alle körperlichen Prozesse. Sowohl zu hoher als auch zu niedriger Blutdruck wird ausgeglichen.

Enzyme heilen

Früchte nehmen in einer natürlichen Ernährungsweise mit „Sonnenkost", die durch die Wärme der Sonne „zubereitet" wurde, eine Schlüsselstellung ein. Florence Daniel sagt in ihrem Büchlein „Heilkräfte in der Nahrung": „Frucht ist eine vitale Nahrung, sie ergänzt den Körper mit mehr Elementen, als der Chemiker analysieren kann! Das vegetabile Reich besitzt die Kraft, um die Mineralien direkt umzusetzen, und nur in dieser lebenden Form sind sie fit für die Verwendung im menschlichen Körper."[9]

Der Mensch – ein Früchteesser?

In meinem Buch „Papaya – Heilen mit der Wunderfrucht" habe ich belegt, daß der Mensch ursprünglich ein Früchteesser ist. Professor Ehret, ein Vertreter der Natürlichen Gesundheitslehre, schreibt aus eigener Erfahrung: „Ich zweifle durch meine jahrelangen Versuche nicht daran, daß Früchte, selbst eine Sorte allein, nicht nur heilen, sondern den Körper perfekt ernähren. Sie verhindern gänzlich die Möglichkeit von Krankheiten! Die 'paradiesische Rohkost' bringt dich höher und höher in eine körperliche und geistige Kondition, die du vorher nicht für möglich gehalten hast!" Professor Ehret heilte sich durch Rohkost von einer schweren Krankheit und aß jahrelang nur Obst.[10]

Monatelang lebt Helmut Wandmaker, der mit achtzig noch vor Vitalität, Kreativität und Schaffensfreude strotzt und noch immer den Flugschein für sein Privatflugzeug besitzt und nutzt, ausschließlich von Früchten. „Es gibt keine bessere Reinigung des Körpers mit Wiedererstarkung der Kräfte und der Wendigkeit."[11] Probieren Sie es selbst aus: Wenn man nur ein paar Tage lang ausschließlich Früchte ißt, spürt man sofort eine starke Revitalisierung des Körpers.

Alle Obstsorten können und sollen von Gesunden und Kranken (insbesondere Magen-, Darm-, Galle-, Leber-, Nieren-, Herz- und Zuckerkranken) reichlich gegessen werden. Candida-Patienten sollten in ihrer Heilungsphase auf nicht-süße Früchte wie saure Äpfel, Beeren, Ananas oder unreife Papayas ausweichen, weil der Candida-Pilz sich hauptsächlich von Süßem ernährt.

Zwar hat sich seit 1957 der Obstkonsum in Deutschland verdoppelt, leider aber auch der Fleischverzehr, der Verbrauch von Milchprodukten hat sich sogar verdreifacht.

Als Roh- oder „Sonnenköstler" sind Sie in Deutschland nicht mehr allein. Es gibt eine Zeitschrift „Natürlich leben", in der sich Rohköstler austauschen. Sie wird von den (an Lebensjahren) alten, aber äußerst vitalen Rohköstlern Helmut Wandmaker und Franz Konz herausgegeben. Auch ich schreibe regelmäßig Beiträge für diese Zeitschrift, in der auch in jeder Ausgabe Kontaktadressen für Gesprächskreise aufgeführt und Rohkost-Reisen für Gleichgesinnte angeboten werden. (Die Bezugsadresse – auch zur Anforderung eines Probeexemplares – finden Sie auf Seite 184.)

Das internationale Wissen um die Vorzüge der Rohkost hat Helmut Wandmaker in seinem Klassiker „Willst Du gesund sein? Vergiß den Kochtopf!" am gründlichsten zusammengetragen. Wem sein Buch zu undiplomatisch ist, dem empfehle ich als Einstieg in die Thematik den internationalen Bestseller von Marilyn und Harvey Diamond, „Fit fürs Leben". Wenn Sie den einfachen Rat der Autoren, bis mittags um 12 Uhr ausschließlich frisches Obst zu essen, beherzigen, werden Sie eine wesentliche Verbesserung ihrer Gesundheit und mehr Vitalität und Lebensfreude erfahren.

Werden Sie mit viel Rohkost „fit fürs Leben"!

Tropische Früchte sind dank ihres hohen Vitamin-C-Gehaltes und der reichlich vorhandenen Vitalstoffe und Enzyme von besonderem gesundheitlichem Wert. Von dem internationalen Verkaufsleiter der Firma Dole erfuhr ich, daß in Deutschland pro Person und Jahr (!) nur 200 Gramm Frischananas gegessen werden. Diese Menge esse ich jeden Morgen! Der geringe Verzehr ist ein Jammer angesichts der gesundheitlichen Vorzüge dieser Frucht. Wenn dieses Buch erreicht, daß Ananas und anderes frisches Obst immer mehr als gesundes und schmackhaftes Grundnahrungsmittel und nicht nur als Pausensnack und Nachtisch angesehen werden und der Verzehr entsprechend steigt, hat es seinen Zweck erfüllt.

Zum Abschluß dieses Kapitels noch zwei schöne Zitate: „Früchtekost ist ideal für all die Menschen, die weit hinein in das nächste Jahrtausend leben werden. Ein Zeitalter, in dem niemand mehr zur Befriedigung seiner Bedürfnisse töten muß!"[12] Und: „Früchte sind die beste Nahrung für Menschen, wenn sie ein langes Leben wünschen."[13]

Meine Rohkosterfahrungen mit viel Ananas: 12 Jahre fit und gesund

Ich habe wohl fast alles hinter mir, was es an Ernährungsrichtungen gibt: Vollwertkost à la Bruker – Verstopfung und ständige Blähungen waren die Folge, Ayurveda – ich fühlte mich von der Kochkost immer müde, Makrobiotik – das Essen schmeckte, aber ich hatte unentwegt Durst, Waerland – ich mußte einmal im Jahr eine Azidosetherapie machen, weil ich ständig übersäuert war (kein Wunder bei Unmengen von säurebildendem Kräuterquark, da helfen auch die vielen Pellkartoffeln, die zu dieser Ernährungsrichtung gehören, nicht).

Mit Anfang 20 schon „vegetative Dystonie"!

Der Leibarzt des Dalai Lama sagte mir schließlich nach einem Pulstest, ich würde kein Brot und keine Milchprodukte vertragen. Als ich die dann konsequent wegließ, war meine Verstopfung, unter der ich trotz vegetarischer Lebensweise ab Mitte zwanzig gelitten hatte, über Nacht verschwunden. Ich hatte viel mehr Energie und bekam seltener Erkältungen als früher. Mir wurde klar, daß meine ständigen Mandelentzündungen und Blinddarmreizungen im Kindesalter auf meine Milcheiweißallergie hinweisen wollten und daß das Nichtvertragen von tierischem Eiweiß kein Zeichen von Krankheit, sondern von natürlichem Reaktionsvermögen ist.

Vor zwölf Jahren kam dann mit Helmut Wandmakers Klassiker „Willst Du gesund sein? Vergiß den Kochtopf!" die große Wende hin zu strahlender Gesundheit, wie ich sie nicht zu erträumen gewagt hätte. Ich habe dieses Buch wie einen spannenden Roman verschlungen und war hinterher ein „neuer Mensch". Wandmakers Konsequenz finde ich beispielhaft, meine Mutter gab mir sein Buch jedoch gleich wieder zurück: „So etwas Undiplomatisches kann ich nicht lesen, das ist ja Holzhammermethode." Schade, denn sie ist aufgrund von Osteoporose schon fünf Zentimeter kleiner als früher. In ihrem Kühlschrank finden sich fast nur Milchprodukte, weil ihr Arzt sagt, das sei gut, sie brauche das Kalzium aus der Milch. Merkwürdig nur, daß in den Ländern mit dem höchsten Milchkonsum, Europa und USA, der Prozentsatz der Frauen und Kinder, die an Osteoporose leiden, am höchsten ist. In Japan und China, wo kaum Milchprodukte verzehrt werden, ist dieses Krankheitsbild dagegen so gut wie unbekannt. Aber solche Argumente verblassen leider gegenüber einem „Gott in Weiß", einem Arzt ...

Ich habe meine Ernährung über Nacht auf Roh- oder Sonnenkost umgestellt. Dazu zählen für mich auch Wildkräuter, und ich bin Franz Konz für sein Jahrhundertwerk „Der große Gesundheits-Konz" sehr dankbar. Durch unsere ausgelaugten Böden nehmen wir nicht mehr genügend Mineralien und andere Stoffe auf, die wir brauchen. Wildkräuter enthalten ein Vielfaches an Vitaminen, Mineral- und anderen Biostoffen im Vergleich zu Kulturpflanzen!

So weit es geht, kaufe ich Gemüse und Obst aus Bioanbau. Pflanzen aus dem Supermarkt wären ohne Pestizide, Herbizide,

Wildkräuter sind „Vitalstoffbomben“

Fungizide usw. gar nicht überlebensfähig. Zudem ziehe ich in meinem eigenen Garten Gemüse und Obst. Durch ein Hügel- und ein Hochbeet verlängere ich die Vegetationsphase.

Ich habe das Glück, in Hamburg zu wohnen, dem Hauptumschlagplatz für exotisches Obst. Exotische Früchte, die reif sind und daher nicht mehr transportiert werden können, werden auf dem Hamburger Wochenmarkt in meiner Nähe preiswert verkauft. Es kommt vor, daß ich für zwanzig Mark eine ganze Palette Papayas plus eine Kiste Ananas und Mango bekomme! Alle zwei Wochen fahre ich auch auf den Hamburger Frucht- und Gemüsegroßmarkt, wo es zwei Stände mit Biowaren gibt, die neben heimischem Obst und Gemüse eine Reihe biologisch angebauter Früchte anbieten.

Ich bin ein Fan von tropischem Obst aufgrund seines guten Geschmacks und Vitalstoffreichtums. Exotische Früchte sind „Enzymbomben“, und ihre gesundheitlichen Vorzüge zur Entschlackung, Darmreinigung usw. sind noch gar nicht alle erforscht. Im Urlaub bin ich gern in Ländern, in denen Papayas, Mangos und Ananas möglichst auch im Bioanbau wachsen. Unseren letzten Urlaub haben wir auf einer Bio-Finca auf La Palma verbracht, mit Papayas und anderen Früchten zum Selberpflücken (Adresse siehe Seite 184).

Meine beiden Schwangerschaften – mein Sohn Michael ist neun, meine Tochter Freya drei Jahre alt – verliefen „wie im Bilderbuch“. Bis zum 5. Monat bemerkte ich nichts von meiner zweiten Schwangerschaft! Wenn Frauen nur Rohkost essen, haben sie höchstens noch alle paar Monate die Regel. Außerdem hatte ich bis dahin nur zwei Kilo zugenommen. Auch die Geburt verlief problemlos: 2 1/2 Stunden ohne irgendwelche Hilfsmittel.

Mit vierzig Jahren hatte ich die einzige „Spontangeburt“ in der Frauenklinik Altona zur damaligen Zeit und wurde von Schwestern und Ärzten wie ein kleines Wunder bestaunt. Dabei sollten doch Spontangeburten die Regel und völlig normal sein! Leider mußte ich im Krankenhaus entbinden, weil ich aus Altersgründen als Frau mit „Risikogeburt“ eingestuft worden war. Im nachhinein empfinde ich dies als Farce, weil ich mich jünger und fitter als viele Frauen fühle, die wesentlich jünger sind.

Im Krankenhaus war man entsetzt, daß ich auf Rohkost bestand. Das würde Blähungen verursachen und meinem Kind schaden. Die Schwestern waren erstaunt, wie friedlich und ausgeglichen meine Babys waren. Am ersten Tag bekam ich, recht lieblos, einen Teller mit zwei großen Möhren und einem unzerteilten Kohlrabi. Gegen Ende meiner Krankenhauszeit wurde mir eine so ansprechende Salatplatte serviert, daß meine Zimmernachbarin neidisch zu mir hinüberschielte. Heute würde ich gleich nach der Geburt mein Kind nehmen und nach Hause fahren. Und dann: so viel Hautkontakt, wie es geht, dem Kind außer der Windel am besten nichts anziehen und gemeinsam unter einer Decke schlafen. Und, natürlich, stillen nach Bedarf.

Ich habe meine beiden Kinder lange gestillt: Michael 2 1/2, Freya 1 1/2 Jahre (davon zehn Monate ausschließlich). Mein Vater wollte mich gleich nach den Geburten überreden, doch jetzt ausnahmsweise etwas Milch zu trinken, damit ich mehr Milch für meine Kinder hätte. Ich konterte, daß ich noch nie eine Kuh gesehen hätte, die (noch dazu artfremde) Milch trinkt. Mein sprudelnder Milchfluß gab mir recht!

Später mochten meine Kinder am liebsten mit der Gabel zerdrückte Banane und Avocado. Das war ihr Grundnahrungsmittel bis ins zweite Lebensjahr hinein. Beide haben keine der üblichen Kinderkrankheiten wie Masern oder Windpocken bekommen. Der Arzt spricht von „stummer Feiung“, einer „rätselhaften Immunisierung nach einer Infektion ohne Krankheitsausbruch“ – das ist die Definition im Pschyrembel –, weil sie schon oft mit kranken Kindern in Kontakt gekommen sind. Bis zum Schuleintritt hatte mein Sohn nur zwei Erkältungen. Beide Kinder sind voller Lebensfreude und guter Laune.

Kinder: fit und gesund mit Frischkost von Anfang an!

Bis zu zwei Jahren habe ich sie im Didymos-Babytragetuch durch ihr Leben getragen, eine wunderbare Alternative zu Kinderwagen oder Buggy. Mit meinem Sohn habe ich, als er 2 1/2 Jahre alt war, auf diese Art und Weise Dreitausender in der Schweiz bestiegen! Meine Tochter hat mit 2 1/2 Jahren letztes Jahr in Österreich sogar selbst Berge erwandert.

Mein Sohn kennt sich sehr gut mit Wildkräutern aus. Auf Klassenreisen ist er „der Star“, wenn er anderen Kindern zeigen kann, was man alles essen kann. Zur Zeit mag meine Tochter am liebsten die dicken glasigen Hagebutten und wilde Brombeeren. Aber auch Brennesselsamen, die wie Sesam schmecken, werden gern gegessen und Beifußblätter wie Kaugummi gekaut. Wenn mein Sohn aus der Schule kommt, schaut er sich erst einmal im Garten um, ob er etwas Eßbares findet. Er ißt auch sehr gern Zitronenmelisse, Kapuzinerkresse und Salbei, der auch das Lieblingskraut meiner Tochter ist. Sie geht jeden Tag in unseren Garten und pflückt sich ein paar der bitteren Blätter. Mein Sohn hat schon sein eigenes Blumen- und Gemüsebeet.

Kürzlich hatte ich ein tolles Rohkosterlebnis zum Thema Zahngesundheit. Aus Zeitgründen und wahrscheinlich, weil ich aufgrund schlechter Erfahrungen als Kind noch Reste von Angst habe, war ich 4 1/2 Jahre (!) nicht zum Zahnarzt gegangen. Als ich mich dann endlich anmeldete, war mein Sohn Michael ganz begierig darauf mitzukommen. Er malte sich aus, seine Mutter jammernd auf dem Zahnarztstuhl zu erleben, den Zahnarzt mit dem surrenden Bohrer in der Hand. Dieses Erlebnis war ihm nicht vergönnt: Mein Arzt fand auch nach gründlichem Suchen nicht das kleinste Loch! Er machte dafür seine gute Arbeit vor etlichen Jahren verantwortlich. Ich weiß, daß es angesichts meiner genetisch vererbten schlechten Zahnsubstanz ein kleines Wunder ist, daß ich mit meinen Zähnen jetzt überhaupt keine Probleme mehr habe. Mit meinem persönlichen Beispiel lieferte ich den Beweis, daß die Behauptung, zu viel Obstsäure greife den Zahnschmelz an, ein Märchen ist. Mein Lieblingsobst ist Ananas – ich esse fast jeden Tag eine dieser köstlichen Früchte – mit einem hohen Anteil an Fruchtsäure.

Karies und Ernährung

Auch die Theorie, daß Obstsäure den Körper sauer macht – man spricht von „Azidose" –, ist aus der Luft gegriffen. Ich esse fast den ganzen Tag vor allem saures Obst wie Apfelsinen, Trauben und säuerliche Äpfel, und mein Urin ist zu jeder Tageszeit basisch, da auch saures Obst vom Körper basisch verstoffwechselt wird und der beste Garant für die Erhaltung des Säure-Basen-Gleichgewichtes ist.

Ich empfinde es außerdem als sehr angenehm, daß ich bei Rohkosternährung kaum noch hausfrauliche Pflichten habe. Es stimmt, wenn Helmut Wandmaker sagt, daß erst, wenn „die Küche kalt bleibt", eine wirkliche Emanzipation der Frau stattfinden kann! Die Zubereitung eines leckeren Salates nimmt kaum mehr als zehn Minuten in Anspruch. Es bleibt auch wenig zum Abwaschen, etwa ein- bis zweimal pro Woche setze ich meine Spülmaschine in Gang. Mit dieser Art der Ernährung haben die Frauen endlich Zeit für „die schönen Dinge des Lebens", gesunde Gartenarbeit, Joggen in frischer Luft und berufliches oder ehrenamtliches Engagement. Die Familie bleibt gesund, so fallen auch die Betreuungszeiten im Krankheitsfall weg. Ich bin dankbar für all die Lebenszeit, die ich durch diese gesunde Art der Ernährung geschenkt bekommen habe, und natürlich auch für die gewonnene Lebensqualität und Lebensfreude!

Ich habe eine eineiige Zwillingsschwester (wir haben also das gleiche genetische Material vererbt bekommen), und die Auswirkungen unterschiedlicher Ernährungsformen lassen sich daher gut beobachten. Sie hat im Gegensatz zu mir schon recht viele graue Haare, außerdem dicke Krampfadern. Dadurch daß sie mehr Falten als ich hat, sieht sie älter aus. Sie leidet öfters an Kopfschmerzen, die ich überhaupt nicht kenne. Ich glaube, ich bin auch seelisch belastbarer und kann mit Streß wesentlich besser umgehen. Bei Prüfungen und wichtigen Terminen hat meine Schwester furchtbares Lampenfieber, und ihr wird dann richtig übel. In letzter Zeit hatte sie Herzrhytmusstörungen und mußte deshalb einmal sogar ins Krankenhaus. Ich gehe mit Streßsituationen leichter um und bin nur sehr schwer aus der Ruhe zu bringen. Locker halte ich Vorträge vor manchmal hundert Leuten. Ich bin dabei ganz entspannt und habe noch Energie für Scherze. Eine Zeitlang hatte meine Schwester Arthrose in den Schultern. Auf mein Anraten hat sie den Verzehr von Milchprodukten reduziert und ißt bis mittags nur Obst. Seitdem sind die Schmerzen weg. Fleisch ißt meine Schwester auch seit vielen Jahren nicht mehr.

Die richtige Ernährung macht seelisch belastbar

Ich kann sagen, daß ich Helmut Wandmaker mein jetziges Leben zu verdanken habe – ich wäre sicherlich noch nicht gestorben, aber ich hätte nicht so viel Energie und Lebensfreude, um all meine Aufgaben mühelos zu bewältigen. Ich habe nur noch alle paar Jahre eine kleine Erkältung und bin ansonsten nie krank. Vor einem Jahr bin ich daher sogar aus der Krankenkasse ausgetreten! So einen Schritt kann ich aber nur Menschen empfehlen, die seit vielen Jahren konsequent leben, keine Heilungs- und Reinigungskrisen mehr zu befürchten haben, etwas für Streßabbau tun (zum Beispiel authentisches Reiki, Die Fünf „Tibeter", siehe auch Extrakapitel) und ihre Gesundheit verantwortlich in die eigenen Hände genommen haben.

Konsequente Rohkosternährung ist der wichtigste Pfeiler für unsere Gesundheit. Helmut Wandmaker und Franz Konz haben durch ihre weitverbreiteten Bücher, die Zeitschrift „Natürlich leben", ihre Seminare und Vorträge vielleicht mehr Menschen das Leben gerettet und ihnen ein lebenswertes Alter geschenkt als unsere gesamte Ärzteschaft zusammengenommen. Franz Konz hat mit Anfang 70 zwei kleine, gesunde Kinder, und seine Schaffenskraft und Energie sind beeindruckend. Beide Männer sind in einem Alter und in einer materiellen Situation, wo andere ihren Lebensabend friedlich genießen. Statt dessen engagieren sie sich unermüdlich und hingebungsvoll für ihre unwissenden, leidenden und teilweise unbelehrbaren Mitmenschen. Ich hoffe, daß sie noch lange unter uns leben und wirken werden. Sie sind jetzt schon für viele eine nie versiegende Quelle der Wahrheit und Inspiration.

„Nichts auf der Welt ist so mächtig wie ein Impuls, dessen Zeit gekommen ist."

(Victor Hugo)

Sich bewegen ist das halbe Leben

„Forever young“ mit Rohkost

Allein mit einer gesunden Ernährung können wir nicht erwarten, ganz gesund zu werden und zu bleiben. Gesundheit bedeutet nach einer Definition der Weltgesundheitsorganisation WHO „ein vollständiges Wohlbefinden auf allen Ebenen“, also unter Einschluß der körperlichen, emotionalen, mentalen und sogar sozialen Ebene. Wirklich gesund sein heißt, morgens aufwachen und am liebsten die ganze Welt umarmen wollen!

Die mangelnde sportliche Betätigung der Deutschen ist zum Politikum geworden. Die SPD schreibt in ihrem Wahlprogramm zur Niedersachsenwahl: „Sport macht Spaß. Sport fördert die Gesundheit.“ Die Grünen schlagen Alarm: „Die Bewegungsarmut in großen Teilen der Bevölkerung, insbesondere von Kindern und Jugendlichen, nimmt dramatische Züge an.“ Sie warnen: „Soziale, gesundheitliche und volkswirtschaftliche Folgen wie zunehmende Gewaltbereitschaft, Kontaktarmut, Unfallhäufigkeit und Haltungsschäden sind die Konsequenz.“[14]

„Jede Zelle unseres Körpers ist wie ein junger Hund, immer bereit, einmal um den Block zu rennen.“

(Neal Barnard, „Iss Dich fit“)

Wir sind nicht als Stubenhocker geboren. Die Mitglieder des wohl langlebigsten und gesündesten Volkes der Welt, der Hunzas, haben ihre strahlende Gesundheit und ihre hohe Lebenserwartung nicht nur bescheidenen Mengen von natürlichen Lebensmitteln zu verdanken, sondern sie steigen auch noch im hohen Alter von 80 Jahren täglich hinauf in ihre Terrassenfelder, die zwischen 2000 und 4000 Meter hoch liegen, und verschaffen sich damit viel Bewegung in frischer Luft.

Die jahrtausendelange konstante Kombination von abwechslungsreicher Bewegung mit knapper Kost führte zu Ausdauer und körperlicher Fitneß, die für den Überlebenskampf der Menschen notwendig waren. Heute geht es nicht mehr ums Überleben, sondern darum, durch Körpertraining unsere Organe wieder leichter und besser funktionieren zu lassen, unsere Selbstheilungskräfte zu unterstützen und erste Anzeichen degenerativer Krankheiten zu beseitigen. Um dies zu erreichen, wird ein regelmäßiges Fitneßtraining wie Joggen, Radfahren, Ballspiele, Schwimmen und flottes Spazierengehen von möglichst einer halben Stunde am Tag mindestens dreimal die Woche empfohlen. Wichtig sind Sportarten, die eine gleichmäßig hohe Pulsfrequenz über längere Zeit bewirken. Daher sind Tennis, Golf und Volleyball nicht so effektiv wie die zuerst genannten Sportarten.

Hier einige positive Folgen regelmäßiger körperlicher Aktivität aus dem Buch „Selbstheilungskräfte" von H. Lechleitner:

Sport stärkt das Immunsystem

- Stärkung der gesamten Körpermuskulatur;
- Kräftigung von Herz, Lunge und Kreislauf mit Normalisierung eines vorher mäßig abnormen Blutdrucks;
- Fettverbrennung in der Muskulatur und dadurch bessere Kalorienverwertung;
- Verbesserung der Verdauung;
- Steigerung der Vitalität;
- Vorbeugung der Altersosteoporose (Knochenentkalkung).

Seitdem ich regelmäßig jogge – jeden Tag mindestens eine halbe Stunde bei jedem Wetter! –, ist mein Ruhepuls von mehr als 70 auf 60 gesunken, mein Herz braucht also wesentlich weniger oft zu schlagen und ist leistungsfähiger geworden. Gleichzeitig ist meine Atmung über Stunden verlangsamt und vertieft, und ich fühle mich frisch und munter.

Die Fünf „Tibeter" helfen bei Gewichtsproblemen

Wer abnehmen will, kann auf regelmäßiges Bewegungstraining kaum verzichten, weil zum Beispiel nach einer halben Stunde Joggen der Stoffwechsel etwa 12 Stunden lang beschleunigt ist und Muskelmasse wesentlich mehr Kalorien verbrennt als Fettgewebe. Auch die Übungsreihe „Die Fünf 'Tibeter'" ist nützlich zum Muskelaufbau und für Menschen mit Gewichtsproblemen optimal, weil sie die Aktivität der Schilddrüse anregen und dadurch den Stoffwechsel beschleunigen. Wer diese Übungen regelmäßig (möglichst zweimal am Tag) macht, hat kaum noch eine Chance zuzunehmen. Ich habe ein Buch dazu mit Übungsanleitung geschrieben: „Die Fünf 'Tibeter' mit Kindern" (siehe Literaturverzeichnis).

Ein Körpertraining in Anlehnung an die natürlichen Bewegungsabläufe unserer „Verwandten", der Menschenaffen, hat Franz Konz entwickelt. Er meint: „Wir wollen uns möglichst nur gemäß unserer genetischen Urprägung bewegen. Darauf – und nur darauf – ist unser Körper eingestimmt."[15] Fotos seiner jungen Frau und anderer „Bewegungs-Modelle" machen das Übungsprogramm sehr anschaulich, dazwischen sind immer wieder Abbildungen von Schimpansen eingeblendet. Das von ihm entwickelte oder besser gesagt wiederentdeckte urzeitliche Körpertraining soll auch helfen, im Alter beweglich zu bleiben. „Altern kann niemand aufhalten. Aber aufhalten kann man das vermeintliche Schicksal des Menschen, mit dem Alter auch krank und schwach zu werden und vorzeitig um das Beste und Schönste zu kommen, das wir kennen: unsere Vitalität und Sexualität."[16] Franz Konz gibt auch Seminare in Urkost mit Wildkräutern und

Urbewegung und ist mit seinen 72 Jahren ein Beispiel an Vitalität, Schaffenskraft und Lebensfreude.[17] Er hat sich durch Rohkost und sein Bewegungsprogramm von Magenkrebs geheilt.

Bei Ausdauersportarten werden vermehrt Endorphine und Enkephaline gebildet

Körperliches Training macht nicht nur das Gehirn „beweglicher", sondern stimuliert auch unser Immunsystem. Bei Ausdauersportarten werden vermehrt Endorphine und Enkephaline gebildet, körpereigene Morphine, die nicht nur als „Stimmungsaufheller" wirken, sondern T-Zellen und Freßzellen aktivieren. Sportliche Bewegung hebt zusätzlich den Spiegel der Immunstoffe Interleukin und Interferon im Blut an.

Sport kann sogar gegen Alzheimer schützen, indem es die Blutgefäße im Gehirn wachsen läßt. Forscher an der Universität Wisconsin/USA verglichen Gefäße im Hirn von lauffaulen Ratten mit denen besonders aktiver Tiere, die zehn Kilometer am Tag auf dem Laufrad liefen. Schon nach drei Tagen Lauftraining hatten sich die Blutgefäße enorm vermehrt.

Wer täglich spazierengeht oder läuft, tut zudem etwas für seine Gefäße, weil dann die Menge des HDL, des „guten" Cholesterins, im Blut steigt, während gleichzeitig der Triglyceridspiegel zurückgeht. Körperliche Bewegung wirkt aber nur *zusammen* mit gesunder Ernährung und ist kein Ersatz dafür! „Auch durchtrainierte Sportler können an schweren Gefäßleiden erkranken, wenn sie sich viel mit Fleisch ernähren."[18]

Das Erkrankungsrisiko für Brustkrebs sinkt um 30 Prozent, wenn Frauen während der fortpflanzungsfähigen Jahre wöchentlich ein bis drei Stunden Sport treiben. Sport ist auch eine sehr gute Osteoporose-Prophylaxe. Neal Barnard schreibt in seinem hervorragenden Gesundheitsratgeber „Iß Dich fit": „Wie alle Teile unseres Körpers, so lieben auch unsere Knochen die Bewegung. Wenn sie nichts zu tun haben, geht ihre Kraft verloren."[19]

Auch Schlafstörungen werden durch regelmäßige dynamische Bewegung günstig beeinflußt. Viele Menschen sind nämlich vor allem in der Rücken- und Nackenmuskulatur verspannt, weil sie sich zu wenig bewegen, was sie am Einschlafen hindern kann. Außerdem wird durch Sport oder schnelles Spazierengehen das Blut vom Kopf nach unten transportiert, eine der Voraussetzungen für gesunden Schlaf.

Sport gegen Ängste und Depressionen

Ausdauersportarten wirken zudem positiv auf Gemüt und Stimmung. Man hat durch Untersuchungen herausgefunden, daß Menschen mit Depressionen durch ein regelmäßiges Lauftraining ihr Leiden gründlicher und schneller loswurden als mit Medikamenten. Sogar Menschen mit Panikattacken und Ängsten profitieren vom Sport: „Wer unter Panikattacken leidet, kann diese am besten mit Joggen bekämpfen." Zu diesem Ergebnis kam das Institut für Sport- und Präventivmedizin in Saarbrücken.

Ich habe festgestellt, daß man nur durch regelmäßige körperliche Betätigung ein Gefühl von Energieüberschuß, Leichtigkeit und Freude am Sein bekommt. Probieren Sie es aus! Die Naturerlebnisse beim Joggen zum Beispiel sind beeindruckend, meine Kreativität blüht, ich komme in einen meditativen Zustand und erlebe mich eins mit meinem Körper, meinem Geist und der Umgebung. Währenddessen und Stunden danach fühle ich mich völlig entspannt. Bei intensiver körperlicher Aktivität treten Wahrnehmungsveränderungen wie sonst nur nach der Meditation auf. Diese Erfahrungen und das Erlebnis von Glück, Zufriedenheit und Euphorie hängen zumindest teilweise mit der Freisetzung großer Mengen von Neurotransmittern – Botenstoffen des zentralen Nervensystems – zusammen sowie mit der vermehrten Produktion der „Glückshormone" Endorphin und Enkephalin.

Trampolinspringen zur Lymphdrainage

Nützlich ist die Anschaffung eines Mini-Trampolins für die Wohnung. Helmut Wandmaker schreibt in seinem Rohkostklassiker „Willst Du gesund sein? Vergiß den Kochtopf!": „Dieses Trampolinlaufen ist sehr gesund, weil es die ganze Wirbelsäule kräftigt." Außerdem wird unser Lymphsystem angeregt, Schlakken werden gelöst und abtransportiert, das Säure-Basen-Gleichgewicht wiederhergestellt und die Lebenskraft aktiviert. Es genügt, zweimal täglich ein wenig darauf herumzuwippen, um eine Wirkung zu erzielen.

Eine hervorragende Einführung zu den vielen positiven Auswirkungen des Trampolintrainings finden Sie in der Broschüre „Besiege Schmerz und Krankheit durch Aktivierung der Lymphe nach Dr. Samuel West, USA"[20]. (Bezugsadressen für geeignete Trampoline finden Sie auf Seite 184 dieses Buches.) Ich selbst habe gute Erfahrungen auf meinem Zimmertrampolin gemacht, und auch meine Kinder nutzen es oft und gern zum Spannungsabbau, zur Energetisierung, für leichteres Lernen und bessere Konzentration.

Eine Weiterentwicklung des normalen Zimmertrampolins ist der Vital-Transmitter der Firma Bionika in Ritterhude[21] (siehe Seite 184). Er wurde nach bioenergetischen Gesichtspunkten konzipiert und führt schon nach zehn Minuten sanftem Wippen zu einer Harmonisierung der Lebensenergie. In dem Buch „Alles schwingt. Bioenergie-Training" von Bernhard Eppich kann man anhand von Kirlian-Fotos nachvollziehen, wie Menschen mit den unterschiedlichsten Krankheitssymptomen durch den Vital-Transmitter ihr körperliches und seelisches Gleichgewicht wiedererlangt haben. Wenn ich auf diesem Gerät schwinge – im Sommer stelle ich es auf der Terrasse auf –, merke ich, wie meine Gedanken klarer und ruhiger, meine Gefühle positiver und Verdauung und Kreislauf angeregt werden.

Mit dem authentischen Reiki „Sonnenkost von innen" tanken

Das authentische Reiki baut Streß ab

Was hat das authentische Reiki mit natürlichem, naturgemäßem Leben zu tun? Viel! Denn mit dem authentischen Reiki schließen wir uns an eine natürliche Kraftquelle universaler Energie an, die uns immer mehr in Kontakt mit unseren natürlichen Bedürfnissen bringt. Dazu gehören für mich frisches Obst und Gemüse (möglichst aus Bioanbau) und die „Vitalstoffbomben" Wildkräuter. Aber auch die Lust, sich sportlich zu betätigen, und die Fähigkeit, in Streßsituationen heiter und gelassen zu bleiben.

Es ist richtig, daß nur in einem gesunden Körper ein gesunder Geist ruhen kann. Es gilt aber auch umgekehrt: ein kranker Geist, eine kranke Seele, können den Körper auf Dauer krankmachen. Schon Norman Walker stellte fest: „Wir können die beste Nahrung der Welt essen, aber sie wird den Verfall unseres Körpers nicht verhindern, wenn wir ständig Ärger, Furcht, Sorge, Frustrationen und negative Gemütszustände haben." Mit dem authentischen Reiki entwickeln wir uns ganz natürlich, von innen heraus, immer hin zu einem Leben, das auch die seelische Dimension miteinschließt und das von der Natürlichen Gesundheitslehre propagiert wird.

Grundsätze dieser Lebenslehre bleiben mit Hilfe des authentischen Reiki kein „Moralkodex" oder „moralischer Imperativ", sondern werden zu einem natürlichen Bedürfnis von innen heraus. Damit sind wir gewappnet gegenüber unnatürlichen „Versuchungen" und fallen auch in Streßsituationen nicht um! Oft ist es gar nicht Hunger oder Appetit, der uns „Gelüste" nach Ungesundem haben läßt, sondern ein emotionales Defizit, ein Hunger nach Liebe. Wenn wir lernen, mit Hilfe des authentischen Reiki unser Solar-Plexus-Zentrum mit Energie aufzufüllen und uns selbst die Zu-Wendung zu geben, die wir dringend brauchen, benötigen wir keine Ersatzbefriedigungen wie ungesundes Essen mehr.

Reiki ist in erster Linie eine Hilfe zur Selbsthilfe, und wir erfahren mit ihr tagtäglich: „Liebe deinen Nächsten wie dich selbst."

Wenn wir uns selbst nicht wirklich wertschätzen und lieben, ist auch unsere Liebe für andere nur begrenzt und oberflächlich.

Was ist nun das authentische Reiki?
Es handelt sich um ein uraltes intaktes Energiesystem zur Aktivierung natürlicher universaler Lebenskraft, sogenannter „Ki"- oder „Chi"-Energie, in uns, anderen, Tieren und Pflanzen. Diese Energie begegnet uns in Begriffen wie Aikido, Tai Chi oder Chi Gong. Von einem Japaner, Dr. Mikao Usui, wiederentdeckt wird das authentische Reiki heute weltweit praktiziert und gelehrt. Universale Energie ist unerschöpflich, es gibt keinerlei Nebenwirkungen und auch keine „Überdosis" in der Anwendung. Einmal richtig von einem dazu autorisierten Lehrer eingestimmt, bleibt die Verbindung zu universaler Lebenskraft für immer bestehen und wird allein durch Handauflegen aktiviert. Universale Energie richtet sich ausschließlich nach den wirklichen Bedürfnissen des Empfängers und bringt ihn immer mehr damit in Kontakt.

Mit dem authentischen Reiki kreativer und produktiver werden

Als ich das authentische Reiki vor 16 Jahren kennen- und schätzenlernte, war ich ein „Sportmuffel", hatte wenig Selbstbewußtsein und aß sogenannte „Vollwertkost" mit Frischkornmüsli und Milchprodukten. Mit Reiki bin ich sehr sportlich geworden – jeden Tag jogge ich, mache „Die Fünf 'Tibeter'", und im Sommer kommt windsurfen, im Winter schlittschuhlaufen oder skifahren dazu –, komme mit sechs Stunden Schlaf statt früher acht locker aus, ernähre mich von Obst, Gemüse, Wildkräutern und Sprossen und halte mühelos mein Idealgewicht von 57 Kilo bei 173 Zentimeter Körpergröße.

Außerdem bin ich seelisch viel ausgeglichener und kann mit Streß besser umgehen. Ich bin fast immer gut gelaunt, halte ohne Lampenfieber Vorträge, bin eine erfolgreiche Buchautorin, Seminarleiterin und Mutter zweier gesunder, fröhlicher Kinder. Ich habe bei all diesen Aktivitäten noch so viel Energieüberschuß, daß ich in Haiti, dem ärmsten Land der westlichen Hemisphäre, Frauenseminare gebe und darüber Artikel schreibe, damit sich noch mehr Menschen für die „Ärmsten der Ärmsten" engagieren.

Meine Lebensqualität hat sich mit dem authentischen Reiki atemberaubend verbessert! Ich erlebe eine Kreativität und Produktivität wie nie zuvor und fühle mich fit und gesund. Während 14 Jahren Vortrags- und Seminartätigkeit fast jedes Wochenende mußte ich nicht eine Veranstaltung wegen Krankheit absagen.

Seelischer Streß setzt die Funktion der Abwehrzellen herab

Forscher haben herausgefunden, daß seelischer Streß die Funktion der Lymphozyten, der Abwehrzellen, herabsetzt. Umgekehrt gilt: wer seelisch ausgeglichen ist, eine Entspannungsmethode praktiziert und mit Streß konstruktiv umgehen kann, stärkt sein Immunsystem.

„Psychoneuroimmunologie“ heißt eine neue Wissenschaft, die den „heißen Draht“ zwischen Psyche, Gehirn, Nerven und Immunsystem erforscht. Bei uns, im Gegensatz zu den USA, England und Skandinavien, beschäftigen sich erst einige Pioniere mit dem Zusammenhang zwischen Angst und Krankheit und suchen Möglichkeiten, wie man mit „Anti-Streßprogrammen“ das Immunsystem stärken kann.

Durch tägliche Reikibehandlungen stabilisieren wir unser Immunsystem, bauen Streß, Ängste und Sorgen ab, entspannen uns tief und entwickeln immer mehr innere Qualitäten wie bedingungslose Liebe, Freude am Sein, heitere Gelassenheit, grenzenloses Mitgefühl und tiefen Frieden. Wir sind eine Körper-Seele-Geist-Einheit. Auf allen diesen Ebenen wirkt das authentische Reiki harmonisierend! Wir können mit dieser einfachen Methode – ich gebe neben Erwachsenen-Kursen auch Seminare für Kinder – körperliche Symptome auflösen, positiver denken lernen und uns spirituell entwickeln.

Norman Walker sagte, daß Gesundheit nicht möglich sei, wenn wir uns zur Angewohnheit machen, negative Gedanken und Gefühle wie Wut, Frustration und Neid zu haben. Adrenalin ist Gift für unseren Organismus und wird daher vom Körper 1 zu 1 Million verdünnt, damit es uns nicht zu sehr schadet. Walker: „Beobachten Sie Ihre Seele sorgfältig, studieren Sie Ihre Launen, lernen Sie, Ihre Gedanken zu kontrollieren.“ Und: „Wir sind alle Schöpfer insofern, als wir ständig unser künftiges Leben erschaffen durch das, was wir sehen, hören, lesen, fühlen und denken.“

Das authentische Reiki hilft uns, negativen Gefühlen auf den Grund zu gehen, ihre Ursachen zu erkennen, sie zu transformieren und loszulassen. Hinter Wut verbirgt sich meist ein Schrei nach Liebe und hinter Trauer und Depressionen mangelndes Selbstwertgefühl. Wenn wir nicht anfangen, an der Heilung unserer Gefühle zu arbeiten, werden wir immer wieder negative Gedanken produzieren, die negative Gefühle hervorrufen, welche wiederum zu psychosomatischen Beschwerden führen, wenn sie zur Angewohnheit werden.

Wir brauchen also nicht nur Sonnenkost und Vitalstoffe auf dem Teller, sondern auch Lebenskraft und Lichtnahrung „von innen“! Mit dem authentischen Reiki schließen wir uns mit der

„Sonnenenergie" in uns kurz und werden selbst zu kleinen „Sonnen", die Wärme (Liebe) und Licht (Weisheit) von innen heraus „produzieren" und ausstrahlen.

Mit Reiki Lichtnahrung von innen tanken!

Die meisten Menschen heutzutage sind noch im „Mondbewußtsein", das heißt, sie sind nur lieb und freundlich, wenn sie von anderen vorher entsprechend gut behandelt wurden, und wissen nicht, wie sie Kraft, Liebe und Freude aus ihrem Innersten aktivieren, entwickeln und ausstrahlen können. Wenn wir unsere psychische Harmonie und unsere Persönlichkeitsentwicklung vernachlässigen und uns allein auf gesunde Ernährung stürzen, werden wir nie wirklich gesund werden können.

Lichtnahrung zu essen reicht nicht aus, wir müssen auf allen Ebenen „Lichtnahrung" zu uns nehmen! „Wir sind Licht" heißt es schon in der Bibel und: „Liebet einander wie euch selbst." Auch Helmut Wandmaker propagiert nicht nur Rohkosternährung, sondern zu seinen „22 wesentlichen Regeln" gehören: Glücklichsein, Liebe und Verständnis, Entspannung, Zusammengehörigkeitsgefühl, Aufregungen vermeiden, Überstreß ausschalten, das Leben sicherstellen, eine freudige Umgebung, Selbstmeisterung, nützliche, kreative Arbeit, Motivation, Inspiration, Zufriedenheit und Selbstachtung, Selbstvertrauen, Selbstwertgefühl. All diese Forderungen für wirkliche ganzheitliche Gesundheit sind sicher nicht sofort und mit einem Mal zu erfüllen, aber wer sich bemüht und das Ziel nicht aus den Augen verliert, wird Erfolg haben.

Vitalität und Ausstrahlung

Das authentische Reiki kann uns auf diesem Weg eine große Hilfe sein. Hierzu wieder ein Zitat von meinem geliebten und verehrten Norman Walker: „Vitalität (...) beruht auf einem tiefen Gefühl von Ruhe, Gelassenheit, Bewußtsein und Stärke, dem Gefühl, ganz obenauf zu sein, dem Gefühl, daß das Leben vom ersten bis zum letzten Augenblick wert ist, gelebt zu werden. Ist Ihnen klar, daß Vitalität eine der mächtigsten Anziehungskräfte ist, daß sie in anderen Menschen die besten Eigenschaften wachruft und sie veranlaßt, das Beste in uns zu schätzen und zu fördern?"

Wir können uns wieder als Teil einer wunderbaren Schöpfung begreifen, uns als liebenswert erfahren und unsere Aufgabe im Leben erkennen. Diese Aufgabe, wie verschieden sie für den einzelnen aussehen mag, besteht immer auch darin, mehr Liebe und Schönheit auf die Welt zu bringen und uns selbst und alle anderen Lebewesen als einzigartige, strahlende Geschöpfe zu sehen und wertzuschätzen.

Ich bin dankbar, mit dem authentischen Reiki jeden Tag neu zu erfahren, wer ich wirklich bin und wie viel ich geben kann.

Reiki ist Licht- und Sonnennahrung

Reiki ist Licht- und Sonnennahrung von innen und hilft mir, mich immer konsequenter von lebendiger, lebensspendender Lichtnahrung zu ernähren und auch meine anderen natürlichen Bedürfnisse zu erkennen und sie zu erfüllen. Wenn ich seelisch in Harmonie und mit mir im reinen und zufrieden bin, brauche ich keine Ersatzbefriedigungen mehr. Mein Selbst-Bewußtsein wächst, ich lebe aus einem Bewußtsein der Fülle heraus, und ich werde mit der Zeit so autark, daß mir die Verlockungen und Versprechungen unserer Schein- und Konsumwelt immer weniger bedeuten.

Die Ananas – eine königliche Frucht

Die Geschichte der Ananas

Kolumbus ist nicht nur der Entdecker Amerikas, sondern hat auch die Ananas 1493 auf der Antilleninsel Guadeloupe entdeckt. Die Eingeborenen boten die duftende Köstlichkeit unter dem Namen „Nana meant", das heißt „erlesene Frucht", Christoph Kolumbus und seiner Besatzung als Willkommensgruß dar. Er brachte einige Exemplare mit nach Europa und übergab sie König Ferdinand. Der soll sie nach anfänglichem Zögern begeistert zur „schmackhaftesten Frucht der Welt" erklärt haben.

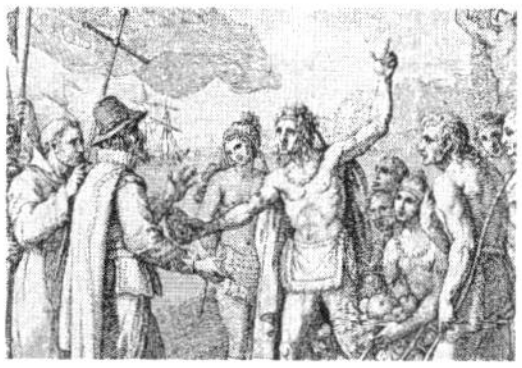

Ein kubanischer Kazike begrüßt Kolumbus

Vermutlich kommt die Ananas ursprünglich aus dem trockenen Hochland des Mato-Grosso-Gebietes, das heute Teile von Südbrasilien, Paraguay und Nordargentinien umfaßt. Noch immer findet man dort viele Wildsorten der Ananas. Auch von den Ureinwohnern Paraguays, den Guarani-Indianern, wurde sie „Nana meant" genannt, weil sie unter allen Südfrüchten das beste und intensivste Aroma hat.

„Nana meant", „erlesene Frucht"

Es ist nicht bekannt, wo und wann die Ananas zuerst kultiviert wurde, Belege gibt es erst ab der Zeit um 500. Noch vor dem fünfzehnten Jahrhundert hatten die eingeborenen Indianer kultivierte Ananassorten weit verbreitet: über Brasilien, das nordöstliche Südamerika und die Westindischen Inseln. Es ist allerdings nicht geklärt, wie die Pflanze aus dem Herzen Südamerikas über Tausende von Kilometern in die Karibik gelangt war.

Noch heute feiern Amazonas-Indianer der Ananas zu Ehren ein rauschendes Fest. „Dabei schmücken sich Männer, Frauen und Kinder. Man trinkt Maniokbier, ißt gegrillte Affen und Fische und beendet den Festschmaus mit Ananasfrüchten."[22] Der Ananassaft wird in den Tropen auch zu einem bierartigen Gebräu vergoren. Wird der Saft ohne Kräuter angesetzt, entsteht ein Fruchtwein. Im alten Mexiko war diese Ananaskelterei derart beliebt, daß dort ein ganzer Landstrich als „Ananas-Weinland" bekannt ist.

Die Verbreitung der Ananas

Wie konnte sich die Ananas, die in ihrer Wildform klein ist und viele reisgroße Samen enthält, über viele tausend Kilometer bis nach Mexiko ausbreiten, wo die Spanier landeten? Einige vermuten, daß die Ananas aus Venezuela stamme, weil dort, am Ran-

Die Ananas entwickelt sich auf einem Fruchtstand

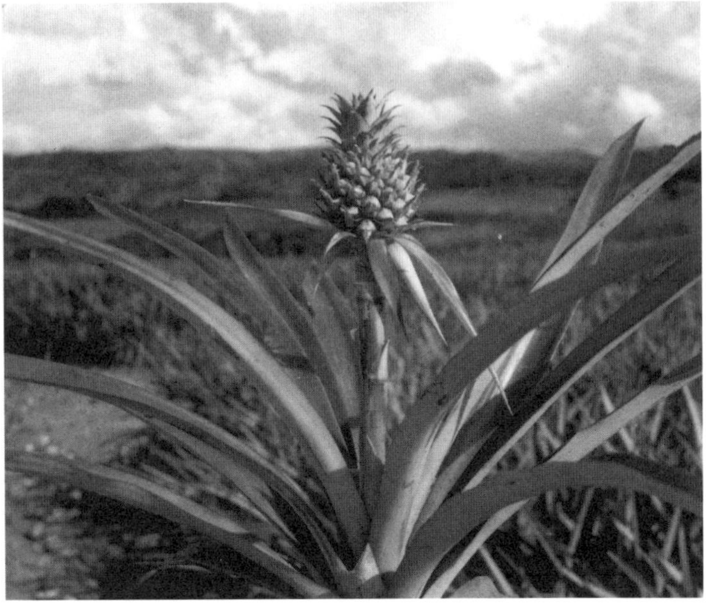

de des Mawakagebirges, Primitivformen gefunden wurden. Die meisten Autoren glauben jedoch, daß die Guarani-Indianer schon in der Vorzeit vom Mato Grosso aus auch nach Norden gezogen sind und die gut transportierbaren Ananasfrüchte mit sich geführt und an andere Indianerstämme weitergegeben haben. Wahrscheinlich haben die Indianer schon in prähistorischen Zeiten bessere Früchte, die keine Samen enthielten sowie süßer und größer als Wildformen waren, ausgelesen.

Ananas, „der Luxus der Götter". „Sie sollte nur von der Venus geerntet werden"

Die erste ausführliche Beschreibung der Frucht sowie eine präzise Abbildung ist uns von dem Spanier Oviedo erhalten, den König Ferdinand von Spanien 1513 nach Hispaniola, heute Haiti und Dominikanische Republik, entsandte, um dort die Goldminen zu überwachen. Sein Enthusiasmus für die Ananas kannte keine Grenzen: „Keine Frucht auf der Welt ist mit ihr zu vergleichen an Schönheit, delikatem Duft und vorzüglichem Aroma."[23] Andere Chronisten schwärmten ähnlich begeistert von der Ananas: „In der Tat ist sie die köstlichste Frucht, die existiert." Und: „Die Frucht ist der Luxus der Götter und sollte nur von der Venus geerntet werden."[24]

Der französische Missionar Jean de Lery berichtet in seinem Buch „Unter Menschenfressern in Brasilien" über seine Erfahrungen und Beobachtungen aus den Jahren 1556 bis 1558 und beschreibt als einer der ersten Europäer die Ananas: „Da wäre zunächst die Pflanze, die die von den Wilden als Ananas bezeichnete

Frucht hervorbringt. Ihr Anblick ähnelt dem der Gladiole, ihre Blätter, die außen ein wenig umgebogen und gerillt sind, erinnern aber an die der Aloe. Die Pflanze wächst (...) in Klumpen, und ihre Frucht hat die Größe einer mittleren Melone und das Aussehen eines Tannenzapfens (...). Wenn die Ananas reif sind, haben sie eine gelb-blaue Farbe und riechen stark nach Erdbeeren. Geht man durch die Wälder oder an andere Stellen, an denen sie wachsen, so riecht man sie schon von weitem. Sie zerschmelzen im Mund und sind von Natur aus so süß, daß sie von keiner der bei uns üblichen Konfitüren übertroffen werden. Als ich drüben war, habe ich aus diesen Früchten etwa ein Glas voll Saft gepreßt, und das Getränk erschien mir keineswegs schlecht."

Die Spanier und Portugiesen hatten zunächst die Absicht, die Ananas in ihrem Herrschaftsbereich zu halten und eine Art Monopol auf diese Pflanze zu etablieren. Das war jedoch ein aussichtsloses Unterfangen, da die auslaufenden Schiffsmannschaften jede Menge Ananas als Proviant mitnahmen, vor allem seitdem bekannt wurde, daß ihr Verzehr Skorbut verhindern kann. Sie war den Seeleuten besonders wichtig, da man ihr zudem eine heilende Wirkung „für viele Krankheiten" nachsagte. Da sich aus jedem Blattschopf eine neue Pflanze entwickeln kann und die Schößlinge sogar monatelange Trockenperioden ohne Schaden überleben können, war es nur eine Frage der Zeit, wann sich die Ananas von selbst überall entlang der Schiffahrtslinien ansiedeln würde, wo sie ausreichende Lebensbedingungen vorfand.

1535 versuchte Oviedo, Ananasfrüchte und Schößlinge nach Spanien zu bringen, die aber alle verdarben. 1657 erst erhielt Cromwell vier Ananas aus China, und 1661 bekam Karl II. von England vier „Queen Pines". Nachdem die Ananas Ende des sechzehnten Jahrhunderts nach Ostindien gekommen war, mußte man anfangs 20 Reichstaler dafür bezahlen, aber sie wurde bald preiswerter, weil sie sich schnell vermehrte.

Ananas, eine Kostbarkeit in europäischen Adelshäusern

Um 1700 begann ein reicher holländischer Handelsherr, Le Cour, in Leiden und Amsterdam Ananas zu züchten, und 1720 brachte Decker aus Richmond aus diesem Pflanzenmaterial die erste in England gereifte Frucht hervor. Lange Zeit blieb die Ananas ein Kuriosum in den gehobenen Kreisen.

Bis 1835 hatten allein die Engländer in geheizten Gewächshäusern 52 Sorten vermehrt und gezüchtet. Die Ananas galt als beliebte Tafeldekoration, als Symbol für Gastfreundschaft und Vornehmheit. Eine einzige Frucht wurde oft bei mehreren Festessen verwendet, da man sich in Adelskreisen die kostbaren Früchte untereinander auslieh! Ananasmotive zierten Vasen, Möbel und Gebäude der damaligen Zeit.

Der Ananasrummel hörte langsam auf, als 1865 die ersten Importe von den Azoren einsetzten. Dort werden noch heute Ananas mit modernen Methoden (im Gewächshaus, wie früher von den reichen Europäern) angebaut. 1874 verbrannte ein azorischer Gärtner Abfall in einem Treibhaus und stellte zu seiner Überraschung fest, daß die Früchte viel eher reiften. Das entstandene Äthylen war dafür verantwortlich, und heute beschleunigt man überall chemisch die Fruchtproduktion. Im Freiland erwies sich das Besprühen mit Äthylen als wirkungsvoller, aber die alte Rauchgasmethode wurde noch bis Ende der dreißiger Jahre dieses Jahrhunderts in Puerto Rico angewandt.

1819 hatte der Botaniker Perrottet in der zeitweiligen französischen Strafkolonie Cayenne eine neue, stachelige Ananassorte von ausgezeichnetem Aroma gefunden. Er sandte fünf Pflanzen nach Paris, wo die Ananasfrucht als wertvolles Geschenk eine Attraktion in Gewächshäusern und Orangerien europäischer Fürstenhäuser war. Die Indianer hatten dem Forscher erzählt, die „Cayenne" hieße „Maipuri". Wahrscheinlich haben die Maipur-Indianer, die früher im Inneren Venezuelas, Kolumbiens und in Ecuador lebten, diese Sorte seit undenklichen Zeiten kultiviert.

„Cajenne" erobert die Welt

Die „Cayenne" gelangte 1835 nach England und 1863 auf die Azoren. Im März 1841 brachte der Gardener's Chronicle einen Aufsatz für englische Hobbygärtner über 40 neue Ananassorten, darunter wurde erstmals die „Cayenne" erwähnt. Von England aus eroberte die Sorte hauptsächlich in Form von Konserven die Welt, und ihr Siegeszug ist noch nicht zu Ende, auch wenn für den Frischverzehr oft andere Arten verwendet werden. Mit Ausnahme von Malaysia bestehen fast alle Ananaskonserven aus „Cayenne"-Früchten.

Die Namen der Ananas

Die Indianer am Orinoko nennen die Ananas „Menure", „Nana" oder „Anana". Letzterer Name wird auch in Brasilien benutzt. Die Orinoko-Bewohner bauen Ananas hauptsächlich an, um sie für Seile zum Knüpfen von Hängematten, für den Häuserbau und Kleidung zu verwerten. Plumier sagt, daß die Ananaspflanzen von den Eingeborenen auch „Karatas" genannt wurden. Er benannte sie in Anerkennung des schwedischen Physikers „Bromelia".

André Thevet, ein französischer Hugenottenpfarrer, nannte die Frucht 1559 „Ananaz", in Anlehnung an die indianische Bezeichnung „Anana", die zum Beispiel von den Tupi-Stämmen benutzt wurde. Dieses Wort wird aus zwei Teilen gebildet, der erste („a") bedeutet „Frucht", „nana" heißt „köstlich".

Der Name „Ananas" wird in Brasilien immer noch für Arten benutzt, die nicht kultiviert sind, so wie „Ananas do Indios", während die Bezeichnung „Abacaxi" gebraucht wird, um kultivierte Sorten zu beschreiben. Auch das Wort „Abacaxi" entstammt der Tupi-Sprache, und man sagt, es vereinige die Zusammenziehung von „iba" (Frucht) mit „cate" (duftend).

Die Portugiesen und Franzosen übernahmen den Namen Ananas, die Franzosen sagen auch „Pain de sucre", was „Zukkerbrot" bedeutet. Die Spanier hingegen entschieden sich wegen der Ähnlichkeit der Frucht mit einem Pinienzapfen für „Piña" (gesprochen „Pinja") oder „Piña de América". Aus diesem Namen leiteten die Engländer „Pineapple" ab. Die Italiener nennen die Ananas „Ananasso".

Auf thailändisch sagt man „Ma-Kha-nat" oder „Sappa-rot", auf malaysisch „Nanas".

Ananas,„die Frau von Gott Shiva"

Die Inder nennen die Ananas auf sanskrit „Párvati", was „die Frau von Gott Shiva" bedeutet, oder „Bahunetra", was „viele Augen" heißt. Auf hindi heißt sie „Katahala saphari" oder „Ananasa". Auf singalesisch nennt man sie „Annasi".

Hier einige Namen der Ananas auf Südseeinseln: Die Einwohner der Cook-Inseln sagen „Hara", auf Hawaii heißt sie „Hala-Kahiki", bei den Marquesern „Haa Hoka" oder „Faa Hoka", auf Tonga „Faina", auf Tubuai „Painapo", und die Viti nennen sie „Vadra".

In Westafrika hat die Ananas viele verschiedene Namen. Auf hausa heißt sie „Abarba", auf twi „Abrobe", auf ewe „Ablendi" oder „Atoto", auf ibo „Akwolu" oder „Akwu-olu", auf krobe „Blefota", auf mende „Mbelu" oder „Nesi", auf fula „Nanas", auf yoruba „Opeyinbo" und auf kreol „Painapul".

Die Beschreibung der Ananas

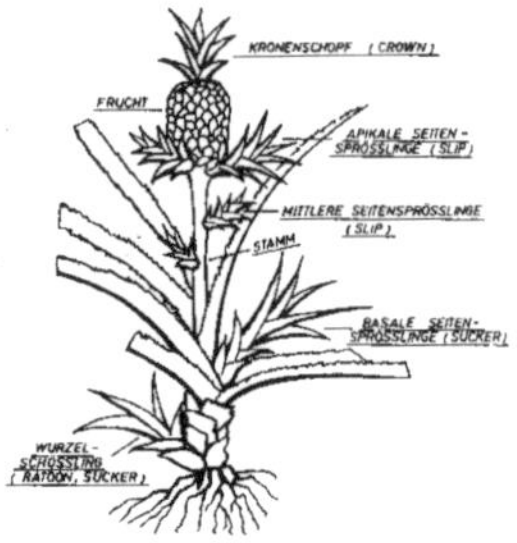

Teile einer Ananaspflanze

Die Heimat der Ananas ist vermutlich das Mato-Grosso-Gebiet im tropischen Südamerika. Seit präkolumbianischer Zeit bauen die Indianer die Ananas dort als Kulturpflanze an. Die Vermehrung erfolgt meist vegetativ durch Schößlinge. Es gibt zahlreiche Kulturrassen in den Tropen und Subtropen, zum Beispiel wächst auf der Kanareninsel La Palma eine leckere Ananassorte, und auch El Hierro ist Ananasanbaugebiet.

Die Boden- und Wasseransprüche der Ananas sind bescheiden, aber sie benötigt viel Wärme. Sie ist eine „perennierende" Pflanze ohne Ruheperioden; ihre Seitenschößlinge bilden eigene Triebe, die wieder Blüten und Früchte tragen. In Brasilien und Australien existieren Ananas-"Dauer"-Gärten, die mehr als 50 Jahre alt sind.

Die Ananas ist eine niedrige Rosettenpflanze, die etwa 80 bis 100 Zentimeter hoch wird, mit zahlreichen Blättern, die bis zu 90 Zentimeter lang und bis zu 6 Zentimeter breit werden. Sie ist ein krautiges Gewächs aus der Familie der Bromeliacae, zu der auch die Tillandsien gehören, schleierartig von Baumzweigen herabhängende Pflanzen. Tillandsien sind aber keine Schmarotzer, sondern ernähren sich selbst. Das in der Rosette aufgefangene Regenwasser wird durch die Pflanzenhaare aufgesogen, und im Wasser ertrunkene Insekten versorgen die Pflanze mit Eiweiß. Tagsüber halten Tillandsien ihre Spaltöffnungen wie Kakteen geschlossen.

Die Ananas ist ihrer Natur nach ein „Xerophyt", der monatelange Trockenphasen überleben kann. In Trockenperioden folgt die Photosynthese eines Xerophyten dem „Crassulaceen-Säurestoffwechsel": Das CO_2 wird in der Nacht fixiert, und die Spaltöffnungen sind tagsüber geschlossen, außer wenn die Nachttemperaturen sehr hoch sind. Regenwasser, Nebel und Tau werden durch die Blätter gesammelt und durch die Wurzeln aufgenommen.

Kühlere Nachttemperaturen bis 20 Grad fördern das Blühen. Die Ananas blüht 15 bis 18 Monate nach dem Auspflanzen, unter günstigen Bedingungen (Temperatur, Tageslänge) schon nach 10 Monaten. Aus der Mitte der stacheligen Blattrosette wächst der etwa 30 Zentimeter lange Blütenstiel mit etwa 100 bis 200 ährenartig, spiralförmig angeordneten Blüten hervor. Alle beerenartigen Früchte eines Fruchtstandes verwachsen mit der fleischigen Achse und den ebenfalls fleischigen Deckblättern zu einer großen Scheinfrucht. Die Ananasfrucht besteht sozusagen aus lauter kleinen zusammengewachsenen Sammelfrüchten. Die ganze Frucht ist großwarzig, wobei jede Warze einer Einzelfrucht entspricht.

Die Ananas ist eine Samenfrucht

Etwa vier Monate nach der Blüte sind die Früchte reif. Die Ananas entwickelt zahlreiche Schößlinge, und zwar aus der Wurzel sowie den Blattachseln unterhalb und oberhalb der Frucht. Am besten für die vegetative Vermehrung eignen sich die „Suckers", Schößlinge von der Basis des Stammes, weniger die unterhalb der Frucht gebildeten „Slips", und die Kronen werden nur ausnahmsweise als Pflanzmaterial benutzt. Ursprünglich war die Ananas samenhaltig und wurde hauptsächlich zur Gewinnung von Textilfasern angebaut. Doch schon im 16. Jahrhundert fanden die Indianer samenlose Früchte und kultivierten sie. Die Ananasfrüchte sind meist mehr oder weniger eiförmig und haben eine Länge von 14 bis 18 Zentimeter, einen Durchmesser von 12 bis 15 Zentimeter und ein Gewicht von 0,75 bis 4 Kilogramm. Es gibt auch Sorten, die bis zu 10 Kilo wiegen. Die harte, ungenießbare Schale ist geschuppt wie bei einem Kiefernzapfen. Das Fruchtfleisch der reifen Ananas ist gelb und saftig. Die holzige Fruchtachse wird meistens weggeworfen, enthält aber wertvolle Faserstoffe, die gut für die Verdauung sind. Duft und Geschmack der Ananas sind süß-säuerlich und einzigartig.

Kommerzielle Ananassorten sind heutzutage samenlos, und daher erfolgt die Vermehrung vegetativ über Schößlinge, die aus Wurzeln, Blättern und Früchten bereits entwickelter Pflanzen

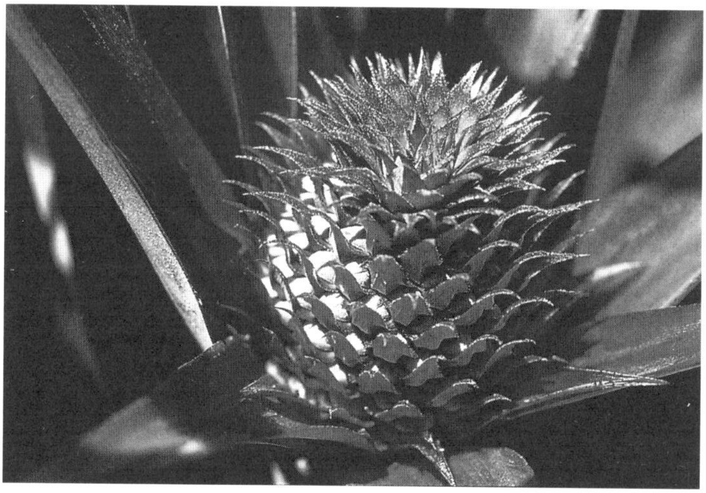

Eine prachtvolle Ananasblüte

Die Königin der Früchte ist sehr anspruchslos

entstehen. Schößlinge, die drei Monate wurzellos im Schatten lagern, ergeben dennoch vollwertige Pflanzen. Die Ananas ist anspruchslos und verwildert leicht. Sie liebt trockene Erde, braucht aber eine Mindestniederschlagsmenge von 600 Millimeter jährlich. Zuviel Nässe läßt die Pflanze faulen. In regenreichen Klimazonen und auf schweren Böden wird sie daher auf Dämmen kultiviert. Trockenperioden kann die Ananas durch eine Art Kameleigenschaft überwinden, indem sie Wasser aus bestimmten Speicherzellen der Blätter ausnutzt. Jedoch muß dann die relative Luftfeuchtigkeit recht hoch sein, wie beispielsweise auf Hawaii und Formosa, damit der Wasserverbrauch auf ein Minimun reduziert wird. In manchen Anbaugebieten wie Kenia, Jamaika und Südafrika wird während kritischer Trockenperioden gewässert. Durch geringe zusätzliche Beregnung kann der Ertrag wesentlich verbessert werden.

Die Temperaturen dürfen schon mal unter 0 Grad sinken, aber nur für sehr kurze Zeit wie in Südafrika. Ananas brauchen viel Sonne und Licht, außer in der Zeit der Fruchtreife, da sonst die reifenden Früchte „Sonnenbrand" bekommen und Verbrennungsschäden aufweisen. In solchen Fällen wird, wie in Taiwan, mit Stroh oder Bananenblättern beschattet.

Die Samen der „Ananas bracteatus", einer Wildform der Ananas, enthalten einen bitter schmeckenden, kristallisierten Stoff mit einer curareartigen (Curare heißt Pfeilgift) Wirkung und führen zu Lähmungserscheinungen. Samen und äußere Teile der Sammelfrucht werden besonders in Brasilien als Wurmmittel gebraucht. Der Preßsaft der Blattbasen dieser Ananasart wird in gleicher Weise verwendet, ist aber giftig.

Da die Ananas gleichmäßige Temperaturen liebt, wird sie oft in Höhenlagen von 100 bis 800 Metern bei 21º bis 27º Celsius angebaut. Die besten Erträge werden bei vollem Lichtgenuß erzielt, man findet Ananas aber auch als Zwischenkultur unter Bäumen wie Palmen. In Hawaii breitet man längs der Beetreihen Streifen aus dunkler Kunststoffolie aus, deren glänzende Oberseite die Sonnenstrahlen gegen die Pflanzen reflektiert, die Bodentemperatur erhöht, die Bodenfeuchtigkeit erhält und Unkraut unterdrückt. Bei günstigen Wachstumsbedingungen leidet die Ananas wenig unter Krankheiten und Schädlingen. Allgemein werden nur zwei bis drei Ernten von einer Ananaspflanze ausgenutzt, da nachher die Früchte kleiner werden und für den Handel keine Bedeutung mehr haben.

Ananas-Sorten

„Smooth Cayenne“, auf französisch „Cayenne lisse“, ist weltweit die wichtigste Sorte für die Konservenindustrie und die Hauptart auf Hawaii. Die Früchte sind groß und relativ glatt, das Fruchtfleisch ist blaßgelb, und die Blätter haben keine Stacheln wie bei den anderen Sorten. Die Ursprungssorte ist sehr groß, 2,5 Kilogramm schwer und süßer als die „Smooth Cayenne“. Der Zucker- und Säuregehalt dieser Ananas ist höher als der anderer Sorten.

Babyananas als dekorativer Tischschmuck

Seit einigen Jahren kommen aus Südafrika auch **„Babyananas“** auf den Markt, die etwa faustgroß, sehr saftig, aromatisch und rötlich-gelb sind. Babyananas sind sehr dekorativ als Tischschmuck. Sie gehören zur „Queens"-Gruppe, sind etwa 500 Gramm leicht und nur 12 Zentimeter lang.

„Queen“ ist besonders aromatisch und eignet sich gut für den Sofortverzehr. Auch diese Sorte wurde wie die „Cayenne“ bereits von den Indianern kultiviert und 1661 erstmals von Europäern erwähnt. Sie ist die wichtigste Sorte in Südafrika. Die Schale ist goldgelb und das Fruchtfleisch tiefgelb. Queen-Ananas sind nicht so saftig wie die „Cayenne“, haben aber ein außergewöhnliches Aroma und sind sehr lange haltbar.

In Malaysia werden seit Ende des 16. Jahrhunderts vor allem **„Red Spanish“** und **„Singapore Spanish“** angebaut. „Red Spanish“ ist wohlschmeckend mit einem angenehm starken säuerlichen Aroma und sehr gut haltbar. Sie ist in ihrer Form fast rechteckig und bestens für den Frischverzehr geeignet. Das Fruchtfleisch ist fahlgelb. „Red Spanish“ werden außerdem auf Kuba und Puerto Rico, ihrem Hauptanbaugebiet, angepflanzt. Die „Singapore Spanish“ hingegen wird in der Konservenindustrie verarbeitet, da sie roh nicht besonders schmackhaft ist. Die Früchte sind kugelig, rot-orange, und ihr Fruchtfleisch ist goldgelb, faserig und aromatisch.

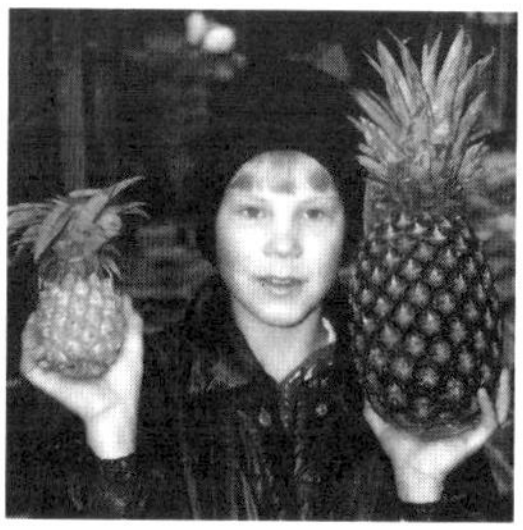

Michael, Sohn der Autorin, mit Babyananas und normaler Frucht, Sorte Cayenne

In Brasilien gibt es viele Sorten wie **„Abacaxis“** und **„Pernambuco“**, die allerdings wenig haltbar und weder für Dosen noch für den Export geeignet sind. „Abacaxis“ sind mittelgroße, kugelförmige Früchte, sehr saftig und aromatisch. In Südamerika existieren noch viele wertvolle Sorten, die die „Cayenne“ an Aroma und anderen qualitativen Eigenschaften übertreffen.

Azorenananas, oft als beste Ananas mit unübertrefflichem Aroma bezeichnet, werden aus Kostengründen kaum noch angebaut und haben nur noch auf der Inselgruppe selbst zur Belieferung der Spitzengastronomie und des Feinkosthandels eine gewisse Bedeutung. Der Anbau ist auf den Azoren nur unter

Glas möglich. Die Pflanzen sind kleinwüchsig, und ihre Früchte haben eine leicht rotgefärbte Schale.

Eine Besonderheit ist die **schwarze Ananas** von Antigua, eine sehr süße und aromatische Sorte.

Es gibt weltweit mehr als 100 Ananas-Sorten. Nur wenige davon sind bei uns erhältlich. „Der Handel ist an einer breiten Auswahl, obwohl diese vorhanden wäre, gar nicht interessiert."[25] Für den Markt haben gute Haltbarkeit und einheitliche Größe den absoluten Vorrang. Man kann daher nur hoffen, daß zumindest unter der hochwertigen, reif geernteten **Flugware** „via air", die aus afrikanischen und neuerdings auch südamerikanischen Ländern zu uns kommt, auch andere Sorten, wie zum Beispiel die köstliche weißfleischige **„Sugar Loaf"** aus Hawaii und den Bahamas, **„Mauritius"** oder **„Amazonas"**, erhältlich sind.

Flugware „via air" besonders köstlich

Ananas als Frischware „atmet", „lebt" und duftet herrlich, man sollte sich diesen Luxus einmal gönnen. Aus Kostengründen ist der Import von Fluganans leider schon wieder rückläufig. Biologisch angebaute Flugware bekommen Sie von den Anbietern zugeschickt, deren Adresse Sie auf Seite 184 dieses Buches erfahren können.

Zur Zeit tobt in Europa ein „Ananaskrieg" zwischen den Früchtegroßhändlern Del Monte und Dole: Del Monte hat eine besonders süße Züchtung der „Smooth Cayenne" mit dem Etikett **„Del Monte Gold, Extra Sweet Pineapple"** auf den Markt gebracht, die kaum noch Fruchtsäure enthält und ein attraktives, gelb-orangenes Fruchtfleisch und eine ebensolche Schale hat. Die Ananas der Firma Dole sind dagegen säuerlich, ihr Fruchtfleisch ist blaßgelb und ihre Schale dunkelgrün. Wie ich vom internationalen Verkaufsleiter von Dole in Deutschland weiß, versucht man fieberhaft, eine ähnlich erfolgreiche Sorte als Frischobst wie Del Monte zu züchten und auf den Markt zu bringen. Das Pikante an dieser Geschichte: Del Monte und Dole haben gemeinsam die extrasüße Ananas gezüchtet, Dole hat aber aus Geschmacksgründen auf eine Vermehrung verzichtet ... „Del Monte Gold" hat mittlerweile fast den gesamten US-amerikanischen Markt erobert, weil sie dem amerikanischen Geschmacksempfinden sehr entgegenkommt und fast wie eine Dosenananas schmeckt.

Für Magenempfindliche, Stillende und Leberkranke ist die süße „Extra Sweet" wegen ihrem Mangel an Säure sicherlich zu empfehlen. Aber ich finde, daß die Ananas-Fruchtsäuren das Aroma der Frucht bereichern, und außerdem haben sie auch gesundheitliche Vorzüge: Sie reinigen unseren Körper und dienen als „Arterienfeger". Allerdings enthält die „Extra Sweet" von Del Monte etwa viermal soviel Vitamin C wie andere Sorten und ist daher genausogut haltbar wie die grüne „Cayenne Champaka". Getrocknet ist „Del Monte Gold" meinem Sohn zu süß, er wächst allerdings auch ohne Zucker und Schokolade auf.

Gott sei Dank sind die Geschmäcker verschieden, und vielleicht sollten das auch die Ananasimporteure zur Kenntnis nehmen und danach handeln, so daß wir bald aus einer größeren Palette von Arten, auch aus biologischem Anbau, auswählen können.

„Extra Sweet" von Del Monte: zuckersüß und eine Vitamin-C-Bombe

Der Welthandel

Nach der Entdeckung Amerikas durch Kolumbus fand die Ananas schnell weltweit Verbreitung.

Während Konservenfrüchte reif geerntet werden, schneidet man die Exportfrüchte halbreif ab, wodurch sie ihr Aroma nicht voll entwickeln können. Ananas sind nicht lange haltbar: Maximal 18 Tage nach der Ernte hört die „Atmung" der Frucht auf, sie stirbt ab und schmeckt nicht mehr. Eine Ausnahme bilden Fluganana s, die reif gepflückt werden und sehr süß und aromatisch schmecken.

„Die Ananas ist ein Schlager der Frucht-Exoten."

(Ingeborg Münzing-Ruef, „Kursbuch gesunde Ernährung")

Die Weltproduktion von Ananas lag 1989 bei 9,7 Millionen Tonnen. Der größte Teil davon wird in den Anbauländern frisch verzehrt, ein Drittel geht in die Konservenindustrie und nur ein sehr geringer Teil gelangt auf die Exportmärkte. Die Produktion hat in den neunziger Jahren nicht mehr so stark zugenommen wie in der vorangehenden Dekade. Bemerkenswert ist nur die Steigerung in China (1984: 0,3 Millionen Tonnen; 1993: 0,7 Millionen Tonnen). Neben China sind die größten Produzenten (Werte in Millionen Tonnen): Thailand 2,7; Philippinen 1,2; Brasilien 0,8; Indien 0,8; Vietnam 0,5; USA 0,3. Eine Rolle für den Weltmarkt spielen auch Mexiko, die Elfenbeinküste, Südafrika und Kenia, außerdem Formosa und Malaysia. Frischfrüchte werden hauptsächlich von den Philippinen und der Elfenbeinküste exportiert, daneben auch von Kamerun, Honduras, Costa Rica, der Dominikanischen Republik und Ghana. Mexiko liefert frische Ananas vor allem in die USA. Der Weltexport von Frischfrüchten beträgt etwa 500 000 Tonnen.

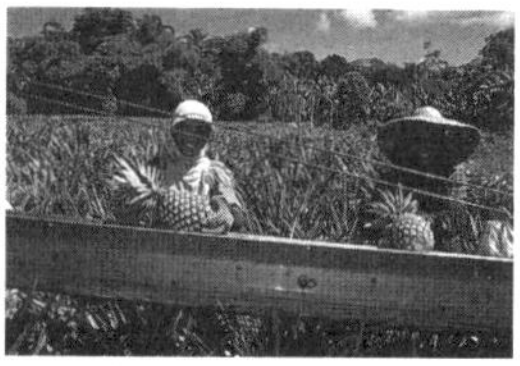

Ernte auf Hawaii. Die Exportfrüchte werden halbreif abgeschnitten und können ihr Aroma so nicht voll entwickeln – lediglich die Fluganana s werden reif gepflückt und schmecken daher besonders köstlich

Der Handel mit der enzymreichen Frischananas ist längst nicht so weltumspannend wie der mit der verarbeiteten Ananas oder zum Beispiel mit Bananen, sondern auf geographisch begrenzte Räume beschränkt. Importe von Frischananas in der EG kommen zu mehr als 90 Prozent von der Elfenbeinküste, der Rest wird von Kenia, Costa Rica, Ecuador, Kolumbien, Brasilien, Südafrika, Malaysia, Thailand, Formosa, Ghana, Uganda und Kamerun bestritten.

Zu den europäischen Ländern mit dem höchsten Pro-Kopf-Verbrauch an frischer Ananas gehören die Schweiz und Frankreich. Franzosen verzehren durchschnittlich etwa 900 Gramm Frischananas im Jahr, Deutsche nur 200 Gramm. Vielleicht kann dieses Buch einen Beitrag leisten, den Verzehr in Deutschland anzukurbeln.

Deutsche essen nur 200g Frischananas pro Jahr und Kopf

Ananasanbau zu Hause

Die Ananas ist ein Gewächs aus den trockeneren Zonen des tropischen Amerikas. Ihr Anbau hat sich heute weltweit bis in die subtropischen Gebiete ausgedehnt, und auf den Karibischen Inseln kommt sie heute noch in wilder oder verwilderter Form und teilweise als lästiges Unkraut vor. Wer tropische Nutzpflanzen selbst ziehen möchte, ist mit dem Buch „Tropische Nutzpflanzen für Wintergarten und Terrasse“ von Heinz Jenuwein gut beraten.

Ananasanbau zuhause: einfach, aber langwierig!

Ananasanbau zu Hause ist erstaunlich einfach. Allerdings sind in unseren Breitengraden Zeit und Geduld nötig, um Erfolg zu haben, es sei denn, man besitzt ein ideal temperiertes und halbdichtes Warmhaus! Optimal wären die tropischen Badelandschaften unter Glas als Standort, die bei uns immer mehr entstehen und in denen ich auch schon Bananenstauden mit Früchten gesehen habe. Es handelt sich bei der Ananas zwar um „die Königin der Tropenfrüchte“, aber gleichzeitig um eine recht anspruchslose und widerstandsfähige Pflanze mit keinerlei „Starallüren“.

Wir kaufen uns eine schöne Ananas, zum Beispiel eine „Smooth Cayenne“ ohne Randbestachelung der Blätter, und schneiden die Blattkrone mit etwas Fruchtfleisch so ab, daß noch ein keilförmiger Strunk dranbleibt. Dann ziehen wir zwei bis drei Reihen der untersten kleinen Blätter nach unten ab. Dadurch entsteht ein neuer Stiel mit erhabenen bräunlichen Punkten, den Sproßpunkten der späteren Wurzeln. Durch das Abziehen der unteren Blätter kann Feuchtigkeit an die Sproßpunkte gelangen und sie zum Austreiben veranlassen. Wir lassen das Ganze umgedreht ein paar Tage liegen, damit die Schnittstellen und Blattnarben abtrocknen können.

Wenn bereits eine Ananaspflanze vorhanden ist, nimmt man die sich an der Mutterpflanze bildenden Schößlinge und bringt sie wie unten beschrieben zum Bewurzeln.

Nach dem Abtrocknen pflanzen wir den Kronensetzling in einen Blumentopf (Ø 12 Zentimeter) in spezielle Anzuchterde oder luftdurchlässige Gartenerde mit einem 30prozentigen Zusatz von Kompost. Auch Kakteenerde ist geeignet: Die Erde kann sowohl humus- als auch leicht lehmhaltig sein. Kalk mag die Pflanze weder in der Erde noch im Gießwasser. Wichtig ist ein Abzugsloch im Boden, damit keine Staunässe entsteht.

Plastiktüte als Minigewächshaus

Beim Einpflanzen sollten wir darauf achten, daß keine Erde in die Blätter hineinrieselt, und um die Pflanze herum fest andrücken. Um die Wurzelbildung zu fördern, können wir der Pflanze einen Klarsichtbeutel überstülpen, den wir unter dem Topfrand zusammenbinden. Dadurch wird die Luftfeuchtigkeit erhöht, und die Blätter verdunsten weniger Wasser, was wichtig ist, solange Wurzeln fehlen. Wenn der Blattschopf nach etwa vier Wochen zu wachsen beginnt, können wir sicher sein, daß er bewurzelt ist, und die Folie abnehmen.

Alternativ kann man den Kronensetzling in ein Glas mit Wasser geben, warten, bis er sich nach etwa zwei bis drei Wochen bewurzelt, und ihn dann in einen Blumentopf mit Erde pflanzen. Man kann übrigens ohne weiteres zwei oder drei Pflanzen in einen Kübel pflanzen, was sehr hübsch aussieht. Ananaspflanzen bilden keine großen Wurzelballen aus und machen sich daher keine Konkurrenz.

Sofort nach dem Pflanzen (später etwa alle zwei Monate) düngen wir unsere Ananaspflanze mit organischem Dünger entweder in den Trichter der Blattrosette oder direkt auf die Topferde. Peter Klock empfiehlt in seinem preiswerten und informativen Taschenbuch „Früchte, Gemüse und Gewürze aus dem Süden selber ziehen in Haus und Garten“ als Dünger abgelagerten Stallmist (in Wasser aufgelöst), Flüssigguano oder – zurückhaltend – einen mineralischen Volldünger. Ihm zufolge reichen drei bis vier Düngegaben pro Jahr.

Dann brauchen wir Geduld. Wir können uns daran erinnern, daß die Ananas eine tropische Pflanze ist und selbst unter besten Wachstumsbedingungen manchmal zwei Jahre braucht, um Früchte zu tragen! Frost verträgt sie nicht, und wir stellen sie daher nur im Sommer nach draußen, in Südrichtung, und auch im Winter braucht sie ein sonniges und warmes Plätzchen.

Wer keinen Garten hat, muß auf den Anbau nicht verzichten: Ananas eignen sich hervorragend als Zimmerpflanze, vorausgesetzt man hat genug Platz und ein Fenster nach Süden. Wenn

Südzimmer reicht

sich die graubereiften Blätter nach Grün umfärben, steht die Pflanze zu dunkel. In meiner Wohnung krönen die Ananaspflänzchen die Fensterbank vom Wohnzimmer. Im Wintergarten kann die Pflanze nur dann kultiviert werden, wenn die winterlichen Temperaturen nicht unter 16 Grad Celsius absinken.

Es reicht, die Ananas im Sommer etwa einmal die Woche leicht zu gießen, im Winter kann das Gießen nahezu eingestellt werden: nur eine ganz leichte Ballenfeuchtigkeit sollte erhalten werden, die Erdoberfläche soll antrocknen. Ananas sind wie erwähnt Xerophyten und können monatelange Trockenperioden gut ertragen, mögen aber keine „nassen Füße", also Staunässe! Jenuwein: „Kaum eine andere Nutzpflanze ist so empfindlich gegenüber zuviel Gießwasser wie die Ananas." Von Schädlingen wird die Ananas kaum befallen.

Der Trick mit dem Apfel bringt die Ananas zum Blühen

Den meisten reicht der Anblick ihrer attraktiven Ananaspflanze nicht: Sie möchten, daß sie auch Früchte trägt! Wenn sie nach zwei Jahren noch immer nicht geblüht haben sollte – meist entwickelt sich der Blütenstand nach etwa 18 Monaten –, können wir die Blüte induzieren, das heißt, ihr etwas auf die Sprünge helfen. Wir legen einen Apfel zur Ananaspflanze und stellen beides in eine Plastiktüte. An einem schattigen Plätzchen lassen wir das „Team" für drei bis vier Tage stehen. Dann öffnen wir die Tüte und stellen die Pflanze wieder an ihren sonnigen Standort. Alternativ kann man eine schwache Karbidlösung in den Blattrichter füllen. Beide Verfahren nützen nur, wenn die Ananas das blühfähige Alter erreicht hat! Am besten induziert man die Blüte im Herbst, da dann die Früchte in den Sommermonaten des nächsten Jahres reifen und bei viel Sonne mehr Süße und Aroma bekommen.

Der Lohn der Geduld: Ananas aus eigenem Bioanbau

Die Blüte braucht nicht von Hand bestäubt werden, sondern entwickelt ihre Früchte ohne Zutun des Hobbygärtners. Werden die Ananasblüten befruchtet, bilden die vielen Einzelbeeren an der Scheinfrucht Samen, die sich zur Aussaat eignen. Auf diese Weise werden neue Sorten gezüchtet. Auch die samenhaltigen Früchte schmecken lecker, sind aber umständlich zu essen und daher nicht im Handel erhältlich.

Wenn wir also Glück haben, können wir nach einigen Monaten eine rote Knospe in der Mitte der Blattrosette beobachten, gefolgt von blau-rosa Blüten, aus denen sich schließlich die Frucht entwickelt. Es dauert etwa 6 Monate, bis sich aus den Blüten die Ananasfrucht entwickelt. Für die lange Wartezeit werden wir belohnt mit köstlichen Früchten aus eigenem Bioanbau!

Gewächshausanbau in gemäßigten Breiten

Ananas wurde seit Jahrhunderten in Gewächshäusern Englands, Hollands und Frankreichs angebaut und gezüchtet.

Sie wächst bei uns am besten im Warmhaus, wobei die Temperaturen im Winter immer über 16 Grad Celsius und im Sommer am besten bei 25 bis 30 Grad Celsius liegen sollten. Im „Ananasland" Hawaii, wo eine der sieben Inseln, Lanai, fast vollständig von Ananasplantagen bedeckt ist, betragen die Monatsdurchschnittstemperaturen im Winter etwa 22 Grad Celsius, im Sommer etwa 26 Grad Celsius.

Am besten wird die Ananas mit weichem, kalkfreiem Wasser begossen, zum Beispiel mit Regenwasser. Die Luftfeuchtigkeit sollte über 60 Prozent liegen. Die Früchte sind reif, wenn sie sich gelb färben und anfangen zu duften.

Erprobte Empfehlungen zum Ananasanbau in Deutschland

Ein Kuriosum habe ich in der Staatsbibliothek München gefunden: „Die treue Kundgebung des Geheimnisses der Ananas im Mistbeete" aus dem Jahre 1839. In dieser Schrift finden sich erprobte Empfehlungen zum Ananasanbau in Deutschland mit dem Ziel, „daß die fleißigen Preußen den indolenten Baiern die Melonen und Ananas um theures Geld verkaufen" können. Dem Autor zufolge paßt der Treibkasten vortrefflich für Ananas, weil er schwüle Hitze liefert und viel preiswerter als ein Warmhaus ist.

Ananasfans brauchen also doch nicht auf die Kanarischen Inseln auszuwandern oder sich ein großes und in der Unterhaltung teures Gewächshaus anzuschaffen, um ihren täglichen Bedarf an Biofrüchten abzudecken!

Kontakte mit dem Ananas-Deva

„Das Reich der Pflanzen ist ein Reich der Verbrüderung … Das Reich der Pflanzen ist sowohl Bruder zum Urprinzip einer ursächlichen Ordnung des ersten Logos als auch Bruder eines geistigen Lichtprinzips."

„Die Früchte, die GÖTTIN Erde uns zur Nahrung schenkt, offenbaren ihr göttliches Gesicht, ihr großes Wissen, ihre klare Kraft, ihre Identität, ihre Weisheit, ihre Würde und ihre seelische Grundpräsenz, und sie sind auch Seelengeschöpfe.

(…) Sie sind nicht nur Seele allein, gar Seelchen, auf die man nett-freundlich, sie lediglich weiterhin verkonsumierend, herabschauen kann, die man weiterhin ungestraft manipulieren und mißgestalten kann, sondern sie sind geistige Schöpferprinzipien, die dem Logos dienen. Sie sind die IDEEN DER GÖTTIN."

(Monika Helmke Hausen, „Die Lichtkräfte unserer Nahrung")

„Früchte und Gemüse haben ein unschätzbares Energiefeld, wenn sie auf richtige Weise angebaut werden. Wir sollten der Natur nicht in den Rücken fallen, und wir müssen ihre Produkte so natürlich wie möglich aufbewahren."

(Jan de Vries, „Traditional Home and Herbal Remedies")

Schamanen und Visionssucher der traditionellen Völker verzichteten hin und wieder auf fleischliche Nahrung. Die Schamanen versuchten durch den ausschließlichen Verzehr pflanzlicher Lebensmittel, Rückzug in die Einsamkeit, sexuelle Enthaltsamkeit, Schlafentzug und manchmal auch den Gebrauch von bewußtseinserweiternden Pflanzendrogen, in „andere Welten" zu reisen. Eine dadurch erzielte „Leichtigkeit" ermöglichte ihnen auch, mit den „Devas" Kontakt aufzunehmen und Informationen über ihre Wirkung und effektive Anwendungsmöglichkeiten zu bekommen.

Ein Deva ist die einer Pflanze innewohnende organisierende Kraft, die als Pflanzengeist oder Göttin verehrt wird und von Rudolph Steiner „Bildekraft" oder „Pflanzen-Ich" genannt wurde.

Die Findhorn-Gemeinschaft im Norden von Schottland lehrt den Kontakt zu Pflanzendevas (Adresse zum Anfordern des Seminarprogramms siehe Seite 184). In Deutschland gilt der Ethnobotaniker Wolf-Dieter Storl als Fachmann für Kontakte zu Pflanzendevas. Er gibt Seminare und schreibt auch Bücher zu diesem Thema (siehe Seite 184). In seinem packenden Standardwerk „Pflanzendevas – Die Göttin und ihre Pflanzenengel" macht er Anfängern Mut: Es seien die Pflanzen selbst, die sich dem Menschen zuwenden. „Schon das starke Interesse und Verlangen, mit Pflanzen zu kommunizieren, kann eigentlich als der erste

Schritt einer Berufung verstanden werden." Dr. Storl hat auch für „Stadtindianer" hervorragende Vorschläge für das meditative Einschwingen in das Wesen von Pflanzen.

Wer Pflanzen liebt und wertschätzt, bringt die besten Voraussetzungen mit, in Kontakt mit ihrem Wesen zu kommen und ihre Botschaften zu empfangen. Es ist schön, mit Pflanzen zu reden – und es ist schön, so still und aufnahmebereit zu werden, daß sie zu uns sprechen!

Im nachhinein habe ich herausgefunden, daß ich meine Tochter Freya aus meiner Liebe zum Pflanzenreich nach der Pflanzengöttin der Germanen genannt habe. Und ich dachte bei der Namensgebung, Freya sei „nur" die Göttin der Liebe und Mütterlichkeit!

Pflanzen verbinden uns als Heil- und Nahrungspflanzen mit den Kräften der Erde und des Himmels und helfen uns, ganz und „heil" zu werden. Storl: „Jede Pflanzenart, oder besser gesagt jeder Deva, mit dem wir uns einlassen, wird uns verändern, wird uns verwandeln, wird uns zu dem machen, was wir sein werden. Schließlich haben wir es in ihnen mit göttlichen Mächten zu tun."

Mit Biofrüchten unser Bewußtsein erhöhen

Ein hervorragendes Buch über die spirituelle Bedeutung von Nahrungsmitteln und Kräutern ist „Die Lichtkräfte unserer Nahrung" von Monika Helmke Hausen. Die Autorin weist darauf hin, daß in dieser besonderen Zeit an der Schwelle zum Wassermannzeitalter „Mutter Erde ihre Kinder zurückholt" und wir besonders durch den Verzehr von biologisch angebauten Früchten unser Bewußtsein erhöhen können. „Sie *(die Erde, Anm. d. Verf.)* befreit sich gerade immer unwiderstehlicher und vehementer aus sich selbst und durch die Früchte und durch dich heraus. Eines erlaubt die Göttin nicht mehr: daß Esoterik und Spiritualität sich im Kopf abspielen."

Monika Helmke Hausen bringt uns mit der spezifischen geistigen, seelischen und körperlichen Identität vieler Pflanzen und anderer Lebensmittel in Kontakt. Als eine große Hilfe bei der alchemistischen Veränderung, die schon im Gang ist, können uns ihr zufolge enzymreiche Früchte wie Ananas, Kiwis und Papayas dienen. (In meinem Papayabuch habe ich ausführlich über die gesundheitlichen Vorzüge von biologisch angebauten Früchten und Pflanzen geschrieben. Anbieter von biologisch angebauten tropischen Früchten finden Sie auf Seite 184 dieses Buches.)

Es ist wichtig, daß wir uns möglichst keine Früchte einverleiben, die mit Schmutz, Abfall und Giften verseucht sind und am „Tropf der Chemie" hingen. Von kranken Pflanzen, die nur mit Hilfe von Herbiziden, Fungiziden und Pestiziden lebensfähig sind, können wir nicht erwarten, daß sie uns gesund machen oder unsere Gesundheit erhalten.

Biologisch angebaute Pflanzen oder gar Wildpflanzen sind nicht nur gut für unsere körperliche Ebene, sie stärken auch Psyche und Geist. Mit Biofrüchten können wir die Kraft bekommen, einer Gesellschaft gegenüber „Nein" zu sagen, die „sich die Ausbeutung und Verfälschung aller Natur auf ihre Fahne geschrieben hat".

Wer sich für die Botschaft von Pflanzendevas öffnet, wird Wunder erleben und die Magie in seinen Alltag zurückholen! Als ich „Die Lichtkräfte unserer Nahrung" begeistert bis weit nach Mitternacht las und in die Küche ging, betrachtete ich völlig absichtslos eine Ananas auf der Fensterbank. Hier die „Botschaft", die mir der Ananas-Deva schickte:

„Ich bin ganz. Ich bin die Krone. Ich strebe zum Höchsten. Meine Blätter strecken sich nach oben. Sie sammeln kosmische Energie, die in meinen Fruchtleib fließt. Ich bringe Dir die Kraft der Sonne. Kosmos und Süße sind eins.

Alles in mir strebt nach oben, zum Höchsten, und alles nehme ich auf. Ich tropfe Dir meine Süße entgegen. Laß Dich von mir erfrischen und Deinen Geist anheben. Laß mich Dir Frieden und Freude spenden. Erkenne, daß wahre Freude wahrer Frieden ist und umgekehrt. Wenn Du sie gleichzeitig erfühlen kannst, liebst Du.

Ich bin eins. Ich vereinige die Gegensätze weich und hart, süß und sauer, rund und spitz, Leben und Tod. Ich nähre Dein Kronenchakra und erinnere Dich daran, daß DU *die Krönung der Schöpfung bist. 'Man' heißt im Germanischen: der Mensch sei wie Gott. Ich kann Dich heilen und ganz machen, Dich an Deine Göttlichkeit erinnern. Ich kann Dein Bewußtsein erweitern, Deinen Geist beflügeln. Ich schenke Dir Kraft, und ich beschleunige alles. Werde wach, erkenne, wer Du wirklich bist, schwinge Dich ein in eine Frequenz, die Deine wahre Heimat ist. Ich helfe Dir, Deine Königlichkeit zu erkennen. Werde mit mir stark und stolz.*

„Werde Königin deines Lebens!"

Ich bin die Königin der Früchte. Werde und bleibe die Königin, der König Deines Lebens. Sei stark. Sei mutig. Werde wehrhaft und klar. Ich bin die Kraft der Mutter Erde und des Vaters im Himmel. Ich helfe Dir, den Himmel auf die Erde zu bringen. Bei allem, was Du tust.

Ich bin Freude. Ich bin der Frieden des Seins. Ich bin die Liebe zu allem. Ich bin die Tafelfrucht Gottes für seine verlorenen Töchter und Söhne.

Ich gebe Deiner Seele Frieden und erfrische Deinen Geist. Ich reinige Dich von allem, was nicht Licht ist. Iß mich mit Andacht, aber verehre mich nicht. Entdecke meine wahre Kraft. Öffne Dich mir, und Du wirst reichlich beschenkt. Verbünde Dich in mir mit der Kraft des Lebendigen, mit der Kraft des Lebens in Dir. Sei, wer Du wirklich bist!"

Der Ananas-Deva hatte mich nach Ansicht von Wolf-Dieter Storl schon vor dem Schreiben dieses Buches „geküßt" und mich zu diesem Werk inspiriert.

Öffnen Sie sich für eigene Botschaften von Pflanzendevas! Essen Sie vielleicht einen Tag lang ausschließlich Ananas oder Ihre Lieblingsfrucht, meditieren Sie mit einer Ananas im Schoß, und legen Sie ein Stück Ananas auf Ihre Zunge. Wenn Sie nicht gleich eine Botschaft wahrnehmen, achten Sie auf Ihre Gefühle und auf Gedanken im Laufe des Tages oder auf Ihre Träume. Besonders kraftvoll sind Meditationen in Ländern, in denen die Pflanzen zu Hause sind.

Gesund werden und bleiben mit Ananas

Inhaltsstoffe und Verwendung

Fast alle Vitamine und 16 Mineralstoffe

Abgesehen von Biotin und den Vitaminen B12 und E enthält die Ananas sämtliche Vitamine und 16 Mineralstoffe, darunter neben den tabellarisch aufgeführten auch Kupfer, Zink, Mangan und Jod. Außerdem finden sich in der Ananasfrucht Fruchtsäuren, Vanillin und ätherische Öle. Pro 100 Gramm Frucht enthält sie nur etwa 50 Kalorien.

Inhaltsstoffe pro 150 Gramm Frucht (entspricht einer Tasse Ananasscheiben ohne Schale):

Nährstoffe und Einheiten	
Kalorien	77 kcal.
Wasser	135 g
Eiweiß	0,6 g
Fett	0,66 g
Kohlenhydrate	19,21 g
Vitamine	
Provitamin A	4 RE (RE=Retinol-equivalent; Retinol = Vitamin A, 1 RE = 3,3 IE Retinol)
Vitamin C (Ascorbinsäure)	23,9 Milligramm
Vitamin B 1 (Thiamin)	0,143 Milligramm
Vitamin B2 (Riboflavin)	0,056 Milligramm
Vitamin B3 (Niacin)	0,651 Milligramm
Mineralien	
Kalium	175 Milligramm
Kalzium	11 Milligramm
Eisen	0,57 Milligramm
Magnesium	21 Milligramm
Phosphor	11 Milligramm
Natrium	1 Milligramm

„Ihre inneren Werte machen die Ananas zu einem ausgesprochen gesunden Lebens-, ja sogar Heilmittel."

(Brigitte Kranz, „Früchte, der gesunde Genuss")

Ananas ist besonders reich an Vitamin C und Kalium. Kultivierte Sorten enthalten 1 bis 5 Prozent Zitronensäure (wilde Sorten bis zu 8,6 Prozent), etwa 3,5 Prozent Invertzucker und 7,5 bis 15 Prozent Fruchtzucker, je nach Reifezustand und Sorte. Fruchtzucker wird vom Körper zu Glukose umgewandelt und steht unmittelbar zur Verfügung, zum Beispiel als Gehirnnahrung und für die Aufrechterhaltung der Körpertemperatur. Außerdem enthält Ananas Vanillin und andere flüchtige Aromastoffe wie Methanol, Äthanol, Äthylacetat.

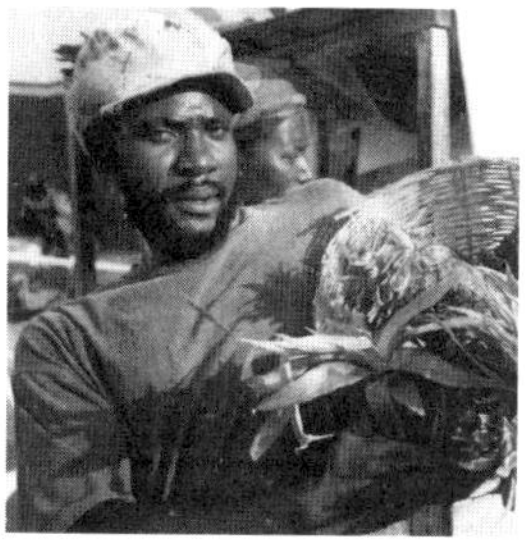

Frisch vom Markt schmeckt Ananas am besten

Als hauptsächliche schwefelhaltige Komponenten des Ananas-Aromakonzentrats wurden der Methyl- und der Äthylester der ß-Methylthiopropionsäure ermittelt. Der Gesamtgehalt des Konzentrates an flüchtigen schwefelhaltigen Verbindungen beläuft sich auf 0,4 bis 1 Prozent der gesamten Ananas oder auf etwa 9 Milligramm pro 150 Gramm Fruchtfleisch. Schwefel ist laut Norman Walker in der Lage, unser gesamtes Körpersystem mit seinen Arterien zu reinigen.

Ferner enthält die Ananas dem Buch „Phatochemistry" von Levand zufolge Mannose, Ribose, Xylose, Galaktose sowie Glucuron-, Galakturon- und Ferulasäure. Diese in der Ananas reichlich vorhandenen Fruchtsäuren helfen, Substanzen im Gewebe zu assimilieren, und befreien die Zellen von Stoffwechselschlakken. Weinsteinsäure, außer in Ananas auch reichlich in Trauben vorhanden, hilft bei Übersäuerung, Lungenkrankheiten, Halsschmerzen und Verdauungsproblemen.

In neueren Untersuchungen wurde in der Ananas sogar Salicylsäure nachgewiesen, der Ausgangsstoff für das Schmerzmittel Aspirin. Es spricht viel dafür, daß die Frucht ähnlich wie Aspirin nicht nur als Schmerzmittel, sondern auch als Herzschutzmittel wirkt. Ananas sowie Mittel mit dem Ananasenzym Bromelain sollten daher prophylaktisch für durchlässige Adern und ein gesundes Herz gegessen bzw. eingenommen werden.

Das Ananas-Enzym Bromelain reinigt das Blut und den Darm

Für ihre gesundheitsfördernde und heilende Wirkung ist der extrem hohe Gehalt an dem eiweißspaltenden Enzym Bromelain verantwortlich. Bromelain besteht aus mehreren Enzymen und wirkt ähnlich wie der Papayawirkstoff Papain verdauungsfördernd und blutreinigend (vgl. mein Buch „Papaya – Heilen mit der Wunderfrucht"). Der Vorteil bei Ananas: Während das Papain hauptsächlich in der unreifen grünen Papaya und im Samen der reifen Frucht vorkommt, ist das Bromelain der Ananas auch in der reifen, schmackhaften Frucht hochaktiv.

Bromelain hemmt zum Beispiel die Blutgerinnung, wirkt blutdrucksenkend und baut Ablagerungen an den Gefäßinnenwänden ab. Dieses Enzym ist auch dafür verantwortlich, daß Ananas als natürliches Wurmmittel erfolgreich eingesetzt wird. Wie Papain greift auch Bromelain lebende Darmparasiten an.

Frischer Ananassaft senkt Fieber und entwässert. Magenempfindliche Menschen sollten Ananassorten mit einem geringeren Gehalt an Fruchtsäure bevorzugen (zum Beispiel „Del Monte Gold, Extra Sweet Pineapple") und nur wirklich reife Früchte verzehren, da zu viel Säure die empfindliche Magenschleimhaut angreifen könnte. Auch Leberkranke sollten auf die süßen Sorten ausweichen. Dem Autor und Arzt Dr. Murray zufolge ist vermutlich der frischgepreßte Ananassaft noch wirksamer als Bromelain allein, weil darin zusätzlich weitere Enzyme wirksam sind, wie zum Beispiel Peroxidase, das in Zellkulturen das Wachstum von Tumorzellen deutlich hemmt.

Peroxidase, ein weiteres Ananas-Enzym, hemmt das Wachstum von Tumorzellen

Bromelain kommt in der ganzen Pflanze vor, wird aber aus dem holzigen Stamm der Pflanze kommerziell hauptsächlich auf Hawaii und Formosa gewonnen. Es wird ähnlich wie Papain als Weichmacher von Fleisch und Leder genutzt, bei der Herstellung von vorgekochtem Getreide eingesetzt und in vielen Kosmetika verwendet. Außerdem kommt Bromelain oft in Medikamenten vor, die vor allem bei Ödemen, Entzündungen und Verdauungsstörungen eingenommen werden. Es ist auch wirksam bei Nematoden (Fadenwürmern).

Die Blätter enthalten Steroide mit östrogener Wirkung. Vielleicht läßt sich daraus ein Tee oder Preßsaft für Frauen mit Wechseljahrbeschwerden herstellen. Die unreife Frucht hat eine stark schweiß-, harntreibende und abführende Wirkung. Während der Schwangerschaft wird davon abgeraten, Ananasfrüchte und -säfte in großen Mengen zu sich zu nehmen. Ananas fördert darüber hinaus den Menstruationsfluß. Hohe Dosen treiben die Leibesfrucht ab. Nach Murakami findet sich im Saft des Rhizoms, eines unterirdischen Sprosses, eine antiödematöse Substanz, die entwässert und Ödeme abbaut.

Wer eine träge Verdauung hat, sollte es mit einem Glas frischgepreßtem Ananassaft versuchen oder vor dem Essen ein bis zwei Scheiben frische Ananas essen.

Auf den Philippinen wird aus den Faserstoffen der Blätter ein feiner, seidenartiger Stoff gewebt, „Ananas-Batist" oder „Ananas-Tüll". Die Faser ist umso glänzender, je feuchter und humusreicher der Boden ist. Die feinen Blattfasern werden auch von Hand zu Spitzenschleiern, „Mantillas", verarbeitet. Wird die Ananas für die Fasergewinnung angebaut, so wird sie in den Halbschatten gepflanzt, und die jungen Früchte werden frühzeitig entfernt, um möglichst feine und weiche Fasern zu gewinnen. Zieht man Ananas gleichzeitig zur Frucht- und Fasergewinnung, ist die Faser hart, steif und strapazierbar. Man gewinnt die Fasern durch Schaben mit der Hand, wäscht, trocknet, bleicht sie und kämmt sie schließlich aus. Die Indianer im Mato-Grosso-Gebiet nutzen die Blattfasern zur Herstellung von Stricken, Netzen, Tauen und Hängematten. Die Taue werden auch für den Hüttenbau gebraucht, und mit den stacheligen Blättern kratzen sich die Sue-Indianer Brasiliens den Rücken.

Aus den Abfällen bei der Konservenherstellung wird Ananaskleie gewonnen, die als hochwertiges Futter- und als Diätmittel Verwendung findet. Ein weiteres „Abfallprodukt“ ist ein Weichwachs mit östrogenen Eigenschaften (1,4 Prozent; Fp 51o), das zur Herstellung von kosmetischen und pharmazeutischen Präparaten verwendet wird.

Die Frucht wird frisch verzehrt als Tafelobst, Dessertfrucht, für Obstsalate, Bowle und Cocktails. Ananas findet sich auch in Marmelade, Rumtöpfen, Bonbons und Gelees. Gern wird sie in Vorspeisen-Cocktails mit Geflügel, Krabben, zu Fisch oder Fleischspeisen serviert. Eine gute Idee, wenn man auf tierisches Eiweiß nicht verzichten will, erleichtern doch die Ananasenzyme die Eiweißverdauung (Rezepte siehe Rezeptteil).

Ananas werden auch getrocknet und kandiert, zu Konserven, Saft, Wein- und Branntwein und Enzympräparaten wie Esberizym, Nutrizym oder Mexase (Apotheke) verarbeitet.

In Zentralamerika nutzt man nicht nur die Früchte zum Essen, sondern kocht die zarten Blattspitzen, „Hijo de piña“, als Gemüse.

Ananas immer frisch essen! Dosenananas sind gesundheitlich wertlos

Die konservierten Früchte haben weitgehend ihre medizinischen und gesundheitsfördernden Qualitäten verloren und sind durch den reichlichen Zuckerzusatz sogar gesundheitsschädlich geworden. Eine Ausnahme macht der Ananas-Direktsaft der Firma „melro‘s“, der in einem wertschonenden Verfahren hergestellt wurde und noch enzymaktiv ist. Wer sich einen Vorrat an Ananas zulegen will, sollte die Früchte lieber trocknen oder als Mus einfrieren.

In Blumenhandlungen findet man manchmal wilde Ananassorten, die zu Dekorationszwecken eingesetzt werden. Man sollte sie nicht essen, da ihre Inhaltsstoffe nicht bekannt sind und es zu Unverträglichkeitsreaktionen kommen kann.

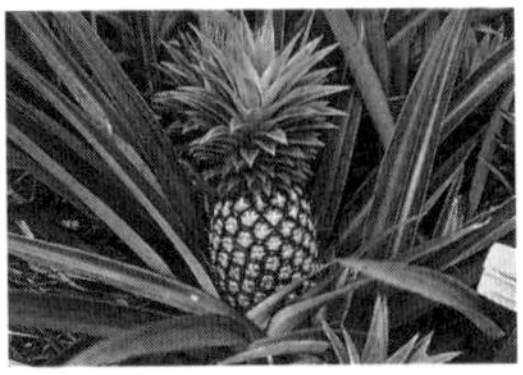

Im „süßesten Kern, der je in einer rauhen Schale steckte", sind Heilkräfte verborgen

Besondere Wirkstoffe der Ananas

Ich führe hier die wichtigsten Inhaltsstoffe der Ananas noch einmal auf und beschreibe, welche Bedeutung sie für den Menschen haben.

Vitamine

Vitamin C

Die Konzentration von Vitamin C im Fruchtfleisch der Ananas entspricht etwa der von Zitronen. In Deutschland wird heute pro Person durchschnittlich 94 Milligramm Vitamin C pro Tag über die Ernährung aufgenommen, wichtig für die komplette Versorgung aller Körperspeicher wären allerdings 200 Milligramm! 94 Milligramm gelten als zu wenig, um optimal gegen Krebs, Herz-Kreislauf-Erkrankungen und andere chronische Krankheiten geschützt zu sein. In tropischem Obst findet sich besonders viel Vitamin C.

Soviel Vitamin C wie in Zitronen!

Wirkung:

- schützt uns (wie Vitamin E, Betakarotin und Selen) vor sogenannten freien Radikalen, die in den Körperzellen großen Schaden anrichten und zu chronischen Krankheiten wie Krebs führen können; ebenso beschleunigen sie den Alterungsprozeß
- stärkt die körpereigene Abwehr gegen Krankheitserreger jeder Art wie Parasiten, Viren und Mikroben
- ermöglicht Hormonausschüttung der Hirnanhangsdrüse (zehn Hormone, die u.a. dem Körperwachstum und der Streßbewältigung dienen)
- wichtig für die Bildung der Neurotransmitter, die unser Verhalten steuern
- Frischmacher fürs Gehirn
- Vorbeugung und Behandlung von Herz-Kreislauf-Erkrankungen, Osteoporose und Arthritis, Gicht und Krebs

Mangelerscheinungen:

- verminderte Gehirnleistung
- schnellere Alterung
- Zahnfleischschwund
- Müdigkeit, Infektionsanfälligkeit

Eigenschaften:
- licht- und hitzeempfindlich, daher frischzubereitete Rohkost essen
- Streß, die Pille, Zigaretten, Alkohol und Medikamente sind Vitamin-C-Räuber

Die Vitamine des B-Komplexes
Wirkung:
- „Muntermacher“ (wie Vitamin C und Glukose
- Vitamin B1 (Thiamin), B3 (Niacin), B5 (Pantothensäure), B6 (Pyridoxin) und Vitamin B12 (Kobalamin) sind Stimmungsaufheller. Sie aktivieren die Nachrichtenübermittlung zwischen den Nervenzellen und helfen dem Körper, das „Glückshormon“ Serotonin herzustellen.
- Konzentrationsfördernde und antidepressive Wirkung (Thiamin)
- Energielieferant für den gesamten Stoffwechsel (Riboflavin)
- Stärkung des Gedächtnisses und Stabilisierung der Psyche (Niacin)
- Schöne Haut (Pantothensäure)
- Aufrechterhaltung der Funktionen des Zentralnervensystems (Pyridoxin)
- Lebensfreude und Optimismus (Kobalamin)

Betakarotine
Betakarotine werden zu einem Teil vom Körper in Vitamin A umgewandelt. Der Vorteil von pflanzlichen Betakarotinen: es kann nicht wie bei Vitamin A zu einer Überversorgung kommen, da der Körper daraus nur immer so viel Vitamin A herstellt, wie er gerade braucht. Betakarotine finden sich in allen dunkelgrünen, gelben oder orangefarbenen Früchten und Gemüsen. Vitaminpräparate enthalten meistens nur ein oder zwei Karotine, es sind aber bereits 660 entdeckt worden, die vermutlich alle gesundheitliche Vorzüge haben.

Betakarotin gegen Altern und degenerative Erkrankungen

Wirkung:
- Antioxidantien
- Beugen degenerativen Erkrankungen vor
- Wichtig für die Sehkraft
- Blutbildend
- Bessere Sauerstoff- und Nährstoffversorgung des Gehirns

Mineralien und Spurenelemente

Kupfer

Wirkung:

- Wichtig zur Versorgung der Nervenhüllen mit Sauerstoff und Nährstoffen
- Ein kupferhaltiges Enzym ist an der Bildung der roten Blutkörperchen beteiligt
- Ist bei der Produktion der Aminosäure Tyrosin beteiligt, die eine Vorstufe zu verschiedenen Neurotransmittern wie Dopamin und Adrenalin ist
- Vorbeugende Wirkung gegen Tumore

Mangelerscheinungen:

- Verschlechterung des „Nervenkostüms"
- psychische Störungen

Kalium

Wirkung:

- Wichtig für die Vermittlung von Nervenimpulsen und für das Funktionieren der „Kalium-Natrium-Pumpe", wodurch der osmotische Druck im Zellinneren und der Wasserhaushalt im Körper reguliert wird. Die meisten Menschen essen zu viel Kochsalz, und bringen dadurch diese sensible Balance zugunsten des Natriums aus dem Gleichgewicht.
- Wichtig bei der Produktion von körpereigenen Aminosäuren
- Beteiligt bei der Energiegewinnung aus Kohlenhydraten
- Ohne Kalium wäre die Versorgung des Gehirns mit Glukose nicht möglich.

Magnesium

Magnesium und Selen als Krebsprophylaxe

Unsere Böden sind durch intensive Bewirtschaftung ausgelaugt und enthalten nur noch einen Bruchteil der wichtigen Spurenelemente Selen und Magnesium, so daß die Mehrheit der Bundesdeutschen damit unterversorgt sind.

Wirkung:

- Streßabbau, indem es die Nerven-Zellmembranen schützt
- Aktivierung von Enzymen
- Krebsvorbeugende Wirkung

Mangelerscheinungen:

- Konzentrations- und Gedächtnisschwäche
- Nervosität
- Muskelkrämpfe

Selen:
Die Menschen in Deutschland sind durch die Auslaugung der Böden mit Selen unterversorgt. Hinzu kommt, daß saurer Regen die Wurzeln der Pflanzen an der Selen-Aufnahme hindert.

Wirkung:
- Mittel zur Krebsprophylaxe
- Wichtig für die Funktion der Muskulatur
- Stärkt Herz und Gefäßsystem
- Notwendig für die Fortpflanzungsfähigkeit
- Intelligenzfördernd
- Unterstützt bei Pflanzen, Tieren und Menschen die Entgiftung

Eisen

Eisen gegen Anämie

Eisen ist Bestandteil des roten Blutfarbstoffes Hämoglobin. Vitamin C erhöht die Resorptionsfähigkeit von Eisen, so daß Vegetariern empfohlen wird, vor dem Essen einen frischgepreßten Obstsaft zu trinken, noch besser wäre es, eine Scheibe frische Ananas zu essen. Wer Wert auf viel Eisen legt, sollte zwei Stunden nach dem Essen auf Getränke wie Schwarztee, Kaffee, Colagetränke und Rotwein verzichten: sie enthalten Tannin, das die Eisenaufnahme ins Blut beeinträchtigt.

Wirkung:
- Fördert den Sauerstofftransport aus den Lungen in die Organe
- Wichtigstes Spurenelement für den Menschen

Mangelerscheinungen:
- Blutarmut
- Ständige Müdigkeit
- Antriebsschwäche

Zink

Zink für Gehirn und Immunsystem

Wirkung:
- Als Koenzym für das Funktionieren von 70 körpereigenen Enzymen nötig
- Wichtig für das Immunsystem
- Regt die Aktivität der Freßzellen im Körper an, die Viren, Bakterien, Pilze und Krebszellen „auffressen“
- Vorbeugende Wirkung gegen Tumore
- Es spielt zusammen mit Magnesium eine wichtige Rolle im Eiweißstoffwechsel und bei der Zellneubildung (insbesondere beim Embryo)

- Neuere Untersuchungen zeigen, daß Zink den Lernprozeß im Gehirn fördert, indem es die biochemischen Verbindungen zwischen den Gehirnzellen steuert

Mangelerscheinungen:
- Frühzeitiger Blasensprung und damit Fehlgeburten
- Mißbildungen bei Neugeborenen
- Haarausfall
- Psychische Erkrankungen
- Angstzustände
- Antriebsmangel
- Verwirrung
- Bewegungs- und Sprachstörungen

Mangan
Wirkung:
- Kofaktor beim Zuckerstoffwechsel
- Fettverwertung
- Eiweißstoffwechsel
- Knorpelbildung
- Zusammen mit Vitamin K ist Mangan an der Bildung des Blutgerinnungsfaktors beteiligt

Mangan gegen Rückenschmerzen

Mangelerscheinungen:
- „Wachstumsschmerzen" bei Kindern
- Bandscheibenschäden
- Depressionen
- Störung der Insulin- und Glutaminsäureproduktion

Warum frische Obst- und Gemüsesäfte?

„Da steckt etwas mehr hinter diesen gesunden, rohen Saftcocktails, als nur, den Gaumen zu befriedigen – sie befriedigen und nähren die 26 000 Milliarden Zellen des Körpers. Wenn Menschen sich die Gesundheits-Cocktail-Angewohnheit zu eigen machen, füllen sie flüssiges Leben in ihre Körper."

(Dr. Benedict Lust)

Frische Obst- und Gemüsesäfte versorgen uns reichlich mit leichtverdaulichen Proteinen, Kohlenhydraten, essentiellen Fettsäuren, Vitaminen, Mineralien und anderen Nährstoffen, die für unsere Gesundheit unerläßlich sind. Paul Bragg, der große Gesundheitslehrer, schrieb schon 1935 in einem Artikel für die Zeitschrift „Nature´s Path": „Die regelmäßige Praxis, das flüssige Leben von Früchten und Gemüse ins System zu bekommen, ist eines der Geheimnisse, um jung zu bleiben. Sie revitalisieren den Blutstrom, lassen deine Augen glänzen, geben deinen Lippen Farbe und schenken deinen Schritten Elastizität."[26]

Fruchtsäfte versorgen uns mit wertvollem destilliertem Wasser. Mit einem Dampfdestilliergerät, bei uns zum Beispiel erhältlich über die Firma „Bionika" in Ritterhude (S. Seite 184), können wir es auch selbst herstellen. Destilliertes Wasser löst anorganische Mineralien aus den Adern und entschlackt den Körper, außerdem ist es im Gegensatz zu normalem Leitungswasser frei von Schwermetallen wie Blei und Kupfer. Die Autoren Patrick und Gael Crystal Flanagan gehen so weit zu behaupten: „Das Trinken von Leitungswasser ist langsamer Selbstmord."[27] Auch die Vertreter der Natürlichen Gesundheitslehre propagieren dampfdestilliertes Wasser. In den USA kann man es in jedem Supermarkt bekommen.

Fast die Hälfte der Amerikaner – bei uns sieht es wahrscheinlich nicht viel besser aus – essen kein einziges Gartengemüse und auch kein einziges Stück Obst am Tag. Weniger als 10 Prozent befolgen die Empfehlung des amerikanischen Gesundheitsministeriums, des Nationalen Krebsinstituts und vieler weiterer Experten aus den USA und in Europa, mindestens zwei Portionen Obst und drei Portionen Gemüse am Tag zu essen. Wie sieht es mit Ihnen aus?

Umfangreiche Untersuchungen belegen, daß zwischen unserer heutigen Zivilisationskost und der Entwicklung von „Zivili-

Frische Obst- und Gemüsesäfte gegen weitverbreitete Mangelernährung (bei uns)

sationskrankheiten" wie Herzerkrankungen, zahlreiche Krebsarten, Schlaganfälle, Bluthochdruck, Diabetes, Gallensteine, Arthritis, Rheuma usw. ein enger Zusammenhang besteht. Wer meint, Vitalstoffmangel durch das Essen von Vitaminpillen ausgleichen zu können, irrt sich. Es hat sich zum Beispiel gezeigt, daß die Einnahme von Enzymen in Form von Ergänzungspräparaten den Enzymgehalt im Gewebe nicht erhöht. Dagegen wurde nachgewiesen, daß die Zufuhr von Antioxidantien in Obst und Gemüse (zum Beispiel Mangan, schwefelhaltige Aminosäuren, Karotine, Flavonoide und Vitamin C) den Enzymspiegel anhebt. Präparate mit synthetischen Vitaminen liefern nur einen Bruchteil der biologischen Aktivität der Vitamine, die in lebendiger Nahrung gefunden wird. Sie enthalten keinerlei Lebenskraft mehr!

Die Alternative zur heutigen weitverbreiteten Mangelernährung, dem „Hungern an vollen Töpfen", sind frischgepreßte Obst- und Gemüsesäfte. Wir führen uns damit Nähr- und Vitalstoffe konzentriert zu, was angesichts ausgelaugter Böden und immer weniger Vitaminen in Obst und Gemüse sehr wichtig ist. Das Trinken frischer Säfte ist eine einfache und gute Angewohnheit, die Ihnen bald in Fleisch und Blut übergehen kann.

Am besten kaufen Sie sich einen geeigneten Entsafter (zum Beispiel den Champion Juicer, Bezugsquellen siehe Seite 184) und trinken regelmäßig zwei Gläser frischgepreßten Saft pro Tag. „In nur einigen Tagen werden Sie anfangen, besser auszusehen und sich besser zu fühlen, und Sie werden wertvolles Vertrauen in Ihre Fähigkeit gewinnen, optimale Gesundheit und Wohlergehen zu erreichen. Dann werden Sie den Unterschied zwischen Tatsachen und Fiktion, was Saft betrifft, aus erster Hand kennen."[27]

Heilkräfte im frischen Ananassaft

Murray geht davon aus, daß frischer Ananassaft noch wirksamer ist als Bromelainpräparate. Das in der Ananas reichlich vorhandene und im frischen Saft konzentrierte Betakarotin schützt als Antioxidans vor Krebs und Herzkrankheiten, Ananas-Flavonoide helfen bei Arthritis und Arterienverhärtung und lindern allergische Reaktionen. Die Aminosäure Tryptophan ist wichtig für die Blutbildung und die Gesundheit von Haut und Haaren und hilft, zusammen mit dem Vitamin-B-Komplex, die Nerven zu beruhigen und zu stabilisieren und die Verdauung zu verbessern. Der Vitamin-B-Komplex stärkt auch unsere Widerstandskraft gegenüber Infektionen.

Die Heilkräfte des Ananassaftes bei bestimmten Krankheiten können wir natürlich auch beim Saftfasten nutzen (siehe Extrakapitel). Der Saft enthält wenig Kalorien und eignet sich gut als

Grundlage für andere Fruchtsäfte. Über den Blutstrom sind die Fruchtenzyme in der Lage, das Gewebe, die Organe und Muskeln von Schlacken zu reinigen. Durch frischgepreßte Obst- und Gemüsesäfte in den Regenbogenfarben führen wir uns Vitalstoffe in hoher Konzentration und gleichzeitig leicht verdaulich zu, eine gesunde Alternative zu synthetischen Vitaminpillen.

Wenn Sie regelmäßig frische Frucht- und Gemüsesäfte trinken, und „wenn Sie diesen Job gut machen, werden Sie eine gesündere Gesichtsfarbe bei sich feststellen, stärkere Zähne, ein glückliches Lächeln und unvergleichliche Vitalität und Lebensfreude. Außerdem kassieren Sie die Dividende für ihre Ernährungsarbeit in Form von weniger Arztrechnungen, selteneren Erkältungen und allgemein weniger Krankheiten und Beschwerden, in Form einer sonnigen Gemütsverfassung und einem wachen Geist."[29]

Wie neugeboren durch Ananassaft-Fasten

Fasten ist die älteste und wirksamste Heilungsmethode. Es kann nicht nur Krankheiten heilen und den Körper verjüngen, sondern auch unsere geistigen Kräfte anregen, unseren Sinn für Schönheit wecken und unser spirituelles Bewußtsein entwickeln.

Schon Hippokrates verschrieb seinen Patienten Fastenkuren. Paracelsus nannte Fasten „die wirksamste Medizin; der innere Arzt". Plato und Sokrates praktizierten Fasten als Weg, „mentale und körperliche Höchstleistungen zu erreichen". Auch Dr. Ragnar Berg, schwedischer Nobelpreisträger und Ernährungswissenschaftler, war ein großer Anhänger des Fastens. Dr. Otto H. F. Buchinger und sein Vater Maximilian überwachten im berühmten Buchinger Sanatorium in Bad Pyrmont mehr als 80 000 Fastenkuren. Sie nannten Fasten „den Königsweg zur Heilung".

Fasten ist in der Lage, den Körper von angesammelten Schlacken zu befreien, die körperliche Ausdauer und Widerstandskraft zu steigern, die Funktion aller lebenswichtigen Organe zu beleben und die Zellen zu verjüngen.

Warum Saftfasten?

Vorteile vom Saftfasten im Vergleich zu Wasser- oder Teefasten: Reinigung *und* Zellaufbau

Was ist der Vorteil vom Säftefasten im Vergleich zum Wasser- oder Kräuterteefasten? Viele Anregungen und Erkenntnisse zu diesem Thema habe ich aus dem Büchlein von Dr. Paavo Airola, „How to keep slim, healthy and young with juice fasting. The age-old way to a new you!"[30] gefunden. Der wohl bekannteste und meistgelesene Ernährungswissenschaftler der USA legt überzeugend dar, daß wir durch Säftefasten – gemeint sind frischgepreßte Obst- und Gemüsesäfte – im Gegensatz zum Wasserfasten nicht geschwächt werden, sondern uns belebt und gestärkt fühlen. Der Grund: das Saftfasten hat einen sehr verjüngenden Effekt auf all unsere lebenswichtigen Organe, einschließlich der endokrinen Drüsen, die dafür verantwortlich sind, wie alt oder jung wir aussehen und uns fühlen. Durch das Saftfasten wird zudem die Ausscheidung abgestorbener Zellen sowie deren Neubildung beschleunigt.

Dr. Ragnar Berg bezeichnet Saftfasten als „die beste Form des Fastens": „Wir können den Reinigungsprozeß des Körpers unterstützen, indem wir während des Fastens basische Säfte statt Wasser trinken. Basenbildende Frucht- und Gemüsesäfte verstärken den Heileffekt des Fastens. Die Ausscheidung von Harnsäure und anderen anorganischen Säuren wird beschleunigt. Und der Fruchtzucker in den Säften stärkt das Herz ..."[31]

Während des Säftefastens sollte täglich nach dem Aufwachen ein Einlauf gemacht werden. Eine andere Möglichkeit, den Darm zu entschlacken: Wir trinken einen Viertelliter lauwarmes Wasser mit einem gut verrührten Teelöffel Magnesiumsulfat (Bittersalz) oder kauen 20 bis 30 Papayakerne zu einem Brei und spülen diesen mit einem Glas Wasser hinunter. Morgens um 11 Uhr wird ein Glas frischgepreßter Fruchtsaft (1:1 mit Wasser verdünnt) getrunken; mittags dann ein frischgepreßter Gemüsesaft, am Abend ein verdünnter Gemüse- oder Obstsaft. Dazwischen darf der Saftfastende Kräutertees und Mineralwasser trinken.

1 Pfund Gewichtsverlust pro Tag

Zur Gesundheitsprophylaxe können beliebige Obst- und Gemüsesäfte getrunken werden, und die Fastenkur sollte man auf eine Woche bis zehn Tage zu Hause ansetzen. Für Übergewichtige ist es interessant zu wissen, daß durchschnittlich ein Pfund Gewichtsverlust pro Tag eintritt! Länger als zehn Tage Saftfasten sollte nur unter fachlicher Betreuung von Fastenberatern oder -ärzten durchgeführt werden, da gerade beim ersten Fasten Heilungskrisen auftreten können. Zur Unterstützung der Entschlackung und Entsäuerung sind Azidosebehandlungen, tiefgreifende Bindegewebs- und Lymphmassagen auch für die Eigentherapie ideal. Am besten legt man einen Saftfastentag pro

Woche ein und fastet ein- bis zweimal im Jahr für sieben bis zehn Tage mit frischen Säften.

Ideal: 1 Saftfastentag pro Woche

Anwendungsmöglichkeiten

Airola und andere Autoren wie Norman Walker oder Murray empfehlen bestimmte Obst- und Gemüsesorten bei bestimmten Krankheitsbildern. Ananas ist zum Beispiel wertvoll bei:

- Blutarmut zur Bildung roter Blutkörperchen
- vegetativer Dystonie zur Stärkung
- besserer Verdauung und Nahrungsverwertung
- gründlicher Verstoffwechselung von Proteinen und Cholesterin

Ananassaft empfiehlt sich darüber hinaus bei:

- Infektionskrankheiten
- Mandelentzündungen
- Verdacht auf Darmparasiten
- zu niedrigem und zu hohem Blutdruck
- Allergien
- Arthritis
- Entzündungen
- Ödemen
- Hämorrhoiden
- Gicht
- Lungenentzündung
- Vereiterungen

Das im Ananassaft vorhandene Mineral Kalium hilft, Salz aus dem Gewebe zu schwemmen. Auch bei Übergewicht ist Ananas daher die Frucht der Wahl: Übergewichtige sollten unter ärztlicher Aufsicht drei bis vier Wochen oder länger mit Säften fasten und neben Ananassaft vor allem Saft aus Grapefruits, Sellerie, Petersilie und Weintrauben trinken.

Der amerikanische Ernährungspionier und Rohköstler Walker, der 1985 mit 116(!) Jahren starb, schreibt in seinem Buch „Frische Frucht- und Gemüsesäfte“ über die gesundheitlichen Vorzüge von Ananassaft, daß er wegen der großen Mengen an Schwefel und Chlor ein wertvoller Reiniger ist. Die in der Ananas enthaltenen zahlreichen Säuren wie Zitronen-, Malein- und Tartarinsäure sind in ihrer organischen Form eine Verdauungshilfe und entwässern.

Säfte sollten immer frisch gepreßt werden, weil sie schnell ihren therapeutischen und Nährwert verlieren. Ideal zur Saftgewinnung sind der robuste Champion Juicer oder sein „kleinerer Bruder“ Succo (Bestelladressen siehe Seite 184).

Eine gesunde Alternative zu Viagra

Medikamente, Vitaminpillen, Alkohol und Rauchen sind während der Fastenkur nicht erlaubt. Erstaunliche, aber auch erklärliche „Nebenwirkung“: nach etwa sieben Tagen Saftfasten wird meistens, selbst nach jahrelanger Abstinenz, der sexuelle „Appetit“ erwachen, ein Beiprodukt von wiedererlangter Gesundheit, Vitalität und Lebensfreude. Alle Organe und Drüsen sind wieder in Höchstform! Das sexuelle Bedürfnis von Mann und Frau wird durch zusätzliche Energie ermöglicht. Airola: „Ein kranker Mann ist ein ärmlicher Liebhaber (...) Der wiedererwachte Sexualtrieb ist eine der sichersten Indikationen, daß Gesundheit und Stärke zurückgekommen sind.“[32]

Frischsäfte wecken die Libido!

Nach dem Saftfasten empfiehlt Airola den Übergang zu naturbelassener, unveränderter, lebendiger und biologisch angebauter Nahrung.

Saftfasten: ein Gewinn für Körper, Geist und Seele

Saftfasten hat auch nach meiner persönlichen Erfahrung nicht nur körperliche Vorzüge, sondern vitalisiert, erneuert und verjüngt außer unseren Zellen unsere gesamte Persönlichkeit. Neben dem Körper werden auch unsere Gedanken und Gefühle positiv aufgeladen, und unser Geist schwingt sich ein in seine göttliche Quelle.

Weitere Informationen über den Einsatz von frischen Säften finden Sie auch im Kapitel „Papayasaft – ein Gesundheitscocktail“ in meinem Buch „Papaya – Heilen mit der Wunderfrucht“.

Ananassaftrezepte (nach Dr. Michael T. Murray)

Ananassäfte enthalten wenig Kalorien. Man kann den Saft pur trinken oder als Grundlage für Fruchtsäfte nehmen, zum Beispiel Beeren – Ananas, Kirschen – Ananas, Weintrauben – Ananas, Zitrone – Ananas, Grapefruit – Ananas, Papaya – Ananas und, besonders köstlich und gesund, Mango – Ananas.

Hier einige weitere Rezepte aus Murrays Saftbuch, alle lekker und gesund:

Ananas-Ingwer-Trank

Man nimmt ein Stück Ingwer, etwa 1,5 Zentimeter lang. Dazu kommt eine halbe Ananas mit Haut, in Scheiben geschnitten. In und unter der Haut sitzen die meisten Enzyme und Nährstoffe! Für die Entsaftung sollte man den robusten und kraftvollen Champion Juicer verwenden (Bezugsquellen siehe Seite 184). Zuerst entsaftet man den Ingwer, dann die Ananas und mischt beides.

Dieser Saft enthält viel Vitamin C, Thiamin und Vitamin B6.

Don Juan

Ingwer ist nachweislich ein mildes Aphrodisiakum. Auch dem Vanillin in der Ananas wird eine erotisierende Wirkung nachgesagt.

Legen Sie ein 1,5 Zentimeter langes Stück Ingwer in eine Handvoll Petersilie, stecken Sie beides in den Entsafter, und lassen Sie die Ananas folgen.

Don Juan enthält sehr viel Vitamin C.

Enzymcocktail

Dieser Saft ist eine „Enzymbombe"! Und damit ist er ein großartiger Start für einen neuen Tag, ein köstliches Superfrühstück. Man braucht: eine halbe Mango, entkernt; zwei geschälte Orangen; eine halbe entkernte Papaya, in Scheiben geschnitten (Kerne aufheben, trocknen und wie Pfeffer für Salat usw. verwenden!); eine halbe Ananas mit Schale, in Scheiben geschnitten; eine geschälte Banane.

Entsaften Sie zuerst die Mango, dann eine Orange, anschließend die Papaya, die zweite Orange und schließlich die Ananas. Mixen Sie den Saft mit der Banane, bis er sich verflüssigt hat.

Dieser Saft enthält viel Provitamin A, Vitamin C, Vitamin E, Thiamin, Vitamin B6 und Kalium.

Mikes Liebling

Dieser Saft ist Murrays Lieblingsdrink, aus geschmacklichen und gesundheitlichen Gründen. Es handelt sich um ein ziemlich dickflüssiges und sättigendes, großartiges Frühstücksgetränk. Man entsaftet eine halbe Ananas mit Schale, in Scheiben geschnitten, gießt den Saft in einen Mixer, gibt Blaubeeren und eine Banane hinzu, bis alles verflüssigt ist.

Dieser Saft enthält viel Vitamin C, Thiamin, Vitamin B6, Kalium und Spurenelemente.

Saft und Kraft fürs Immunsystem

Bei Grippe und Erkältungen

Dieses Getränk enthält viele Flavonoide und andere Substanzen, die virushemmend und antioxidativ wirken. Die Banane macht den Saft dicker und verlangsamt die Aufnahme von Fruchtzucker, was während einer aktiven Infektion sehr günstig ist.

Man braucht eine geschälte Orange, eine halbe Ananas mit Schale und in Scheiben geschnitten, eine halbe Tasse Erdbeeren und eine halbe geschälte Banane. Erst entsaftet man im Champion Juicer die Orange, dann die Ananas und die Erdbeeren. Den Saft gießt man in einen Mixer und mixt ihn mit der Banane.

Dieser „Power-Drink" enthält viel Vitamin C, Thiamin, Vitamin B6, Folsäure und Kalium.

Verdauungstrunk
Dieses Getränk ist ideal für alle, die Verdauungsstörungen haben. Es ist vollgepackt mit Enzymen und Stoffen, die Darmkrämpfe lindern und die Ausscheidung (auch von Gasen) fördern.

Man braucht ein 1,5 Zentimeter langes Stück Ingwer, eine Handvoll Minze, eine ungeschälte Kiwi und eine halbe Ananas mit Schale, in Scheiben geschnitten. Zuerst werden Ingwer und Minze entsaftet, dann die Kiwi und danach die Ananas.

Dieser Saft enthält viel Vitamin C, Thiamin und Kalium.

Getrocknete Ananas – ein himmlischer Gesundheitssnack

„Getrocknete Ananas: der beste Snack der Welt!"

(Dora D. Flack)

Manchmal gibt es auf dem Markt oder im Supermarkt eine „Ananasschwemme", und man kann große, reife Früchte schon für ein bis zwei Mark kaufen. Dann stellt sich die Frage nach der richtigen Konservierung. Wer einen Champion Juicer, einen kraftvollen Entsafter aus den USA, besitzt, kann die Ananas entsaften und das Mus aus Faserstoffen als „Ananaseis" einfrieren. Eine andere Möglichkeit ist, die Ananas zu trocknen. Das Trocknen von Früchten hat viele gesundheitliche und andere Vorzüge.

Ein schönes, handgeschriebenes Buch über das Trocknen von Obst und Gemüse gibt es auf englisch: „Dry it – You´ll like it! A Book about Food Dehydration" von Gen Mac Maniman.

Trockenfrüchte richtig getrocknet – Vitalsstoffe pur

Die Vorzüge vom Trocknen liegen auf der Hand: Bei der richtigen Temperatur – nicht über 42 Grad Celsius oder 110 Grad Fahrenheit – bleiben alle Nähr- und Vitalstoffe wie Vitamine, Enzyme und Mineralien optimal erhalten. Wir brauchen nur einen Bruchteil der Lagerfläche und Energie wie beim Einfrieren oder Einkochen. Ohne weitere Vorkehrungen haben wir mit Trockenfrüchten immer eine vollwertige Mahlzeit zur Hand, und zwar keine leeren Kalorien, sondern eine lebendige, lebensspendende und schmackhafte Nahrung.

Beim Trocknen wird nichts vergeudet oder verschenkt. Wer erst einmal ein Trockengerät hat (ich besitze das „Dörrex"-Gerät der Schweizer Firma Siggi und habe auch mit dem „Stöckli"-Gerät sehr gute Erfahrungen gemacht, Bezugsquellen siehe

Seite 184), kann es das ganze Jahr hindurch gebrauchen: zum schonenden Trocknen von Kräutern, Tees, Brennesselsamen (enthalten einen östrogenartigen Stoff und beugen Menstruations- und Wechseljahresbeschwerden vor), zum Konservieren von Überschüssen an Gemüse aus dem eigenen Garten und Obst nach Jahreszeit.

Oft bekommt man reifes Obst wie Bananen mit braunen Flekken auf dem Markt oder beim Türken fast geschenkt: Getrocknete Bananen sind eine Delikatesse! Wer einen Pflaumen- oder Birnbaum sein eigen nennt, kann sich glücklich schätzen, weil dessen Früchte getrocknet noch viel leckerer schmecken als ohnehin schon. Heutzutage sind viele Menschen zu bequem, ihre Obstbäume leerzupflücken, und man kann eine Kleinanzeige im örtlichen Anzeigenblatt aufgeben, einen Zettel an der Pinnwand im Supermarkt aufhängen oder einfach bei den Leuten klingeln und nachfragen, um an diese „Schätze" zu kommen.

Ananas auf den bunten Teller

Auf dem „bunten Teller" liegt bei uns zu Weihnachten keine Schokolade, sondern jede Menge Trockenfrüchte wie Papayas, Datteln, Mangos und Ananas. Auch meine Kinder schätzen ihren Geschmack, und außerdem sind sie, bei niedriger Temperatur getrocknet, wahre Enzym- und Vitalstoffbomben! Nur sollte man nach dem Genuß von Trockenfrüchten seine Zähne putzen, da auch konzentrierter Fruchtzucker den Zahnschmelz angreifen kann.

Die getrockneten Früchte läßt man nach dem Trocknen, das 12 bis 20 Stunden dauert, abkühlen, verstaut sie in Glas- oder Plastikbehältern, um sie vor Feuchtigkeit und Käfern zu schützen, und stellt sie an einen dunklen Ort. Man kann das Trockengut auch in eine dunkle Papiertüte tun, wie sie für die Biotonne verwendet wird, die man verschlossen in eine Plastiktüte gleicher Größe stellt und gut mit Paketband verschließt. Mehrere kleine Tüten können dann in einer großen Plastiktüte gesammelt und verschlossen werden. Wichtig: das Trockengut durch Etiketts ausweisen!

Wenn wir sehr Saftiges wie Himbeeren oder Fruchtmuse trocknen wollen, sollten wir Butterbrotpapier oder eine Frischhaltefolie auf das Sieb legen und am Rand mit Paketklebeband fixieren, damit das Papier oder die Folie sich nicht über das Trockengut rollen.

Mac Maniman „warnt" alle, die einmal dieses saftige, süße „Konzentrat von Sonnenlicht und Fruchtzucker" gekostet haben, davor, in diesem Augenblick alles Verlangen nach künstlichen Süßmitteln verloren zu haben. Ich kann ihm darin nur zustimmen!

Die Ananas, die wir trocknen wollen, sollte goldenes Fruchtfleisch haben, auf Druck leicht nachgeben und angenehm duften. Wir drehen die Krone ab und vierteln die Frucht in Längsrichtung. Wenn die Ananas sehr groß ist, können wir auch achteln. Damit erhalten wir ein „Ananas-Boot". In Längsrichtung lösen wir das Fruchtfleisch so nah wie möglich an der Schale ab. Dann schneiden wir in Querrichtung kleine, dreieckige Stükke herunter. Jetzt legen wir die Fruchtstücke aufs Trockensieb und lassen etwas Zwischenraum frei, damit die warme Luft gut zirkulieren kann.

Die „Ananas-Boote" brauchen wir noch nicht wegzuwerfen, sondern wir kratzen die Schale sorgfältig mit einem Messer auf eine Klarsichtfolie aus. Wir breiten das Fruchtfleisch etwa einen Zentimeter dick aus und belegen das Ganze mit Bananenscheiben, dicht an dicht, da diese beim Trocknen schrumpfen. Nach dem Trocknen hat man eine wunderschöne „Frucht-Spitze", die man gegen das Licht halten sollte, bevor man sie ißt! (Diese Idee habe ich auch dem Büchlein von Mac Maniman entnommen.)

Als weitere Möglichkeit kann man ein „Fruchtpüree-Leder" zum Knabbern herstellen. Man nimmt die Rückstände vom Entsaften mit dem Champion Juicer und verteilt dieses Mus etwa zwei Zentimeter hoch auf einem mit Plastik bedeckten Dörrex-Sieb. Alternativ kann man die Museinstellung beim Champion Juicer wählen und, wenn die Masse zu feucht ist, mit Flachssamen andicken. Wenn dieses köstliche „Fruchtpüree-Leder" fertig getrocknet ist, kann man es nach dem Auskühlen in Butterbrotpapier einrollen und in einer Plastiktüte aufbewahren. Wer eine eher säuerliche Ananassorte erwischt hat, kann sein „Fruchtpüree-Leder" mit Rosinen oder Datteln anreichern.

Rohkost-Kompott aus getrockneter Ananas

Dieses „Fruchtpüree-Leder" aus Ananas oder anderen Früchten kann man in kleine Kreise schneiden und in Carob wälzen. Johannisbrot ist ein guter, gesunder Schokoladenersatz. Wer will, kann dieses „Konfekt" auch noch mit Kokosraspeln bestreuen. Man kann auch „Tutti Frutti", Fruchtmix aus Trockenfrüchten, unter Verwendung von getrockneten Ananasstücken selbst herstellen. Wer möchte, kann die getrockneten Ananasstücke über Nacht einweichen und morgens als Rohkostkompott genießen oder sie Fruchtdrinks zur Geschmacksverbesserung und gesundheitlichen Aufwertung zusetzen. Dem Rohkostkompott kann man zwei Teelöffel Flohsamenschalen beigeben und bekommt dann einen Pudding, der die Verdauung zusätzlich „auf Trab bringt" und den Darm von Schlacken reinigt.

Dora D. Flack, die das Buch „Dry and Save. A Complete Guide to Food Drying at Home ... with Recipes"[33] geschrieben hat, bezeichnet getrocknete Ananas als „besten Snack der Welt“. Dieser Beurteilung kann ich mich nur anschließen und wünsche Ihnen beim Ausprobieren „guten Appetit“!

Wer kein Trockengerät hat oder gern biologische Trockenfrüchte haben möchte und an biologische, preiswerte Tropenfrüchte schlecht herankommt, kann getrocknete Ananas, Mangos und Feigen in Rohkostqualität (schonend unter 42 Grad getrocknet, aus Bioanbau oder Wildwuchs) beim Versand „Blauer Planet“, „Keimling Naturkost“ und „Mister Mango Südfrucht Handels GmbH“ (siehe Seite 184) bestellen. Diese Trockenfrüchte sind besonders zart-saftig und sehr aromatisch. 200 Gramm kosten etwa 12 DM, wobei man bedenken muß, daß mindestens die fünffache Menge Frischfrüchte zur Herstellung gebraucht wird.

Trockenfrüchte statt Süßigkeiten!

Trockenfrüchte sind ein großartiger Ersatz für das Verlangen nach Süßigkeiten. Außerdem helfen sie Menschen, die ihr Idealgewicht erreicht haben, es zu halten und nicht weiter abzunehmen. Sie sind ein wundervoller Energiespender, sollten aber wegen ihres konzentrierten Fruchtzuckers nur in Maßen von Menschen gegessen werden, die abnehmen möchten. Während des Trocknungsprozesses wird der Wassergehalt etwa auf ein Fünftel reduziert, und der Gehalt an natürlichen Zuckerkohlenhydraten in Form von Fruchtzuckern steigt auf etwa die fünffache Menge, die in frischen Früchten enthalten ist. Daher sollten Übergewichtige die Trockenfrüchte vor dem Essen in einen tiefen Teller legen, sie mit Wasser gerade eben bedecken und so lange einweichen, bis sie weich, aber nicht matschig sind.

Die Ananas als Heilpflanze

Das breite Heilspektrum der Ananas

„Eins der besten natürlichen Heilmittel"

Die Ananas ist ein wahres „Powerpaket" an Wirkstoffen: Außer Biotin, Vitamin B12 und Vitamin E enthält sie sämtliche Vitamine und 16 verschiedene Mineralstoffe! „Was sie aber zu einem der besten natürlichen Heilmittel macht, ist ihr extrem hoher Gehalt an Bromelain."[34] Dieses proteolytische Enzym hat vor allem folgende gesundheitlichen Vorzüge:

- Zerstört im **Darm** harte Bakterieneiweißpanzer und macht ihn damit wieder durchlässig und geschmeidig
- Macht **Würmern** den Garaus: Es löst, ähnlich wie das Papain der Papaya, Darmparasiten auf und transportiert die Reste ab
- Hilft bei der **Eiweißspaltung** der Nahrung
- Säubert Arterien und Venen von Ablagerungen an den Gefäßinnenwänden, Ursache von **Arteriosklerose**, macht das Blut dünnflüssiger und beugt damit **Thrombosen**, **Herzinfarkten** und **Schlaganfällen** vor
- Hilft, den Körper ins **Säure-Basen-Gleichgewicht** zu bringen und unterstützt die Entsäuerung des Muskelgewebes
- Reguliert den **Blutdruck**
- Wirkt **entzündungshemmend**, zum Beispiel bei Sehnenscheiden-, Eierstock- und Nasennebenhöhlenentzündungen und **durchblutungsfördernd** bei Gefäßleiden wie Krampfadern und der „Schaufensterkrankheit"
- Entspannt die Muskeln und hemmt lokale **Muskelspasmen**, wie zum Beispiel Menstruationskrämpfe
- Hilft beim **Abnehmen**, entschlackt und entgiftet
- Hilft bei **Ekzemen**, da Bromelain die häufige Ursache, unverdautes Darmeiweiß, auflöst
- Hilft bei **Rheumatischen Erkrankungen** wie Arthritis und Gicht
- Wirkt bei **Krebserkrankungen** Metastasenbildung entgegen und ist sogar in der Lage, bestehende Tumore aufzulösen. Wenn gleichzeitig Enzympräparate eingesetzt werden, kann die Dosierung von Chemo- und Strahlentherapie verringert werden, und die Nebenwirkungen dieser Therapie wie Übelkeit und Haarausfall werden gemildert.

Klaus Oberbeil und Christiane Lentz beschreiben die heilenden Fähigkeiten der Ananas zusammengefaßt so:

- Hebt den Eiweißstatus im ganzen Körper
- Entlastet die Bauchspeicheldrüse
- Entwässert, baut Ödeme (Gewebewassersucht) ab
- Hilft bei Darmstörungen und Durchfall
- Hilft bei Sonnenstichbeschwerden
- Läßt Altersflecke verschwinden

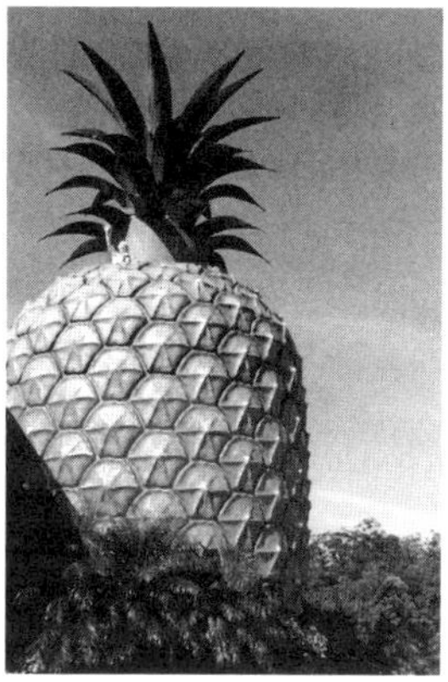

Die Ananas ist ein großes „Powerpaket" an Wirkstoffen (hier eine „Aussichtsananas" als Symbol ihrer überragenden Kraft)

Ananas vitalisiert und verjüngt

Monika Helmke Hausen schreibt, daß sich durch die Ananas alle Arten von Therapieformen wie Kräuter-, Heilpflanzenkuren, Kuren mit Sprossen und Keimen und homöopathische Kuren optimieren lassen. „Auch die Demagnetisierung (Durchlichtung) der DNS durch verschiedene homöopathische Mittel wird intensiviert."[35] Ihre Begeisterung für die Heilkraft der Ananas kennt keine Grenzen: „Die Ananas (Anm. d. Verf.) setzt den Hebel der Steuerung in der menschlichen Hypophyse an und beeinflußt von hier aus präzise alle untergeordneten Hormondrüsen und deren Ausschüttungen. Mit ihrer Hilfe wird das Denken klar, die Augen blitzend, die Ohren besser hörend, der Atem reiner und die Zunge sauberer. Kurz und gut, sie erweckt alle Sinnesorgane und alle Empfindungen zu brillantester und bestmöglicher Klarheit. Sie energetisiert auch die Zahnhälse, die Fingernägel, die Fußnägel, die Haut, den Magen und das gesamte Magen-Darm-System im Sinne einer Klärung und Reinigung. Sie hilft, die Nieren von Eiter, Viren und Bakterien zu befreien; sie reinigt die Blase und fegt überhaupt den gesamten Organismus und alle Zellen wie mit einem blitzstrahlenden feurigen Besen bis in die allerletzten 'Ecken' des Körpers und des Stoffwechselgeschehens sauber."[36]

Ananas entgiftet und stärkt die Fortpflanzungsorgane

Das Entgiftungspotential der Ananas erstreckt sich laut Hausen auch auf bereits karzinomatös degenerierte Zellen, so daß sie vorbeugend sowie als Begleittherapie zu jeder Art von Krebstherapie eingesetzt werden kann. Auch die Fortpflanzungsorgane bei Mann und Frau erfahren durch die Ananas eine Stärkung: „Die Keimdrüsen werden (...) bevorzugt behandelt, und alles, was der Fortpflanzung dient, wird gestärkt, gewürdigt und in Ehren gehalten."[37]

Ananas mit ihren Enzymen ist zwar kein Allheilmittel, aber sie ist in der Lage, die Abwehrstrategie des Körpers wesentlich effektiver zu gestalten, den Blutzufluß zu erkrankten Stellen zu beschleunigen, Schlackenstoffe und Zelltrümmer fortzuschaffen bzw. aufzulösen und physiologische Heilungsprozesse zu unterstützen. Wenn wir pflanzliche Enzyme wie Papain und Bromelain zu uns nehmen, arbeiten wir mit den natürlichen Regulationsmechanismen des Körpers zusammen und unterstützen ein eventuell geschwächtes Immunsystem.

Bromelain hat auch bei hohen Dosen keine Nebenwirkungen und wird gut vertragen

Bromelainhaltige Enzympräparate gibt es rezeptfrei in jeder Apotheke oder von Versandfirmen (siehe Kapitel über Bromelainpräparate). Man kann des „Guten" bei der Enzymtherapie nicht zuviel tun. Bromelain hat auch bei hohen Dosen keine Nebenwirkungen und wird gut vertragen.

Wer unter Magenschleimhautreizungen oder Magengeschwüren leidet, sollte die säurearmen Sorten wie „Extra Sweet" von Del Monte bevorzugen oder auf Bromelainpräparate ausweichen. Auch in der Schwangerschaft sollten Ananas nur maßvoll verzehrt werden. Unreife Früchte können durch ihre Säure den Zahnschmelz angreifen. Machen Sie den Reifetest: Lösen Sie ein Blatt aus der Mitte der Krone, und wenn es sich leicht lösen läßt, ist die Frucht reif.

Im Folgenden stelle ich einige Einsatzgebiete der Ananas anhand von Krankheitsbildern dar. Die gesundheitlichen Vorzüge liegen nicht nur in der wirksamen Therapie von vielen Beschwerden, sondern in der Vorbeugung von Krankheiten. Es wäre daher gut, der Ananas möglichst jeden Tag auf Ihrem Speisezettel einen Ehrenplatz einzuräumen!

Die Ananas in der Volksmedizin der Naturvölker

Ethnomediziner gehen auf Schatzsuche

Was Naturvölkern schon seit Jahrhunderten bekannt ist, findet seit einiger Zeit auch in der modernen Medizin Beachtung. Ethnomediziner gehen auf Schatzsuche und werden oft bei den „Hütern der Wälder" fündig. Die Erkenntnisse der modernen Medizin decken sich meist mit dem Wissen über die Heilkraft von Pflanzen, das schon seit langem intuitiv oder durch Beobachtung erkannt und von Generation zu Generation weitergegeben wurde. (Informationen über die Unterstützung der von Waldrodungen bedrohten und teilweise schon ausgerotteten Völker finden Sie in meinem Buch „Papaya – Heilen mit der Wunderfrucht".)

Die wilden Vorfahren der Ananas stammen aus dem Mato-Grosso-Gebiet Brasiliens, dem Orinoko-Gebiet Venezuelas und dem Chaco Humedo Paraguays. Sie wurden schon in vorkolumbianischer Zeit von den ansässigen Indianern kultiviert. Von dort verbreitete sich die Ananas bis in die Karibik und bis zur Ost-

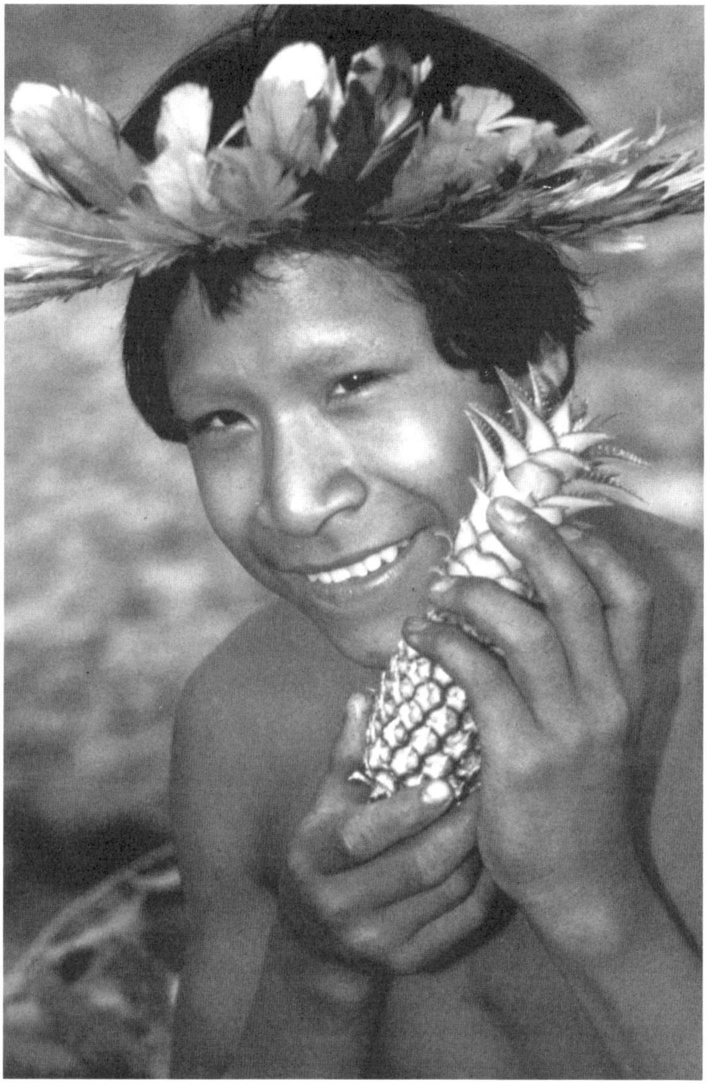

Urueu-Wau-Wau, Brasilien, mit wilder Ananas

küste Mexikos und später in subtropische und tropische Gebiete Asiens, Afrikas, Amerikas und Australiens.

Die Ananas bei den Indianern Mittel- und Südamerikas und der Karibik

„Ananas erfrischt den Geist und beruhigt das Herz"

Rochefort berichtete schon 1605, daß Ananassaft „auf bewundernswerte Weise den Geist erfrischt und belebt und das Herz beruhigt. Er stärkt auch den Magen, heilt Übelkeit und wirkt appetitanregend, und er verschafft Menschen, die mit Steinen oder Urinhemmung geplagt sind, schnell Erleichterung, außerdem zerstört er die Wirkung von Giften. Wenn die Frucht nicht zu beschaffen ist, hat die Ananaswurzel denselben Effekt."[38]

Angesichts der fortgesetzten Ausrottung der Indianer in Mittel- und Südamerika – der Stamm des kleinen Indianerjungen mit den beiden Wildananas, zum Zeitpunkt der Aufnahme noch etwa 1000 Mitglieder umfassend, ist wie viele andere mittlerweile ausgerottet – werden wir bald auf solche historischen Zeugnisse zurückgreifen müssen, um etwas über die ethnomedizinische Anwendung von Pflanzen wie der Ananas zu erfahren.

Was die Erhaltung der Regenwälder betrifft, stehen wir ganz nah am Rande eines Abgrunds. Überall in den Tropen sterben täglich Pflanzenarten aus, und das Wissen, wie man diese Pflanze benutzt, verschwindet ebenso schnell. „Jedesmal, wenn ein Medizinmann (oder eine Medizinfrau) stirbt, ist es, als ginge eine Bücherei in Flammen auf."[39] 90 Prozent unserer pflanzlichen Drogen stammen aus den tropischen Regenwäldern und werden von „den Hütern der Wälder" schon seit Jahrhunderten genutzt! Die Ethnobotanik bezieht daher den Menschen in die Überlegungen zum Schutz der Regenwälder ein.

Die Eingeborenen leben uns seit Jahrhunderten vor, wie wir den Urwald am besten nutzen und gleichzeitig schützen können. Interessant ist, daß man indianische Medizinmänner erst dann in Naturalien bezahlen muß, wenn sie einen wieder gesund gemacht haben. Vielleicht sollte man dieses System der eingebauten Kostenkontrolle auch bei uns einführen!

Anwendungsbeispiele

Kräftigungsmittel

Ananassaft zur Erleichterung der Eiweißverdauung bei Mangel an Magensäure und vor schwerverdaulichen Eiweißmahlzeiten

Die Enzyme in der Frischfrucht wirken verdauungsfördernd, entschlackend und wassertreibend.

Hervorragendes Mittel zur Vorbeugung gegen Erkältungskrankheiten: Die Früchte enthalten viel Vitamin C und Karotin, aus dem der Körper Vitamin A produziert. Im Gegensatz zu den meisten Menschen bei uns essen die Indianer immer auch das

Ananasherz mit, das Innere, das ebenfalls viele Mineralien und Vitamine enthält. Dieser Brauch sei zur Nachahmung empfohlen, zumal man bei uns viel zu wenig Ballaststoffe zu sich nimmt, denen krebsvorbeugende Wirkungen zugeschrieben werden.

Das „Ananasherz" mitessen!

Der vergorene Saft der Ananas wird bei Entzündungen, bei Ödemen und fieberhaften Erkrankungen sowie Verdauungsbeschwerden eingesetzt.

Sowohl die Frucht als auch die Blätter von Ananas und Papaya werden von den Indianern Mittelamerikas als lokales Wundheilungsmittel verwendet.

Meist essen die mexikanischen Indianer Ananas zusammen mit Salz und Chili. In dieser Kombination hilft sie hervorragend gegen Durchfall, Blähungen und auch Bandwürmer. Hier ein **Rezept gegen Durchfall:** Man vermischt kleingeschnittene Ananas mit einigen zerhackten Chilischoten, salzt reichlich und ißt das Ganze.

Die unreifen Früchte gelten bei den Indianern als mildes abtreibendes Mittel. Der zerriebene Strunk, der sich in der Mitte der Frucht befindet, wird zwei- bis dreimal gegessen. Früher benutzten die zentralamerikanischen Indianer auch Abkochungen unreifer Früchte und frischer Blätter zur Abtreibung.

Eine Paste aus den frischen unreifen Früchten und Blättern wird von den Indianern bei Verrenkungen und Verstauchungen auf die betroffenen Stellen aufgetragen.

Der Saft der frischen Frucht wird bei Verdauungsschwäche, Seekrankheit, Eingeweidewürmern und bei Fieber getrunken. Der Preßsaft der Blattbasen gilt in Brasilien als sicher wirkendes Wurmmittel. In Zentralamerika nutzt man Abkochungen der unreifen Früchte und frischen Blätter gegen Würmer.

Ananas, ein Aphrodisiakum

Auf den Inseln der Karibik gilt und galt die Ananas als Aphrodisiakum. Außerdem wird frischer Ananassaft dort auch bei Erkältungen getrunken. Seit alters her preßt man die Ananasblätter aus, vermischt den Preßsaft mit Honig und trinkt ihn bei Husten (ähnlich wie bei uns Zwiebelsaft, aber der Geschmack ist angenehmer).

Hier das **Rezept eines verdauungsfördernden Ananasschnapses**, der auch als Aphrodisiakum beliebt ist: Man übergießt eine kleingeschnittene Ananas mit 50- oder 75prozentigem Rum und läßt das Ganze fünf Tage lang stehen. Nach dem Abseihen süßt man nach Geschmack mit braunem Zucker oder Honig.

In Zentralamerika kocht man die zarten Blattspitzen der Ananas als gesundes Gemüse. Eine gute Idee, da auch die Blätter wertvolle Stoffe enthalten (sogar Östrogene). Damit sind sie ein gutes Nahrungsmittel für Frauen mit Menstruations- und Wechseljahresbeschwerden. Auch die Frucht selbst und ihr Saft sind dabei eine Hilfe: Mangan und Bromelain entspannen die Muskulatur und lösen Krämpfe.

In der Volksmedizin Mittel- und Südamerikas wird die Frucht, die Schale oder der Saft bei Hühneraugen, gut- und bösartigen Geschwüren und Warzen genutzt.

Ananas wird als Naturheilmittel bei so unterschiedlichen Krankheitsbildern wie Blasenbeschwerden, Tripper, Nierensteinen, Nierenentzündungen, Scharlach, Skorbut, Halsschmerzen und Venenerkrankungen eingesetzt.

Den bewurzelten unterirdischen Sprossen (Rhizome) wird eine entwässernde Wirkung zugeschrieben.

Ananas bei Krampfadern und Asthma bei Kindern

Die Indianer nutzen einen gesüßten Wasserauszug der Blätter bei Venenentzündungen und Krampfadern.

Der Saft der reifen Frucht ist ein gutes Mittel bei Skorbut, kühlt bei Fieber, hilft bei Gelbsucht und ist ein galle- und schweißtreibendes Mittel.

Beim Stamm der Choco-Indianer werden die jungen Blütenknospen Kindern mit Erkrankungen der Atemwege verabreicht.

Darüber hinaus werden der Ananas in der Volksmedizin der Indianer folgende pharmakologischen Wirkungen nachgesagt, von denen die Mehrheit mittlerweile wissenschaftlich bestätigt wurde:

- Eingrenzung und Heilung von Verbrennungen;
- Entzündungshemmung;
- sanfte Muskelentspannung;
- Vorbeugung und Heilung von Geschwüren;
- Verhütung und Auflösung von Krebsgeschwüren;
- Erhöhung der Fettausscheidung;
- Erleichterung bei Nebenhöhlenentzündungen.
- abortiv (abtreibend), nur unreife Frucht
- galletreibend
- abführend
- schweißtreibend
- verdauungsfördernd
- entwässernd
- wehenfördernd
- den Menstruationsfluß fördernd
- hebt den Östrogenspiegel
- entgiftend
- laxativ
- löst Parasiten jeder Art auf, verdaut sie und scheidet sie aus (Wurmmittel)
- kühlend bei Fieber

Die Ananas als Heilpflanze bei den Kahunas, Hawaii

Auch die „Kahunas-La,au-Lapa ,au“ auf Hawaii verwenden die Ananas als Heilpflanze. „Kahuna“ bedeutet ursprünglich „Hohepriester“ oder „Hüter des Geheimnisses“, und man könnte diesen Titel auch als „Meister der Heilkräuter“ oder „traditionell arbeitender Naturheilarzt“ übersetzen. Meine hawaiische Informantin ist Assistentin bei einem Kahuna in siebter Generation und hat mir wertvolle Informationen über die Anwendung der Ananas als Heilpflanze übermittelt.

Ananas, eine Kahuna-Medizin

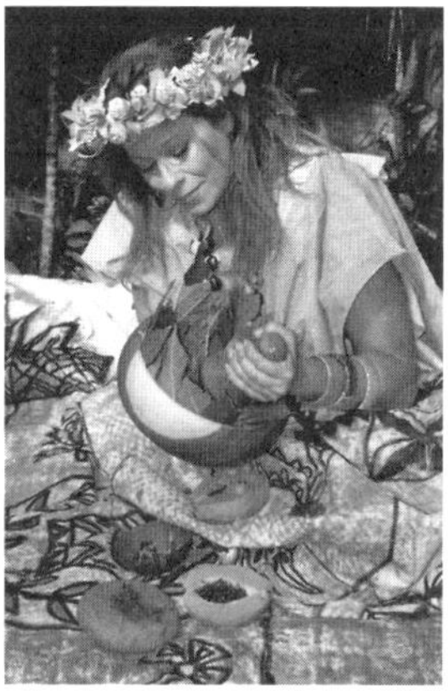

Astara Kim Hill, hawaiianische Kahuna, beim Zubereiten eines Pflanzenheilmittels aus Papayablättern

Anwendungsbeispiele

Auf den Insel Hawaiis ist die Ananas bekannt als Blutreinigungsmittel. Hier ein **Rezept**: Man schält eine Ananas und halbiert sie. Dazu gibt man etwas Rinde des Bobea-Baumes (vier Stücke in der Größe eines Handballens), vier Stücke der Curcoma-Louza-Pflanze und ein Stück Baumfarn von etwa acht Zentimeter Länge. Alles Pflanzenmaterial zerkleinert oder mahlt man gründlich und vermengt es mit einem Liter Wasser. Die Flüssigkeit seiht man ab und kocht sie mit acht glühenden Steinen. Nach dem Abkühlen nimmt der Patient morgens, mittags und abends einen Schluck. Wenn man die Medizin stärker und anregender machen möchte, fügt man einen Teelöffel Alkohol hinzu.

Die saure, unreife Frucht wird bei Verdauungsstörungen, Appetitlosigkeit und Blähungen gegessen.

Auch die reife Frucht wird für Verdauungsprobleme eingesetzt: bei Verstopfung aufgrund ihrer vielen Ballaststoffe, bei Blähungen und bei zu viel Magensäure.

Ananas zur Blutreinigung und bei Menstruationsbeschwerden

Außerdem gilt der Saft der reifen Frucht als wassertreibendes Mittel und verbessert den Tonus des Darmes.

Aus den Ananasblättern wird ein Saft gepreßt, der hilft, die Menstruation einsetzen zu lassen und Menstruationsschmerzen zu mildern.

Bei Durchfall, Darmentzündung oder akuter Bronchitis wird ein großes Stück frische Ananas mit zwei Gläsern Wasser in einen Mixer gegeben. Von diesem Saft wird in Abständen jeweils ein Glas getrunken.

Bei Brand werden drei Eßlöffel Ananassaft plus ein Eßlöffel Reiswein, Tequila oder karibischer Tafia und eine Prise Salz gründlich verrührt und diese Mischung acht bis zwölf Tage lang eingenommen.

Bei Halsschmerzen und Mandelentzündungen wird mit frischgepreßtem Ananassaft gegurgelt. Das Ananasenzym Bromelain löst abgestorbene Zellen auf, ohne gesundes Gewebe anzugreifen. Schon beim ersten Anzeichen von Heiserkeit und rauhem Hals sollte man auf einem Stück frischer Ananas lutschen.

Bei der Bekämpfung von Askariden und anderen Eingeweidewürmern (auch bei Kindern) wird eine ein- bis dreiwöchige Fastenzeit empfohlen, in der jeden Morgen eine Scheibe frische Ananas gegessen wird.

Ananas als Stärkungsmittel und zur Entsäuerung

Als Stärkungsmittel soll jeden Tag ein halbes Glas Ananassaft mit Honig getrunken werden.

Bei Fieber wird Ananas eingesetzt, um die Körpertemperatur zu senken und dem Patienten mehr Ruhe und Ausgeglichenheit zu verschaffen. Man weicht die Ananasschale über Nacht in einem Krug ein. Diesen Sud köchelt man eine Weile vor sich hin, läßt ihn abkühlen und stellt ihn kühl. Davon werden ein bis zwei Gläser im Laufe des Tages, solange das Fieber anhält, getrunken.

Bei trockener Haut und Falten wird eine Gesichtsmaske aus Fruchtfleisch empfohlen, die zwanzig Minuten einwirken soll und mit kaltem Wasser abgespült wird. Sie spendet der Haut Feuchtigkeit, löst abgestorbene Hautzellen ab und erneuert die Zellen.

Bei Übersäuerung wird zum Ausgleich des pH-Wertes fünf Tage lang abwechselnd einen Tag nur Papaya und den nächsten Ananas gegessen.

Wenn die Stimme aufgrund von Streß und Überlastung der Stimmbänder wegbleibt und man singen will, ißt man eine Stunde davor eine Scheibe frische Ananas.

Die Hawaiianer sagen, daß Ananas nach dem Pflücken nicht nachreifen, sie werden einfach nur alt. Ideal ist es, sie möglichst frisch zu essen. Ich empfehle dem interessierten Leser, sich ab und zu eine „Flugananas“ mit dem Schild „via air“ zu leisten, die bei uns sieben bis zwölf Mark kosten und höchstens 24 Stunden alt sind, und außerdem öfter in Ananasländern Urlaub zu machen, um die Früchte ausgereift und frisch zu genießen.

Ananas senkt Fieber

Sicherlich hat eine ungespritzte frische Frucht mehr Heilkräfte als die, die wir im allgemeinen bei uns kaufen können. Trotzdem habe ich auch mit ganz normaler Supermarktware gute Behandlungserfolge erzielt: zum Beispiel bei meinem Sohn als fiebersenkendes Mittel. Bei ernsten Beschwerden sollte man natürlich immer einen Fachmann zu Rate ziehen, und da es bei uns keine pflanzenkundigen Kahunas gibt, sollten wir uns an einen Naturheilarzt oder Heilpraktiker wenden.

Die Ananas in der Ayurveda-Lehre

Grundlegendes zur Ayurveda-Lehre

Ayurveda heißt „Lehre vom gesunden und langen Leben". Auf sanskrit heißt die Ananas „Párvati" (die Frau von Gott Shiva), „Anarasam" oder „Bahunetra („bahu" heißt „viele", „netra" heißt „Augen"). Auf hindi heißt sie „Katahala saphari" oder „Ananasa".

Die Ananas hat sich neben der Papaya (vgl. entsprechendes Kapitel in meinem Buch „Papaya – Heilen mit der Wunderfrucht") als Heil- und Ausgleichsmittel der drei Konstitutionstypen (Doshas) Vata, Pitta und Kapha einen festen Platz in der ayurvedischen Heil- und Lebensweise erobert. Inder, die nach der Ayurveda-Lehre leben, sind meistens Vegetarier und leben ein erfülltes und gesundes Leben (was mittlerweile auch durch zahlreiche wissenschaftliche Studien belegt ist).

„Die Lebensmittel, die ein Fließen der Nervenenergie fördern und die somit der Wiederbelebung dienen, sind die sonnengeküßten grünen Blattgemüse, Salate und Früchte; sie alle sind voll mit Vitalität und lebensspendender Energie."

(Constance Mellor, Autorin des Buches „Natural Remedies for Common Aliments")

Der traditionelle Ayurveda wird von vielen im Westen nicht richtig verstanden. Ich habe das Glück, daß die Ärztin Dr. Merchant in meiner Nähe in Hamburg wohnt. Sie ist sowohl im westlichen als auch im ayurvedischen System ausgebildet und konnte mir viele wertvolle Informationen geben. (Sie gibt auch Seminare und Behandlungen, ihre Adresse finden Sie auf Seite 184.) Dr. Merchant ist schon 74 Jahre alt, sieht aber nicht älter aus als 60, mit einer weichen, faltenlosen „Babyhaut" und ist geistig und körperlich sehr aktiv. Mit 60 Jahren hat sie noch Sanskrit gelernt und fliegt jedes Jahr einige Monate in ihre indische Heimat, um sich im Ayurveda-System fortzubilden. In dem Artikel „Der traditionelle Ayurveda" hat sie in der Zeitschrift „Naturheilpraxis" (August 1994) grundsätzliche Gedanken zu diesem uralten Heil- und Lebenssystem niedergelegt.

Der traditionelle Ayurveda ist keine experimentelle Heilweise, sondern sein Konzept stammt aus dem geistigen Bereich und will eine Übereinstimmung von Bewußtsein, Seele und Körperfunktionen erreichen. Dr. Merchant: „Änderungen in der Ernährung und Lebensweise sowie Yoga und Meditation haben sich gerade bei chronischen Störungen als wirkliche Therapie hilfreich erwiesen." Ayurveda gilt zu Recht als „die Mutter aller Heilweisen", weil de facto die chinesische, die orientalische, die griechische und die westliche Medizin daraus hervorgegangen sind. Seit mehr als 5000 Jahren wird diese Lehre ohne große Veränderungen in Indien praktiziert.

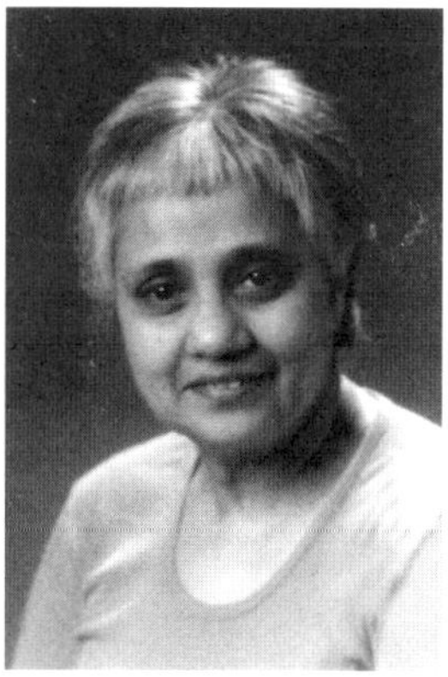

Dr. Merchant, Ayurveda-Ärztin in Hamburg

Streben nach Gesundheit wird im Ayurveda durch bessere Kenntnis von Körper, Geist und Seele wesentlich unterstützt. Alles Lebende besteht aus fünf Grundelementen: Äther (Raum),

Luft, Feuer, Wasser und Erde. Auch die Menschen werden nach drei Hauptkonstitutionen unterteilt, die aus den genannten Elementen bestehen. Sie heißen Vata (Äther und Luft), Pitta (Feuer und Wasser) und Kapha (Erde und Wasser). Diese drei Typen werden unter dem Begriff Tridosha-Prakruti zusammengefaßt. Dr. Merchant: „Die physiologischen Funktionen von Körper, Geist und Seele sind gewährleistet durch das Gleichgewicht der Tridosha zueinander. Dies bedeutet schlicht Gesundheit und damit höhere Lebenserwartung."

Bei einer Tridosha-Störung läßt sich das Gleichgewicht durch eine Umstellung der Ernährung und durch Körperreinigungen, genannt Pancha Karma, wiederherstellen. Für einen Ayurveda-Arzt sind Krankheitssymptome nicht der Beginn einer Krankheit, sondern bereits ihr Ausdruck, und schon leichte Beschwerden und Unwohlsein werden ernstgenommen. Bei Pancha Karma besorgen Meditation, Yoga und Pranayama (die richtige Atmung) die geistige und seelische Reinigung. Gegebenenfalls wird eine grundsätzliche Umstellung der persönlichen Lebensweise empfohlen. Es ist Ziel des Ayurveda-Arztes, die Ursachen einer Krankheit zu ermitteln und zur Wiederherstellung des inneren Gleichgewichtes regulierend zu wirken.

Mittlerweile ist erwiesen, daß laborapparative Methoden westlicher Medizin die Ayurveda-Diagnosen allermeistens bestätigen und sich pflanzliche oder mineralische Substanzen im Ayurveda-System bei gewissen Krankheiten wie funktionellen Störungen und chronischen Erkrankungen, bei denen die Schulmedizin etwas hilflos ist, bewährt haben.

Dr. Merchant hört bei ihren Vorlesungen im Hamburger Universitätskrankenhaus Eppendorf von Schulmedizinern, die Beseitigung akuter Krankheitssymptome sei weniger problematisch, doch schwierig werde es „beim Chronischen". Dankbar spürt sie die Bereitschaft beim medizinischen Nachwuchs, sich an einer ganzheitlichen Sichtweise zu orientieren. Sie propagiert ein alternatives Denken, wie es schon der berühmte ganzheitlich denkende Arzt Paracelsus gefordert hat und es das uralte Ayurveda-System leistet: Dem Kranken soll ein Spiegel zur therapeutischen Selbsterkennung vorgehalten werden. Dr. Merchant ergänzt bescheiden: „Und hätte mein derzeitiges ärztliches Bemühen nur die Dimension eines kleinen Taschenspiegels, will ich zufrieden sein."

Die Ananas als Heilmittel im Ayurveda-System

Es gibt viele Arten von Ananas in Indien, aber in indischen Gärten und Farmen und im Dschungel von Goa werden nur zwei Sorten angebaut: „Kwina“ und „Kepina“. 1564 kam die Ananas durch Portugiesen nach Malabar in Indien. Auf Feldern wird sie vor allem an der Küste, in Bengalen und Assam angebaut. Der weitaus größte Teil der Früchte wird in Indien selbst verzehrt, und nur ein kleiner Teil, der im südindischen Malabar erzeugt wird, kommt in den Export.

Ananas als Opferbeigabe für die Götter

Die Inder verzehren viel frische Ananas, oft schon zum Frühstück. Aus den Blattfasern wird eine Kleidung namens „Pinja“ gemacht, die im Ayurveda als sehr schön, angenehm und wohltuend angesehen wird. Der Zellulose-Abfall der Ananas wird zur Papierherstellung verwendet. Die Ananas spielt außerdem (wie auch die Mango) eine Rolle bei „Pujas“, religiösen Zeremonien, in denen beide Früchte neben anderem Obst den Gottheiten dargebracht und anschließend verzehrt werden.

Die Eigenschaften der Ananas sind „schwer und fettig“, der Geschmack (Rasa) ist bei der reifen Frucht „süß“ und bei der unreifen „sauer“, ihre Energie (Wirya) ist „kühlend“, und der Nachgeschmack (Wipana) ist „süß“.

Ananas entfacht das Verdauungsfeuer und hilft bei Inkontinenz

Die Wirkung der Ananas auf die drei Doshas ist so, daß sie erhöhtes Vata und Pitta reduziert. Sie entfacht das Agni des Magens, das **Verdauung**sfeuer, und fördert das Lösen und den Abgang von **Blähungen**. Der Saft der unreifen Frucht wird bei **schwerem Durchfall** verabreicht, er wirkt keimtötend, fördert die Menses und hilft auch prophylaktisch bei **Menstruationsbeschwerden**. Außerdem wird er bei Störungen des **Harnwegsystems** eingesetzt, da er harntreibend ist, bei **Inkontinenz** hilft, Steine auflöst und **fiebersenkend** wirkt.

Ananas bei Paradontose, Schmerzen, Schwäche und zur Krebsprophylaxe

Der Saft der reifen Frucht wird bei typischen Vata-Pitta-Erkrankungen verabreicht, und zwar in relativ kleinen Mengen von 25 bis 50 Millilitern, aber nie auf nüchternen Magen. Es handelt sich dabei um Krankheiten wie **Appetitlosigkeit, Fieber, Magenschmerzen, Gelbsucht, Verstopfung, Schwäche** und **Schmerzen.** Frischer Ananassaft ist im Ayurveda auch ein gutes Mittel gegen **Skorbut** und **Zahnfleischbluten** sowie **Zahnfleischentzündungen (Parodontose)**. Ein frischgepreßter Saft aus den Blättern, vermischt mit Kandis, wird bei Dickdarmreizung und **Dickdarmentzündungen** sowie hartnäckigem **Schluckauf** verabreicht. Ananas spielt in der Ayurveda-Lehre auch als Mittel zur **Krebsprophylaxe** eine Rolle. Dr. Merchant meinte lachend: „Wir essen in Indien so viel Ananas, da können wir gar keinen Krebs bekommen!”

Ein **übermäßiger Konsum** des Saftes der reifen Frucht kann zu Gebärmutterkrämpfen und bei Schwangerschaft zu Fehlgeburten führen. Daher sollte er von Schwangeren nur in kleinen Mengen getrunken werden.

Auf nüchternen Magen und bei Hunger sollte nach der Ayurveda-Lehre niemals Ananas oder Ananassaft zu sich genommen werden, da sich leicht Giftstoffe bilden können. Dieser Auffassung kann ich mich allerdings nicht anschließen: Nach meiner Erfahrung entgiftet gerade die Ananas sehr stark, und ich esse sie mit gutem Erfolg fast jeden Morgen auf nüchternen Magen – bei Darmuntersuchungen wie der Colon-Hydro-Therapie ist mein Darm beispielhaft sauber.

Diese Informationen habe ich von Dr. Merchant, die sie vor allem einem Ayurveda-Lehrbuch in hindi entnommen hat.

In einem Buch von Harish Johari, „Grundlagen der ayurvedischen Kochkunst“, heißt es zur Ananas: „Die Ananas ist kühl, saftig und energiespendend.“ Außerdem heilt sie **Unruhe** und **Herzbeschwerden** und verleiht allgemein Kopf und Herz ein angenehm kühles Gefühl.

Die Ananas wirkt im Ayurveda ähnlich wie Orangen, Zitronen und süße Grapefruits „kalt und ölig“. Die Eigenschaft „ölig“ fördert Vitalität, Mitgefühl und Liebe. Das Fruchtfleisch der Ananas ist durststillend und vermehrt Kapha, sollte also von Menschen mit Kapha-Überhang, die zur Schleimbildung neigen, nicht im Übermaß verzehrt werden. Ideal sind Ananas für Menschen mit Vata- und Pitta-Überhang. Saure Früchte sollten allerdings von Menschen mit Pitta-Überhang vermieden werden, während sowohl süße als auch saure Ananas für Menschen mit Vata-Überhang bekömmlich und wohltuend sind.

Ananas, ideal für Geistesarbeiter und Kinder

Der saure Geschmack der Ananas wirkt auch anregend auf den **Geist**, die Ananas ist daher eine ideale Nahrung für Geistesarbeiter und Schulkinder. Sie stimuliert den Appetit und den Speichelfluß. Schon der Gedanke an Saures läßt vielen Menschen das Wasser im Munde zusammenlaufen.

Die Süße der Ananas – in letzter Zeit kommen immer mehr süße Sorten auf unseren Markt, die auch für Menschen mit Pitta-Überhang geeignet sind – wirkt sattvisch, das heißt, sie öffnet uns für höhere Bewußtseinsebenen, ist nahrhaft, wohltuend und befriedigend. **Nervosität**, die oft durch Glukosemangel im Gehirn entsteht, wird beseitigt und außerdem einer **Übersäuerung** entgegengewirkt.

Aufgrund ihrer kühlenden Eigenschaften ist die Ananas besonders im Sommer zu empfehlen. Überhaupt sind alle saftigen Obstsorten ideale Lebensmittel für die Sommerzeit oder warme

Urlaubsländer. Im Winter sollten dagegen alle Nahrungsmittel vermieden werden, die Kälte erzeugen. Dies gilt besonders für Menschen mit Vata- und Kapha-Überhang. Wer aus gesundheitlichen Gründen im Winter trotzdem viel exotische Früchte essen möchte, sollte mit scharfen Gewürzen oder Tees deren kühlende Wirkung ausgleichen. Ingwer- oder Yogitee wirken im Winter als sofortige Hitzespender, empfohlen wird im Ayurveda auch Ingwer als Gewürz oder Cayennepfeffer.

Zur Vermehrung von sattvischer Energie und **spiritueller Entwicklung** wird eine Diät aus Früchten wie Trauben, Papayas, Ananas, Bananen, Äpfeln und saftigen Mangos empfohlen. All diese Obstsorten sind leicht, saftig und nahrhaft. Frischgepreßte Fruchtsäfte aus süßen, reifen Früchten gelten als reinste sattvische Nahrung.

Beim **Saftfasten** ist zu berücksichtigen, daß bei einer Vata-Konstitution Säfte aus Ananas, Beeren, Papayas und Mangos vorzuziehen sind, bei einem Pitta-Überhang aus süßen Früchten wie Trauben, Mangos und süßen Orangen und bei einer Kapha-Konstitution aus Äpfeln, Aprikosen, Mangos und Birnen. Wir können durch Obst- und Saftfasten unsere Körperchemie so ausbalancieren, daß sie den Grundstein für die Erlangung höherer Bewußtseinsstufen bildet, in denen die sattvische Energie überwiegt.

Ananas bringt Sattva = Wonne

Sattva entspricht auf der mentalen Ebene Scharfblick, Licht, Wahrheit und Klarheit. Sattvische Lebensmittel sind rein, leicht zu verdauen und traditionell Speisen der Brahmanen-Kaste, der Meditierenden und Studierenden. Außer Obst gehören Getreide, Nüsse, Milch, Milcherzeugnisse und Honig zu den Nahrungsmitteln mit sattvischer Qualität, welche die Drüsen harmonisieren und die Sinne nicht erregen.

Wenn wir uns bemühen, durch eine bestimmte Ernährung und unseren Lebenswandel Sattva zu vermehren, wird Sat-Chit-Ananad, ein Bewußtsein von Einheit mit allem und Wahrheit-Sein-Wonne, der Lohn sein. „Der von Sattva dominierte Mensch überblickt alle Entwicklungsstufen. (...) Er besitzt die Perspektive eines Menschen, der auf der Spitze eines Berges steht und alles überblickt, was unter ihm liegt.“[40] Die wahre Natur von Sattva ist Wonne.

Ananas gibt Frauen Power

„Ungekochte Lebensmittel können die Lebensqualität von Frauen erhöhen." So steht es in dem Rohkostklassiker der beiden Amerikanerinnen Leslie und Susannah Kenton, „Kraftquelle Rohkost. Vitalität und Gesundheit durch naturbelassene Ernährung"[41].

Warum ist ein hoher Anteil an Rohkost in der Ernährung speziell für Frauen gut, und warum profitieren Frauen dabei besonders von enzym- und vitalstoffreichen tropischen Früchten wie Ananas?

Mit Ananas um Jahre jünger

In den exklusivsten und teuersten Schönheitsfarmen der Welt werden Frauen mit exotischen Früchten und liebevoll zusammengestellten Salaten verwöhnt. Auch Entspannungstechniken wie Meditation und das authentische Reiki gehören dort zum Schönheitsprogramm. Kein Wunder, daß man nach zwei Wochen oft um Jahre jünger aussieht! Der Körper wird durch eine Ernährung aus vorwiegend Rohkost gestrafft, die Linien im Gesicht werden weicher, die Konturen jugendlicher, die Augen größer und strahlender.

Schönheit und Gesundheit hängen zusammen, das erkannte schon der berühmte Arzt Franz Xaver Mayr, und ein wirklich gesunder Mensch – die meisten Menschen heute sind nur scheingesund oder halbkrank – ist auch strahlend schön.

Wir Frauen brauchen keine teuren Pillen, „Wundercrèmes", Arznei-tränke oder gar Schönheitsoperationen, um in jedem Alter gut auszusehen und uns wirklich gut zu fühlen. Wenn wir mehr frische, lebendige Nahrung zu uns nehmen, können wir uns den Besuch einer Schönheitsfarm sparen. Die Kentons: „Zwei Jahre Rohkost können die Form, das Gewebe und die Funktionen eines weiblichen Körpers völlig verändern." Typisch weibliche Probleme, wie zum Beispiel Menstruationsbeschwerden, Hitzewallungen, Depressionen nach der Menopause oder Venenentzündungen, verschwinden mit dieser Ernährung von alleine.

Reiki für die Ausstrahlung

Auch der berühmte amerikanische Ernährungswissenschaftler Norman Walker erkannte, daß ein gesunder Mensch automatisch anziehend auf seine Umgebung wirkt. Wer etwas für seine innere Schönheit tun möchte, kann das authentische Reiki erlernen, eine Technik, die in der Lage ist, dauerhaft unsere Ausstrahlung zu verbessern.

Viele Frauen sind mangel- und fehlernährt, und zwar nicht nur in Entwicklungsländern, sondern auch bei uns! So ist zum Beispiel ein Kalzium- und Eisenmangel weitverbreitet: Die Hälfte der Frauen hat nicht genug Kalzium, und neun von zehn Frauen (!) in den Industrieländern leiden unter Eisenmangel.

Die Antibabypille verursacht zudem einen Zink- und Vitamin-C-Mangel. Zink hilft unter anderem dabei, die natürliche Haarfarbe zu behalten, Dehnungsnarben nach Gewichtszunahme oder Geburt zu verhindern und stärkt das Immunsystem. Die Funktion von mehr als 200 körpereigenen Enzymen ist von diesem Mineral abhängig!

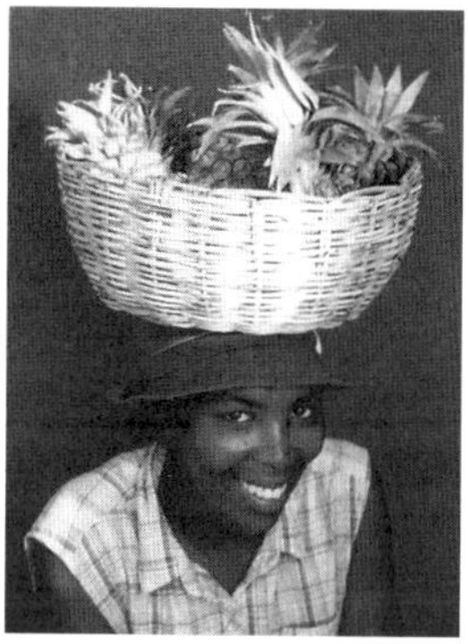

Haitianerin mit Ananas

Durch Doppel- und Dreifachbelastung haben viele Frauen einen erhöhten Bedarf an Vitaminen wie Vitamin C, den Vitaminen des B-Komplexes und Spurenelementen. Tabletten sind keine Lösung, da Vitamine und Mineralien synergetisch, harmonisch zusammenwirken und in Tablettenform vom Körper nicht optimal aufgenommen werden können.

Viel Rohkost gerade für Frauen

Um gut auszusehen und sich gut zu fühlen, sind *alle* essentiellen Nährstoffe notwendig, die in der durchschnittlichen Ernährung nur mangelhaft vorkommen. Wie sieht die Lösung für dieses Problem aus? Nur in frischer pflanzlicher Rohkost sind alle Vitamine, Enzyme, Mineralien und sonstigen Vitalstoffe ausreichend und in der richtig abgestimmten Menge vorhanden. Wer schön werden und bleiben möchte, sollte daher folgende Schönheitsnährstoffe reichlich zu sich nehmen: Vitamin C und Bioflavonoide, die unsere kollagenen Fasern gesund erhalten, welche unserer Haut Festigkeit und Kontur verleihen. Beide sind in rohen Früchten wie Ananas und Papaya, in Traubenkernen und in rohem Gemüse reichlich vorhanden! Die Konzentration an Vitamin C im Fruchtfleisch der Ananas entspricht ungefähr der von Zitronen, wobei Ananas besser schmeckt und wir mehr davon verzehren können. Sowohl Vitamin C als auch Bioflavonoide sind hitzeempfindlich und werden durch Kochen weitgehend zerstört.

Ananas für Figur und Schönheit

Die Vitamine der B-Gruppe, reichlich enthalten in Ananas, Zitrusfrüchten, Avocados und Sprossen, sind wichtig für die Muskelbildung und die Bildung von weißen und roten Blutkörperchen. Sie stärken unser Nervensystem, erhalten die Gesundheit und Schönheit von Haut, Haaren, Augen, Schleimhäuten und stärken innere Organe wie den Herzmuskel, Leber und Nieren.

Magnesium, ebenfalls in der Ananas sowie Bananen, Feigen, Papayas und Mandeln vorhanden, unterstützt die Verdauung und verbrennt Fett. Niacin, außer in der Ananas auch in Datteln sowie Garten- und Wildkräutern zu finden, erhält Haut und Schleimhäute gesund und schön.

Zink, das gebraucht wird, um neues Kollagen zu bilden, ist in großer Menge in Kürbis-, Sonnenblumenkernen, Weizenkeimen

Ananas verzögert Alterungsprozesse

und Ananas enthalten. Betakarotin, das in allen gelb-roten Obst- und Gemüsesorten reichlich vorhanden ist, daneben auch in dunkelgrünen Gemüsen wie Spinat und Wildkräutern, hilft, eine frische Gesichtsfarbe zu bekommen und Alterungsprozesse im Körper zu verlangsamen. Mangan, außer in der Ananas auch reichlich in Banane, Brombeere, Johannisbeere und Preiselbeere zu finden, ist am Aufbau des Bindegewebes beteiligt und aktiviert körpereigene Enzyme, die für die Festigkeit und Elastizität des Gewebes sorgen.

Das Ananasenzym Bromelain ist nachweislich wirksam bei folgenden Krankheiten, die vorwiegend bzw. ausschließlich Frauen betreffen:

- Menstruationsbeschwerden
- Ödeme
- Thrombophlebitis (Venenentzündung mit Blutpfropfen)
- Verdauungsstörungen

Die Behauptung, daß natürliche Enzyme im Magen den „Enzymtod" sterben und daher als Alternative die magensaftresistenten Enzymdragees zu empfehlen sind, widerspricht den jahrhundertealten Erfahrungen in der Ethnomedizin der Naturvölker.

Um schön zu bleiben, sind enzymreiche Früchte wie Ananas und Papaya demnach von großer Bedeutung. Robert Leben schreibt in seinem hervorragenden Buch „Robert Leben & die Lebendige Nahrung: Ganzheitlich gesund und ein natürlich aussehender Körper": „Merke: alle enzymreichen Früchte haben einen sehr positiven Effekt auf den Organismus, das bedeutet junges Aussehen bis ins hohe Alter!"[42]

Ananas bei Figurproblemen!

Ananas sind überreich an Enzymen, die einen positiven Effekt auf die Verdauung von Eiweiß und Fett haben. Mit dem Verzehr von reichlich frischen Früchten gehören **Figurprobleme** ein für allemal der Vergangenheit an: „Enzyme aus lebendigen, rohen Früchten haben die beinahe magische Kraft, den Körper in seine ursprüngliche Form zurückzuverwandeln. Eine wunderschöne, natürliche Figur, die ein jeder durch ein paar Monate Früchtefasten zurückerlangen kann."[43]

Früchtefasten auf Madeira und Zypern bietet beispielsweise das Samariterwerk (siehe Seite 184) an, weitere Informationen über die Vorteile, sich wenigstens zeitweise ausschließlich von Früchten oder Fruchtsäften zu ernähren, finden Sie im Kapitel über Säftefasten in diesem Buch.

In einigen Kosmetika sind Ananasenzyme enthalten. Ananas wirkt auch äußerlich für die Schönheit: Wenn wir frischen Ananassaft eine Weile auf die Haut einwirken lassen, können **Sonnen- und Altersflecken** aufgehellt und, wenn wir Glück haben, sogar ganz zum Verschwinden gebracht werden, da die Enzyme abgestorbene Hautzellen auflösen und die Haut jung und frisch aussehen lassen.

Ananas – eine Hilfe bei Cellulitis

Wer Probleme mit **Cellulitis** hat, sollte es einmal mit einer Ernährung aus hauptsächlich Frischkost versuchen. Leslie und Susannah Kenton: „Cellulitis oder Zellgewebsentzündung, diese häßlichen Beulen und Klumpen auf den Oberschenkeln, Gesäß und Oberarmen, treten bei einer Diät mit 75 Prozent Rohkost einfach nicht auf.“[44] Interessant ist, daß Verstopfung und Lymphstaus bei allen Frauen mit Cellulitis ein Problem sind. Ein großer Teil neigt auch zu einer Unterfunktion der Leber und Schilddrüse. Bei Cellulitis lagert sich zu viel Blutplasma zwischen den Zellen ein, das durch verhärtetes Bindegewebe festgehalten wird und Taschen aus Wasser, Giftstoffen und Fett bilden, die die Haut wie eine Orangenhaut aussehen lassen. Kein Wunder, daß teure und werbewirksam angepriesene Cremes bei diesem Problem wenig ausrichten können!

Eine überwiegende Rohkosternährung ist bei Cellulitis deswegen so wirksam, weil dadurch Stoffwechselschlacken und Gifte, die sich in den Zellzwischenräumen angesammelt haben, abtransportiert werden. Außerdem wird durch Rohkost, möglichst aus biologischem Anbau, die Menge an Giften reduziert, die der Körper verarbeiten muß. Die Vitalität der Zellen wird gesteigert und Stauungen im Gewebe, durch die sich Cellulitis bilden konnte, aufgelöst. „Sie *(die Rohkost, Anm. d. Verf.)* kräftigt die Wände der kleinsten Blutgefäße, der Kapillaren, wodurch sie die Menge des Blutplasmas reduziert, das in die Zellzwischenräume sickert.“[45]

Ananas stärkt die Gefäße

Besonders hilfreich zur Gefäßkräftigung sind dabei Bioflavonoide, da sie das Kollagen in Kapillaren und Adern stärken. Sie sind vor allem in Zitrusfrüchten – möglichst viel von der pelzigen weißen Innenschale mitessen! – und auch in der Ananas enthalten.

Wichtig zur Verhütung und zum Abbau von Cellulitis sind neben der Ernährung auch Ausdauersportarten wie Joggen, Schwimmen, Tanzen, Trampolinspringen oder Gartenarbeit, die das Herz schneller schlagen und die Lunge besser durchatmen lassen. Über die Bedeutung von Sport für Schönheit und Fitneß habe ich ein Extrakapitel in meinem Papayabuch mit dem Titel „Sport ist Mord? Bewegen ist Leben!“ geschrieben (vgl. auch das Kapitel „Sich bewegen ist das halbe Leben“ in diesem Buch).

Auch ausführliches Trockenbürsten der Haut, immer in Richtung Herzen, mit einer anschließenden warmen Dusche und zum Abschluß 30 Sekunden Kaltdusche ist wichtig, um Giftstoffe schneller durch die Haut abbauen zu können und die Lymphzirkulation zu beschleunigen.

Rohkost ist auch ein Heilmittel für Frauen mit **Menstruations- und Wechseljahresbeschwerden**. Eine Frau, die zwei bis drei Monate lang mindestens 75 Prozent ihrer Nahrung roh ißt, sollte keine Blähungen, Müdigkeit und krampfartigen Schmerzen mehr im Zusammenhang mit ihrer Periode spüren. Auch die Dauer der Menstruation verkürzt sich, oft auf einen oder zwei Tage.

Einige der Bioflavonoide haben offenbar die Fähigkeit, wie Östrogen die zarten Kapillarwände der Gebärmutter zu kräftigen. Sie gleichen zum Teil das Absinken des Östrogenspiegels, welcher die Blutungen bewirkt, aus. Die Stoffe in Früchten wie Ananas und Äpfeln, die wie Östrogene wirken, sind auch dafür verantwortlich, daß durch Rohkost Wechseljahresbeschwerden ausbleiben oder abgemildert werden. Auch das reichlich in der Ananas, in Äpfeln, Feigen und Mandeln vorhandene Mangan fördert die Bildung weiblicher Hormone und ist daher hilfreich in den Wechseljahren.

Mit Ananas lange fruchtbar

Die Ananas hat einen günstigen Einfluß auf alle Drüsen und damit die Ausschüttung von Hormonen. Mit ihr haben Frauen auch ein hervorragendes Lebensmittel zur Hand, ihre Fruchtbarkeit möglichst lange zu erhalten und zu stärken. Aus den genannten Gründen ist Rohkost mit einem hohen Anteil an tropischen Früchten ein „Muß“ zur Erhaltung von Schönheit, Fitneß, Gesundheit und Ausstrahlung bis ins Alter.

Ananas – gut für Gehirn und Stimmung

Viele Früchte steigern mit ihrem Vitamingehalt unsere Abwehr und wirken aufgrund ihrer Enzyme regenerierend. Schon die Hunzas im Himalaja glaubten, daß Aprikosen das Leben verlängern. Die heutige Wissenschaft bestätigt diese Ansicht: Aprikosen enthalten, ähnlich wie Ananas, einen hohen Anteil an Betakarotin und Bioflavonoiden, die nachweislich als Antioxidantien wirken, chronischen Krankheiten vorbeugen und zum Beispiel Krebs verhüten können.

Mit Früchten nehmen wir leichtverdaulichen Fruchtzucker zu uns, der vom Körper sofort in Glukose, der idealen Gehirnnahrung, umgewandelt wird. Obst ist daher hervorragend geeignet, uns schnell wieder aus einem mentalen Tief herauszuhelfen, unsere Konzentration und Kreativität zu steigern und unsere grauen Zellen auf Vordermann zu bringen. „Glukose und Vitamin C sind die Muntermacher Nummer eins."[46] Aber auch die B-Vitamine sind ideal, uns wieder aufzuwecken. Alles ist in der Ananas reichlich vorhanden.

Statt Kinderschokoriegel mit Zucker und vielen leeren Kalorien sollten Eltern lieber Obst in die Schultasche packen. Einfachzucker wie in Kinderschokolade bringt die „Zuckerschaukel" in Gang: Nach einer Weile fällt der Blutzuckerspiegel noch mehr ab, und das Kind fühlt sich lustlos, unkonzentriert und schlapp. Zusätzlich setzt Einfachzucker einen Teil unserer weißen Blutkörperchen und damit unsere Abwehr außer Gefecht. Daß Zukker auch für unsere Zähne und unseren Magen „Gift" ist, hat sich ja mittlerweile herumgesprochen. Zucker enthält Cholin, das Depressionen verstärkt, in Schokolade findet sich zusätzlich Phenylethylamin, das den Spiegel vom „Gute-Laune-Stoff" Serotonin, einem körpereigenen Botenstoff, herabsetzt.

Viele Menschen denken immer noch, sie können auf Obst und Gemüse verzichten, wenn sie Vitaminpräparate einnehmen. Tabletten sind jedoch kein Ersatz für Obst! Mittlerweile steht fest, daß solche Präparate weder Krebserkrankungen noch Herzinfarkt oder Schlaganfall verhindern können. In der Frischkost gibt es viele Inhaltsstoffe, die in ihrer Wirkung noch nicht gründlich erforscht sind und vermutlich erst in ihrem Zusammenspiel einen positiven Effekt auf Gesundheit und Stimmung des Menschen haben.

Johannes Holler bezeichnet in seinem sehr informativen und lebendig geschriebenen Buch „Iß dich klüger. Das praktische Handbuch für die optimale Gehirnernährung"[47] die Ananas als „Heilfrucht und gleichermaßen wichtig für Körper und Geist". Er

„Die Ananas wirkt anregend auf den Geist und harmonisiert Kopf und Gemüt."

(Ayurveda)

„Die Ananas erweckt alle Sinnesorgane und alle Empfindungen zu brillantester und bestmöglicher Klarheit. Sie macht mit zunehmender Reinigung und Klärung ein ausgeglichenes, schmunzelndes und humoriges Gemüt."

(Monika Helmke Hausen, „Die Botschaft der Früchte")

Ananas für Körper und Geist

zählt sie „zu den idealen Speisen des Kopfarbeiters, denn sie fördert durch ihre Inhaltsstoffe die Entspannung und Gefühlsnuancierung." Auch der Arzt Dr. Karl Ludwig Schock betont, wie wichtig die Ananas für alle ist, die geistig angestrengt arbeiten müssen. Das Ananasenzym Bromelain fördert zahlreiche Stoffwechselprozesse im Gehirn.

Für appetitlose, kranke und schwächere Menschen hat die Ananas eine anregende, heilsame und stärkende Wirkung. Bromelain macht das Blut dünnflüssiger und steigert die Nährstoffversorgung im Gehirn, wodurch es optimal arbeiten kann.

Tryptophan macht gute Laune

Die in der Ananas reichlich vorhandene gehirnaktive Aminosäure Tryptophan (Vorstufe für den Neurotransmitter Serotonin, Botenstoff für Intelligenz und gute Laune) macht uns ausgeglichen und entspannt. In den USA wird Tryptophan als Antidepressivum angeboten. Auch Seratonin selbst ist in der Ananas vorhanden. Bei einem Serotoninmangel wird der Mensch leicht reizbar und aggressiv gegen sich und andere. Während Depressionen ist der Serotoninspiegel beispielsweise stark herabgesetzt. Dieser Stoff bremst auch Eßgier und Heißhungerattacken, dämpft Ängste und nervöse Erregungszustände und beruhigt. Ananas hat somit eine stimmungsaufhellende Wirkung und macht geistig wach und rege.

Tryptophan kann den Geist „anheben" und dennoch zum leichteren Einschlafen verhelfen. Eine ausreichende Tryptophanzufuhr im Gehirn ist eine sehr wichtige Voraussetzung für einen gesunden Schlaf. Süßes Obst wie Ananas, Weintrauben, Kirschen, Mango, reife Pflaumen usw. hilft Tryptophan beim Transfer durch die Blut-Hirn-Schranke. Bestimmte Gehirnzellen produzieren daraus Serotonin, aus dem in der Zirbeldrüse das Schlafhormon Melatonin entsteht. Für diese Stoffwechselschritte sind Vitamin C, Vitamin B6 und das Spurenelement Mangan unerläßlich, Stoffe, die alle reichlich in der Ananas vorkommen.

Helmut Wandmaker empfiehlt Ananas zum Stimmungsausgleich beim Abnehmen und in der Umstellungsphase zu gesünderer Nahrung neben der ebenfalls tryptophanhaltigen Banane. Beim Fasten oder der Umstellung zur Frischkosternährung löst der Körper abgelagerte Giftstoffe auf, die unser Nervensystem erregen und depressiv und reizbar machen können. In dieser Phase kann Ananas eine große Hilfe sein, „bei der Stange zu bleiben" und nicht aus Frustration heraus wieder zu Ungesundem zu greifen. Empfehlenswert sind bei Ernährungsumstellungen auch das Erlernen von Techniken zum Streßabbau und seelischer Harmonisierung.

An Mineralien und Spurenelementen enthält die Ananas Kalzium, Kalium, Magnesium, Phosphor, Eisen, Jod und Zink. Ausreichende Jodzufuhr beschleunigt unser Denken, Zink erhält unsere geistige Leistungsfähigkeit und reduziert die Auswirkungen von Streß, Kalzium gilt als Nervenstärker und Anti-Streß-Mineral, weil es entspannt und beruhigt, und eine genügende Eisenversorgung ist wichtig für unsere körperliche und geistige Leistungsfähigkeit. Magnesium wirkt als Antidepressivum und ausgleichend bei Nervosität und Ängsten.

Ananas als Streßprophylaxe

Der hohe Gehalt der Ananas an Vitamin C dient unter anderem der Streßprophylaxe, weil zur Herstellung der Streßhormone Adrenalin und Noradrenalin Ascorbinsäure benötigt wird. Wenn man Kindern 200 Milligramm Vitamin C zusätzlich zur normalen Ernährung gibt, kann ihr Intelligenzquotient um drei bis vier Prozent gesteigert werden.

Ananas bei Azidose

Der hohe Anteil an Natrium ist wichtig für die Aufrechterhaltung unseres Säure-Basen-Gleichgewichtes. Wer übersäuert ist, ist auch psychisch „sauer" und reagiert leicht aggressiv und gereizt. Ananas wirken stark basisch und helfen, auch in Streßsituationen heiter und gelassen zu reagieren. Messen Sie vor und nach einem Ananas-Tag (an dem sie ausschließlich frische Ananas essen) mit einem Teststreifen den pH-Wert ihres Urins. Sie werden überrascht sein, wie sehr er sich normalisiert! (Grundsätzliches zum Thema Azidose finden sie im entsprechenden Kapitel in meinem Papayabuch.)

Ananas als Stimmungsaufheller

Die Ananas enthält auch Niacin, das bei Gedächtnisstörungen hilft, weil es das Gehirn besser durchblutet. Außerdem lindert Niacin Depressionen. Die Pantothensäure in der Ananas gilt als Nervenschutzvitamin und sorgt in Streßsituationen für eine angemessene Produktion von Kortison. Vitamin B12, ebenfalls in der Ananas enthalten, hilft bei Gedächtnis- und Antriebsschwäche.

Ein weiterer natürlicher und nebenwirkungsfreier Stimmungsaufheller in der Ananas ist Vanillin, dem eine anregende, erotisierende und euphorisierende Wirkung zugeschrieben wird.

Man kann die Ananas also tatsächlich als „die Königin der Früchte" bezeichnen, auch was die Wirkung auf unseren Geist und unser Gemüt angeht. Unsere Gedanken werden klarer, und wir sehen Dinge wieder positiver.

Johannes Holler empfiehlt Ananas, frisch oder getrocknet, als ideale, gehirngerechte Zwischenmahlzeit. Auch Herbert Schwinghammer propagiert in seinem Buch „Essen, das intelligent macht" gerade nachmittags eine Obstmahlzeit, damit die Nachrichtenvermittlung zwischen den Gehirn- und Nervenzellen wieder und weiter klappt.

Ich habe diese Ratschläge schon lange intuitiv in die Tat umgesetzt und damit sehr gute Erfahrungen gemacht: Wenn ich beim Artikel- oder Bücherschreiben mal ins Stocken komme, bringt Ananas roh, als Trockenfrucht oder in Saftform meine grauen Zellen, meine Intuition und Kreativität wieder zum Fließen.

Die Ananas-Blütenessenz

„Schau dir die Blumen mit kritischer Einsicht an. Wie hätten die Blumen sich entwickeln können, wenn es nicht eine Intelligenz in ihnen geben würde?"

(Paramahansa Yogananda)

„Deva-Analysen" – ich finde die Übersetzung unglücklich, es sollte vielleicht besser „Deva-Botschaften" heißen – von hawaiischen Blütenessenzen finden Sie in Penny Medeiros Buch „Aloha – Hawaiische Tropen-Blütenessenzen"[48]. So fördert die Papaya-Blütenessenz zum Beispiel Beziehungen, indem sie die spirituelle Liebe füreinander weckt und mentale Verwirrungen und Spannungen beseitigt. Außerdem stimuliert sie übersinnliche Fähigkeiten, ein Wissen, das auch die Ureinwohner Australiens, die Aborigines, nutzen.

Ananas, „die Zuversichtliche"

Lila Devi beschreibt in ihrem „Handbuch der Blütenessenz-Heilung"[49] die Wirkung der Ananas-Blütenessenz. Sie bezeichnet die Essenzen als „Affirmationen in der Flasche", wobei die Ananas neben Banane, Feige, Tomate und Mais zum männlichen zweiten Quadranten „Sommer/Jugend" gehört und Selbstsicherheit repräsentiert. Lila Devi nennt die Ananas „die Zuversichtliche".

Hier sind einige Zitate von Anwendern der Ananas-Blütenessenz:

- „Ich spürte nach der Einnahme sofort die Sicherheit, daß ich mich auf dem richtigen Weg befand."
- „Ich habe meine Selbstzweifel aufgegeben."
- „Nach einem Monat der Einnahme wurde ich immer zuversichtlicher und bekam endlich die Gehaltserhöhung, die ich zu verdienen glaubte. Ich glaube, die Essenz hat mir geholfen, mich stärker zu fühlen."
- „Ich war nervös, weil ich vor Hunderten von Leuten einen Vortrag halten sollte. Ich nahm Ananas-Essenz ein und merkte sofort, daß mir das guttat. Zu meinem großen Erstaunen lief der Vortrag sehr gut."[50]
- „Selbstsicherheit ist für mich ein schwieriges Thema. Die Ananas-Essenz hat bei mir fast unmittelbar eine Wirkung gezeigt. Ich denke jetzt nicht mehr so oft an mich selbst und wie andere mich finden."

- „Meiner inneren Stimme kann ich vollständig trauen. Ich bin von innen heraus immer sehr sicher, wenn ich von etwas überzeugt bin.“[51]

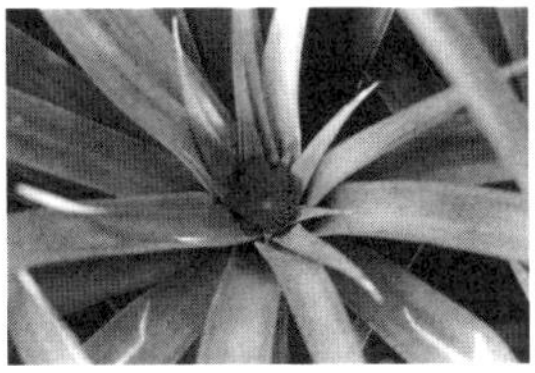

„Jeder Mensch hat in sich einen Kontinent unentdeckter Charaktere. Glücklich ist der, der als Kolumbus seiner eigenen Seele handelt.“

(SIR J. STEVENS)

Die Ananas-Blütenessenz vermittelt uns die Botschaft von Selbstvertrauen, Kraft, Weisheit, Zufriedenheit mit sich selbst, berufliche Erfüllung, Ehrlichkeit, geistige Klarheit, offene Ausdrucksweise, Charakterstärke, starkes Identitätsgefühl, Klarheit in Geldangelegenheiten, zieht Fülle in jeder Beziehung und Wohlstand an. Wir können sie als „Therapie“ einsetzen bei Arroganz, Minderwertigkeitskomplexen, Schüchternheit, Stolz, Streitsucht, Unzufriedenheit mit sich selbst, ungewollter Arbeitslosigkeit, Unzufriedenheit am Arbeitsplatz, Unfähigkeit, sich im Beruf zu entscheiden, und Schwierigkeiten im Umgang mit Geld.

„Ananas-Persönlichkeiten“ sind Menschen wie John F. Kennedy, Descartes, Sean Connery oder Madonna, die ein gesundes Selbstbewußtsein haben. Sie sind charmant, beeindrukkend, gute Redner, einflußreich und haben eine starke, positive Ausstrahlung. „Sie sind die geborenen Führer.“[52]

Werden Sie ein „Ananastyp“

Ein typisches Credo eines Ananas-Typen sind die Worte von John F. Kennedy in seiner Antrittsrede: „Frage nicht, was dein Land für dich tun kann, sondern was du für dein Land tun kannst.“ Klarheit, Stärke und Weisheit sind die Merkmale von Ananas-Typen.

Ananas in der Pubertät

Damit ist Ananas auch die ideale Essenz für Identitätskrisen in der Pubertät, während der Wechseljahre oder in der Lebensmitte und bei gravierenden Lebensveränderungen. Lila Devi: „Ananas lehrt uns mit ihren Schwingungen, uns selbst kennenzulernen und zu mögen, und dieser Prozeß führt dazu, daß wir ausgesprochen liebenswert werden.“[53]

In der Bibel heißt es: „Liebe deinen Nächsten *wie dich selbst.*“ Den letzten Teil dieses Satzes „verschlucken“ die meisten und erkennen nicht, daß ihre Liebe zu anderen nicht sehr groß sein kann, wenn sie sich noch nicht einmal selbst lieben! Ananas ist die Essenz für Selbstsicherheit, das heißt für das Vertrauen in unser göttliches höheres Selbst.

Die Ananas-Essenz ist außerdem ideal für beruflichen Erfolg. Sie transformiert Selbstzweifel, Unzufriedenheit mit den eigenen Fähigkeiten und die Tendenz, sich ständig mit anderen zu vergleichen und über seine eigenen Schwächen und Fehler nachzudenken. Sie hilft uns, das eigene Licht nicht mehr unter den Scheffel zu stellen und den Beruf herauszufinden, in dem wir aufgehen und wirkliche Erfüllung finden. Unsere Ausstrahlung und Selbstsicherheit wachsen mit ihrer Hilfe, und unser Tun wird

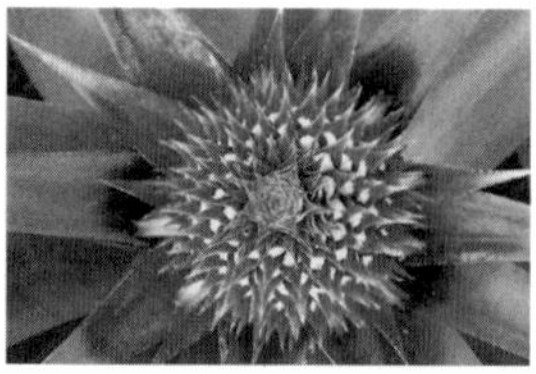

„Sei dir selber treu."

(Shakespeare)

Ananas für beruflichen Erfolg

auch entsprechend materiell belohnt. Als Lektüre für diesen Prozeß und seine Mechanismen empfehle ich das Büchlein von Deepak Chopra, „Die sieben geistigen Gesetze des Erfolges"[54].

Wenn Sie Ihre Ananas-Eigenschaften verstärken möchten, nehmen Sie eine Zeitlang ausschließlich Ananas-Essenz viermal am Tag vier Tropfen und nach Bedarf ein (sie wirkt am besten als „Solostimme"). Verbringen Sie viel Zeit mit erfolgreichen Ananas-Typen, lesen Sie Bücher über berühmte und erfolgreiche Menschen, hören Sie auf, sich mit anderen zu vergleichen, bringen Sie Ihre Talente zu mehr Perfektion und arbeiten Sie mit der Affirmation: „Klarheit, Kraft und Weisheit sind meine wahre Natur. Das Leben ist ein Spiel, und ich bin allen seinen Herausforderungen mühelos gewachsen."

Herstellung einer Ananas-Blütenessenz

Ein magischer Prozeß

Sie können die Ananas-Blütenessenz und weitere „Master´s Essenzen" auch fertig kaufen (Bezugsquellen siehe Seite 184). Wenn Sie jedoch in einem Land sind, in dem Ananas wachsen, können Sie selbst eine Blütenessenz herstellen. Seien Sie sich darüber klar, daß die Zubereitung einer Blütenessenz kein mechanischer, sondern ein magischer Prozeß ist, und daß man sich selbst dazu positiv fühlen und innerlich gesammelt sein sollte.

Sie brauchen eine Schale aus Glas oder Porzellan, die Sie vorher gründlich mit kochendem Wasser von allen Schwingungen gereinigt haben. Füllen Sie das Gefäß zur Hälfte mit Wermut, Branntwein oder anderem hochprozentigen Alkohol. Der Alkohol dient als Konservierungsmittel und „Anker", der die subtilen Schwingungen der Blüten ans Wasser bindet. Wenn Sie bei der Ananaspflanze angekommen sind – es sollte ein sonniger Tag sein, da Sie drei Stunden Sonnenschein brauchen –, stimmen Sie sich in den Ananas-Deva ein und bitten Sie um seine Unterstützung. Wählen Sie die geeigneten Blüten aus: Sie sollten groß, frisch und strahlend aussehen. Sie füllen die Schale mit mitgebrachtem destilliertem oder Quellwasser (zum Beispiel Volvic) auf. Mit einem gereinigten, scharfkantigen Bergkristall lösen Sie dann vorsichtig die Ananasblüten ab und legen sie behutsam in die Schale, bis die Oberfläche völlig mit Blüten bedeckt ist. Nehmen Sie nur einige Blüten von jeder Pflanze, um die Fortpflanzungsfähigkeit zu bewahren.

Als Alternative kann man auch ein neues oder gereinigtes Wasserglas an die Pflanze hängen und die Blüte vorsichtig hineinbiegen, damit sie ins Wasser einwirken kann. Diese von Jean Trenorden, einer Spezialistin für Blütenessenzen, weiterentwikkelte Methode der Herstellung von Blütenessenzen hat Harald Tietze in seinem Buch „Die sagenhafte Heilkraft der Papaya“ beschrieben.

Stellen Sie dann die Schale in die Sonne bzw. lassen Sie den Glasbehälter an der Pflanze und kommen nach etwa drei Stunden wieder, um die Blüten abzuschöpfen bzw. aus dem Gefäß zu nehmen. Vergessen Sie nicht, sich beim Ananas-Deva zu bedanken!

Die Lebenskraft der Blüten ist durch die magnetische Kraft der Sonne ins Wasser übergegangen. Die abgeschnittenen Blüten können Sie mitnehmen und als Tischdekoration benutzen. Ich finde die „Reinbiege-Technik“ sympathischer, weil die Blüte an den Lebensstrom der Pflanze angeschlossen bleibt. Die Blüte braucht sich nicht zu „opfern“, wir verletzen die Pflanze nicht, und von dieser Schwingung der Behutsamkeit, Achtsamkeit und Sanftheit wird sicherlich die Energie unserer Blütenessenz profitieren.

Mutteressenz: bis zu 10 Jahren haltbar

Sie können diese Mutteressenz zur Potenzierung der Energie für mindestens zwei Stunden unter eine Kupferpyramide stellen und dann in eine saubere, dunkle Glasflasche umfüllen. Von dieser Essenz braucht man, wie bei den bekannten Bachblüten, nur wenige Tropfen für eine 30-Milliliterflasche, die mit destilliertem Wasser und einigen Tropfen Alkohol zur Haltbarmachung gefüllt ist.

Wenn die Blütenessenzen richtig und hygienisch einwandfrei hergestellt wurden, halten sie sich bis zu zehn Jahre lang. Je nach Bedarf nimmt man davon vier Tropfen etwa viermal am Tag unter die Zunge und behält sie, wie bei homöopathischen Essenzen, so lange wie möglich im Mund. Man kann durch Pendeln oder durch den Touch-for-Health-Test kinesiologisch austesten, ob und welche Menge wir selbst oder andere von der Ananas-Blütenessenz brauchen. Dieses Verfahren können wir für alle Blüten anwenden und auch andere Pflanzenteile oder die ganze Pflanze nutzen.

Wer möchte, kann zwei Tropfen Konzentrat auf 100 Milliliter Massage- oder Körperöl geben und gut umrühren oder etwa 15 Tropfen Konzentrat in ein Vollbad geben.

Gerade bei der Ananas empfiehlt es sich, die Essenz nicht mit anderen zu mischen, sondern sie allein wirken zu lassen. Devi: „Würde man denn gleichzeitig fünf Radioprogramme hören?“ Die übliche Einnahmedauer eines Mittels beträgt zwischen drei Tagen und zwei Wochen. Man merkt am Ergebnis – ob man selbstbewußter, gelassener, klarer geworden ist –, wann man die Ananas-Essenz nicht mehr braucht.

Besonders kraftvoll wird die Blütenessenz an Kraftorten wie Hawaii oder den Kanarischen Inseln, die mit ihrer Vulkanenergie den Prozeß der Transformation unterstützen.

Homöopathischer Ananassaft

Kräftigungs- und Reinigungsmittel

Diesen homöopathischen Ananassaft stellt man aus dem frischgepreßtem Saft einer im Naturkostladen oder auf dem Öko-Markt gekauften Bioananas her. Man kann damit zum Beispiel eine eventuell vorhandene Ananas- oder Bromelain-Allergie heilen oder die Essenz als Kräftigungs- und Reinigungsmittel einsetzen. Es wird eine Potenzierung D3 oder D6 empfohlen. „D" ist die Abkürzung für „Dezimalpotenz" und gibt die jeweilige Potenzierung (in Zehnerschritten, 1:10) der dem homöopathischen Mittel zugrundeliegenden Substanz an. D6 bedeutet zum Beispiel: 6 mal 1:10 potenziert.

Man braucht drei Flaschen, die jeweils 100 Milliliter fassen, und füllt sie jeweils mit 90 Millilitern destilliertem Wasser. Zum Abmessen kann man eine Aufziehspritze aus der Apotheke nehmen.

Der ersten Flasche gibt man 10 Milliliter Ananassaft bei, verschließt sie und schüttelt 50mal sehr stark. Diese Mischung nennt man D1 (Potenzierung 1:10). Davon nimmt man wieder 10 Milliliter heraus, füllt sie in die zweite Flasche, schüttelt diese ebenfalls 50mal stark und erhält damit D2. Denselben Vorgang kann man nochmals mit einer dritten Flasche (oder noch beliebig oft) wiederholen und erhält dann D3. Diese Medizin solllte man, gut verschlossen und mit einigen Tropfen Hochprozentigem wie Obstler haltbar gemacht, kühl lagern.

Für Allergien hat sich besonders die D6-Potenz bewährt, die man unter Fortsetzung des oben beschriebenen Verfahrens herstellen kann. Homöopathen empfehlen, dreimal täglich drei bis zehn Tropfen unter die Zunge zu nehmen und erst so spät wie möglich hinunterzuschlucken, um die Wirkung optimal auszunutzen.

Mit orthomolekularen Wirkstoffen die Gesundheit verbessern und Krankheiten vorbeugen

„Eumetabolisch“ oder „orthomolekular“ besagen, daß diese Medikamente als Ganzes oder in ihren Abbaukomponenten normale Partner des menschlichen Stoffwechsels sind. Orthomolekulare Wirkstoffe werden vor allem aus Pflanzen oder Tieren gewonnen.

Der Nobelpreisträger für Chemie und Frieden, Linus Pauling, vertrat als einer der ersten die These, daß die Therapie mit einem toximolekularen Wirkstoff allein die Summe der Gesundheitszustände in einem Organismus nicht vergrößern könne, „sondern nur ein Loch stopfe, um gleichzeitig ein anderes aufzureißen“[55]. Als Beispiel hierfür gilt die Chemotherapie bei Krebserkrankungen. Die orthomolekulare Therapie hingegen ist in der Lage, die Summe aller Gesundheitszustände zu vergrößern. Außerdem hat sie keine toxische, belastende Wirkung auf den Organismus. Es kann nicht zu einer Überdosierung kommen, Überflüssiges wird normal verstoffwechselt und ausgeschieden. Orthomolekulare Therapie wird vom menschlichen Organismus nicht als „fremd“ angesehen und ist damit unbegrenzt anwendbar. Pauling empfiehlt als Begründer der Orthomolekularen Medizin die Gabe aller wesentlichen orthomolekularen Substanzen, zum Teil in hoher Dosierung, zur Erhaltung von Gesundheit und Vitalität bis ins hohe Alter.

Die moderne eumetabolische Schutztherapie bei Herzinfarktes senkt dessen Häufigkeit um etwa 95 Prozent. Empfohlen werden unter anderem die Vitamine C, E, A, B1, B2, B3, B6, B12, Folsäure, Pantothensäure, Biotin, Vitamin C, Vitamin K und Betakarotin, daneben auch Eisen, Zink, Selen, Mangan, Kupfer, Chrom, Molybdän und Jod.

Stimulierung der selbstheilenden Kräfte

Die Stimulierung körpereigener Kräfte zur Selbstheilung ist wesentlich erfolgversprechender als die Mittel der orthodoxen Schulmedizin, da sie sicher stärker als bisher angenommen und auch auf Dauer wirksam sind. Die Kostenexplosion im Gesundheitswesen und die mageren Erfolge der Schulmedizin bei „Volksseuchen“ wie Herzinfarkt und Krebs werden nach Dr. Nieper „die Ablösung durch die eumetabolische Protektivmedizin sehr bald erzwingen“[56].

Viel Wissenswertes über die Orthomolekulare Medizin findet sich, allgemeinverständlich geschrieben, in dem Buch „Vitalstoffe – Bausteine der Gesundheit“[57].

Volkmar Eberlein macht aus seiner Begeisterung für „Enzyme – die medizinische Revolution" keinen Hehl. Für ihn ist es nur eine Frage der Zeit, daß Enzyme auch bei Aids und der Alzheimerkrankheit den Durchbruch schaffen. Bei der Aidserkrankung sucht man derzeit nach einem Anti-Enzym, das den Giftstoff neutralisiert, mit dem die Aidsviren auch gesunde Abwehrzellen vernichten, und erst vor kurzem wurde ein Enzymdefekt als eine der Ursachen der Alzheimerkrankheit entdeckt.

Wir können uns also auf eine Medizin freuen, die natürliche, körpereigene Regulationsmechanismen unterstützt und nicht versucht, Teile davon zu unterdrücken und auszuschalten. Eine Medizin, die mit dem Organismus einfühlsam zusammenarbeitet und sein Immunsystem dabei stärkt, nicht zusätzlich belastet.

Die Bromelain-Story – ein Epilog

(Unveröffentlichtes Manuskript von Dr. Steven Taussig, Honolulu, Hawaii, im Juli 1997)

„Während ich mich dem respektablen Alter von 83 Jahren nähere und auf die letzten dreißig Jahre meiner beruflichen Aktivität zurückschaue, die hauptsächlich auf Bromelainforschung zentriert war, fühle ich mich gezwungen, diesen Epilog zu schreiben. Er war ursprünglich geplant, meinem letzten Papier hinzuzufügen: 'Ein pflanzliches Präparat, das lange übersehen wurde, schreit nach Anerkennung – die Bromelain-Story.'

„Bromelain schreit nach Anerkennung"

Dieser Epilog kann auch als eine Entschuldigung angesehen werden, oder vielleicht als Erklärung dafür, warum ich nicht mehr Bemühungen dafür investiert habe, die Wichtigkeit und Bedeutung dieser ungewöhnlichen Substanz zu veröffentlichen, nachdem ich über ihre Auswirkungen während vieler Forschungsjahre gelernt habe.

Die Bromelain-Story wurde nicht mit der Absicht, sie zu veröffentlichen, geschrieben, und diese Absicht bestand zu keiner Zeit. Es handelte sich nur um ein Mittel, ein Ventil für meine Frustrationen zu finden, nachdem ich auf der einen Seite das Potential als kraftvolles Arzneimittel gesehen hatte, und auf der anderen Seite die Vergeblichkeit meiner Bemühungen erkennen mußte, daß Bromelain jemals ein anerkanntes Arzneimittel werden würde.

Meine Beschäftigung mit Bromelain begann völlig 'zufällig'. In den frühen 60er Jahren wurde ich von der Dole Pineapple Company in Hawaii angestellt, um an einem Pilotprojekt mitzuarbeiten, dem ersten dieser Art auf der Welt mit dem Ziel, industriell nutzbare Mengen von Bromelain aus dem Strunk der

Ananaspflanze zu produzieren. Dieser Stoff fällt bei der Saftproduktion als 'Abfallprodukt' ab.

Bromelain ist eine 'Enzymmischung', die verschiedene eiweißverdauende und andere Enzyme enthält, und darüber hinaus weitere physiologisch aktive Substanzen. Ursprünglich wollte man Bromelain als Fleischzartmacher wie Papain einsetzen, aber über die Jahre wurde berichtet, daß Bromelain einige bedeutsame pharmakologische Aktivitäten aufweist. Zahlreiche Veröffentlichungen in der internationalen medizinischen Literatur beschreiben die segensreichen Auswirkungen von Bromelain in der Krebstherapie, bei Arthritis, Herz-Kreislauf-Erkrankungen und anderen Krankheitsbildern.

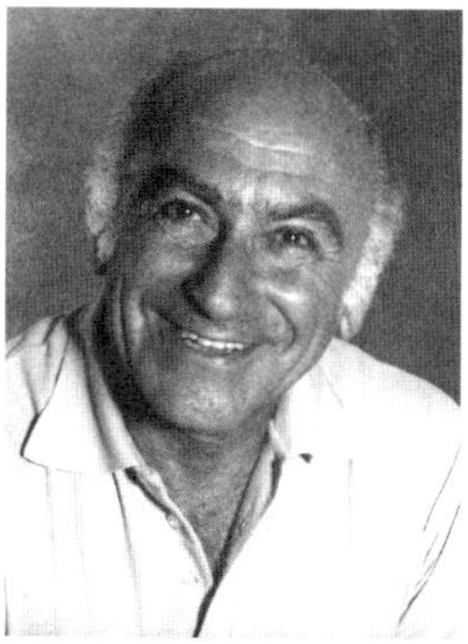

Dr. Taussig, der Bromelain-Experte in Honolulu, im Alter von 84 Jahren

Eine einzige Substanz, die bei all diesen chronischen degenerativen Krankheiten wirkt? Das klang merkwürdig und verschroben, um es milde auszudrücken! Da ich bei der Herstellung von Bromelain beteiligt war, mußte ich offensichtlich einen gründlicheren Blick auf all diese Behauptungen werfen.

Endlich ein Heilmittel für chronische Krankheiten?

Anfangs las ich die Artikel mit einer gehörigen Portion Skepsis, und, als ihre Anzahl ständig wuchs, mit gewissem Interesse und Verwunderung. Schließlich wurde ich von ihrer Schlüssigkeit fasziniert. Gegenwärtig gibt es für diese chronischen Krankheiten keine Heilmittel, und es handelt sich dabei um die größten 'Killer' des modernen Menschen.

Nachdem ich 1973 aufgehört hatte, für die Ananasgesellschaft zu arbeiten – sie 'ließen mich gehen', weil das neue Management Forschung als einen überflüssigen Luxus ansah –, gründete ich meine eigene Beratungsfirma. Mein Beweggrund dafür war zum einen, ein neues Einkommen zu schaffen, und zweitens hatte ich beschlossen, den Behauptungen im Zusammenhang mit Bromelain auf den Grund zu gehen. Ich wollte bei der Erforschung jeder einzelnen Anwendung nicht in die Tiefe gehen, sondern einzig und allein eine Grundfrage beantworten: Machen die Ansprüche an Bromelain zur Gesundheitsverbesserung und Heilung Sinn oder nicht?

Damals war ich vollkommen entschlossen, die Forschungen zu beginnen und jede Hilfe, die mir angeboten werden würde, ob professionell oder andersartig, zu nutzen. Heute, fast 30 Jahre später, erkenne ich, wie naiv ich war, um kein stärkeres Wort zu gebrauchen, mit einem solch anspruchsvollen Projekt praktisch ganz auf mich allein gestellt anzufangen. Mein erster Schritt bestand darin, ein verläßliches, kommerziell erhältliches Bromelain-Produkt auszusuchen, um es in allen zukünftigen Experimenten zu verwenden. Für die Labortests (in vitro), war das hawaiische Lebensmittel 'Bromelain 1200' perfekt, aber ich brauchte ein kommerzielles Markenprodukt mit der richtigen Konzentration in Tabletten- oder Kapselform, um es an Menschen in klinischen Studien auszuprobieren.

Während ich nach dem richtigen Produkt suchte, traf ich auf die erste Hürde: Alle verfügbaren, verschreibungspflichtigen Arzneimittel (Ananase, Nutrizym, Mexase) enthielten nur 20 bis 50 Milligramm Bromelain, eine Dosis, die ich als nicht ausreichend oder einfach zu dürftig ansah, um bedeutsame klinische Resultate zu erzielen. Bei einer Untersuchung nicht verschreibungspflichtiger Mittel (ich testete 26 Produkte aus den USA und Europa) fand ich heraus, daß alle falsch ausgezeichnet waren: Sie enthielten nur einen Bruchteil des auf dem Beipackzettel angegebenen Gehaltes an aktivem Bromelain.

Anavit F3: das Power-Bromelain-Präparat

So entschied ich mich schließlich, mein eigenes Produkt zu entwickeln, das nur Bromelain in einer adäquaten Dosis enthalten sollte, und ausschließlich die Wirkungsweise von Bromelain zu erforschen. Das Produkt, das dabei herauskam, war Anavit-F3, und es enthält 230 Milligramm Bromelain pro Kapsel. Der Handelsname wurde registriert, und das Produkt wurde als Nahrungsergänzungsmittel ausgezeichnet, so daß es ohne Verschreibungspflicht verkauft werden kann. Konsequenterweise wurde dieses Produkt für all unsere klinischen Studien verwendet.

Die Forschungsresultate wurden in einigen wissenschaftlichen Zeitschriften veröffentlicht, und ich wurde als Sprecher auf verschiedene internationale Kongresse eingeladen. Erstaunlicherweise verbreitete sich die 'Berühmheit' von Bromelain bzw. Anavit, im folgenden durch Mundpropaganda, ohne jede bedeutsame Publicity von meiner Seite. Sogar heute, lange nach meiner Pensionierung, wird das gleiche Produkt in Kalifornien vertrieben, unter dem gleichen Markennamen, und es ist auf der ganzen Welt erhältlich.

Alle klinischen und Labortests wurden in Verbindung mit Forschern durchgeführt, die auf diesem Gebiet Spezialisten sind, um korrekte Testbedingungen, Beobachtungen und Interpretationen der Ergebnisse durch äußerst kompetente Menschen zu gewährleisten.

Um die bedeutendsten Ergebnisse kurz zusammenzufassen, kann Folgendes behauptet werden:

1. Die Eigenschaften, die Bromelain zur gesundheitlichen Verbesserung zugesprochen werden, sind im großen und ganzen alle richtig.
2. Der aktive Inhaltsstoff in Bromelain ist nicht allein seine proteolytische Aktivität; es gibt mindestens noch einen zusätzlichen physiologisch aktiven Bestandteil, der für die positiven Gesundheitseffekte verantwortlich ist.
3. Eine hohe Dosis von Bromelain ist nötig, um bedeutsame Resultate zu erzielen. Das heißt praktisch eine Dosis von 800 bis 2400 Milligramm Bromelain pro Person und Tag.
4. Bromelain ist ein selektiver Prostaglandin-Inhibitor und verhindert das Zusammenklumpen von Blutplättchen.
5. Der Effekt von Bromelain bei Krebs hängt mehr mit der umfassenden Stärkung des Immunsystems als mit einer spezifischen Wirkung auf einen bestimmten Tumor zusammen. Allerdings hat Bromelain bei Laborexperimenten mit verschiedenen Krebszellen im Reagenzglas einen stark hemmenden Einfluß auf ihr Wachstum. Das Wachstum aller Krebszellen ist in unseren Versuchen bei Leukämie, Lungen- und Lymphdrüsenkrebs mindestens um 80 Prozent zurückgegangen. Darüber hinaus ist auch die Entwicklung von Metastasen in der Lunge verhindert worden. Bromelain erhöht den Tumor-Nekrose-Faktor, die T-Zellen-Aktivierung und stört den Zellzyklus der Krebszelle."

Eine hohe Dosis ist wichtig!

Bromelain hemmt das Wachstum von Krebszellen

Die Wirkungsweise von Bromelain

Wie wirkt Bromelain?

Überschrieben ist die Bromelain-Story mit: „Eine lange Zeit übersehene natürliche Pflanzenmedizin schreit nach Anerkennung". Da Dr. Taussig als Bromelainexperte weltweit anerkannt ist, werde ich hier mit seiner Erlaubnis Teile aus seiner Schrift über die Wirkungsweise von Bromelain, leicht gekürzt und vereinfacht, wiedergeben

Bromelain ist effektiv gegen viele **chronische degenerative Krankheiten**, die durch exzessiven Streß hervorgerufen werden.

Jeder Mensch hat eine bestimmte Streß-Toleranzgrenze: Dies ist die Menge Streß, die eine Person tolerieren kann, ohne daß ihre Gesundheit angegriffen wird. Wenn der Körper mehr Streß ausgesetzt ist, als er handhaben kann, produziert er hormonähnliche Substanzen, die die Aufgabe haben, erst einmal den Organismus über die Gefahr zu informieren und in Alarmbereitschaft zu setzen. Diese Substanzen zirkulieren im Blutstrom und sensibilisieren Schmerzrezeptoren, die Unwohlsein verursachen. Wenn der Streß aufhört, werden sie automatisch im Körper abgebaut, und Stoffe, die Heilung bewirken, können mit ihrer Arbeit beginnen. Wenn aber Streß über einen langen Zeitraum hinweg anhält, Monate oder sogar Jahre, werden diese Substanzen fortwährend produziert und verursachen schließlich Probleme. Sie schaden dem Körper an seinem schwächsten Punkt.

So entstehen und entwickeln sich die meisten chronischen degenerativen Krankheiten der Gelenke, des Herzens und des Verdauungssystems und führen zu Arthritis, Blutklümpchen, Krebs oder Geschwüren.

Diese hormonähnlichen Substanzen, von denen oben die Rede ist, werden Prostaglandine genannt. Es gibt zwei grundlegende Gruppen von Prostaglandinen mit gegenteiliger Wirkung: einmal die „Alarm-Prostaglandine" (Thromboxane A2), die Entzündungen und Schmerzen hervorrufen, um ein Problem zu signalisieren; die andere Gruppe, die „Anti-Entzündungs-Prostaglandine" oder „Heilungs-Prostaglandine" (Prostacyclin), welche den Heilungsprozeß fördern. Beide Gruppen werden in sehr kleinen Mengen ausgeschüttet; sie regulieren die meisten der vitalen Körperfunktionen. In einem gesunden Körper herrscht eine delikate Balance zwischen beiden Prostaglandin-Gruppen.

Bromelain fördert Heilungs-Prostaglandine

Bromelain ist ein „selektiver" Prostaglandin-Hemmer. Es verhindert die Produktion von zu großen Mengen an „Alarm-Prostaglandinen" und stellt das Gleichgewicht zwischen den beiden Prostaglandin-Gruppen wieder her. Das natürliche Verteidigungssystem des Körpers, sein Immunsystem, kann wieder richtig arbeiten, und der Heilungsprozeß kann fortschreiten. Es handelt sich hier um eine sehr vereinfachte Darstellung, aber sie erklärt das grundlegende Prinzip des Wirkungsmechanismus von Bromelain.

Die entzündungshemmenden synthetischen Drogen und Blutgerinnungsmittel sind alle Prostaglandin-Hemmer; die medizinischen Pflanzen, die für Krebsbehandlung und Herzinfarkt empfohlen werden (wie zum Beispiel Knoblauch oder Taxol), enthalten ebenfalls prostaglandinhemmende Wirkstoffe. Der Unterschied zwischen synthetischen und natürlichen Mitteln besteht darin, daß die synthetischen sehr kraftvolle Hemmer sind und beide Typen von Prostaglandinen zerstören, während die natürlichen selektiv „arbeiten" und nur die Bildung der „Alarm-Prostaglandine" stören. (Wenn Sie sich vorstellen, einen empfindlichen Mechanismus mit dem Vorschlaghammer statt mit einem feinen Schraubenzieher reparieren zu wollen, haben Sie die Analogie.)

Bromelain: feiner Schraubenzieher statt Vorschlaghammer

Das Dilemma des Bromelains beruht auf folgenden Tatsachen:

Bromelain: wirksam, preiswert, harmlos

Auf der einen Seite ist Bromelain ein natürliches Medikament, von dem bewiesen ist, daß es eine Anzahl schwerer Krankheiten verhüten oder behandeln kann. Es hat keine toxische Wirkung, ist preiswert und auch ohne ärztliche Verschreibung überall erhältlich.

Auf der anderen Seite hat es noch keine Anerkennung durch die „Food and Drug Administration" (FDA) gefunden, und daher verschreibt es kaum ein Arzt.

Bromelain hat diese Anerkennung nicht, weil kein Pharmakonzern eine Anerkennung beantragt hat, und nicht, weil es nicht wirkt. Das Hauptziel eines Pharmakonzerns jedoch ist es nicht, Menschen zu heilen, sondern Gewinne zu machen, und wenn ein Produkt auch noch Menschen gesund macht, ist das nur ein Nebenziel seiner Aktivitäten. Dies soll keine Kritik an der Pharmaindustrie sein, es ist nur eine Beschreibung der Fakten.

Bromelain: bedeutsames Heilmittel

Wenn man bedenkt, daß heute eine Anerkennung eines neuen Medikamentes bis zu 100 Millionen Dollar kostet und acht bis zehn Jahre Zeit beansprucht, wird verständlich, daß ein pharmazeutisches Unternehmen bei einem neuen Produkt so zurückhaltend ist, für das es nicht exklusive Besitzrechte beanspruchen kann, weil (wenn es anerkannt ist) andere es jederzeit nachmachen können.

Gleichwohl ändert dies nichts an der Tatsache, daß Bromelain ein bedeutendes Heilmittel ist, welches das Leiden von vielen Menschen mit chronischen degenerativen Erkrankungen lindern kann, für die es gegenwärtig keine andere Heilung gibt.

Bromelainhaltige Präparate bei uns

„Ananas ist der Enzymspender Nummer eins."

(Jörg Zittlau, Norbert Kriegisch, „Das grosse Buch der gesunden Ernährung")

Es gibt bei uns etliche Monopräparate, die ausschließlich Bromelain in unterschiedlichen Mengen enthalten, und Enzymgemische, die außer Bromelain noch andere pflanzliche Proteasen oder auch Enzyme tierischer Herkunft enthalten. Fast alle Präparate sind, da sie weitgehend nebenwirkungsfrei sind und keine Überdosierung möglich ist, rezeptfrei in der Apotheke zu bekommen, im Reformhaus oder auch im Versandhandel erhältlich.

Monopräparate

Traumanase forte enthält pro Tablette 40 Milligramm Bromelain und wird vor allem bei Entzündungen mit Schwellungen eingesetzt.

Mucozym enthält pro Dragee 160 bis 200 Milligramm Bromelain und wird bei akuten Schwellungszuständen nach Operationen und Verletzungen verschrieben.

Proteozym enthält pro Tablette 45 Milligramm Bromelain und wird bei entzündlichen Prozessen mit Ödemen und nichtbakteriellen Schleimhautschwellungen empfohlen.

Anavit F3: über internationale Apotheken zu bestellen. Bald auch hier erhältlich?

Bromelainpräparate mit unterschiedlich hohem Bromelainanteil, die in bezug auf die Bromelainmenge teilweise dem amerikanischen Präparat Anavit F3 entsprechen, das Dr. Taussig empfiehlt, werden von der Firma Papaya Vera in Kiel, Prüne 7, 24103 Kiel (s. a. Seite 184) angeboten. Diese Firma bemüht sich auch um den Import des sehr konzentrierten und enzymaktiven Anavit F3, das man zur Zeit nur über die Internationalen Apotheken bestellen kann.

Bromelain POS, früher Bromelain 200, enthält 200 Milligramm Bromelain pro Dragee. Es baut krankhafte Eiweißablagerungen wie Fibrin und Immunkomplexe ab, verbessert die Fließeigenschaften des Blutes und beschleunigt den Heilungsprozeß bei Entzündungen.

Das Produkt **Ananase** enthält 5 Prozent Bromelain und kann über die Internationalen Apotheken bestellt werden, man braucht allerdings im Unterschied zu den anderen genannten Präparaten ein Rezept hierfür.

Enzymgemische

Enzym-Wied enthält neben 45 Milligramm Bromelain pro Dragee auch Papain und Enzyme tierischer Herkunft. Es wird bei Arteriosklerose, Venenentzündungen, Thrombosen, stumpfen Verletzungen und Blutergüssen, Schwellungen und Entzündungen verschrieben.

Esberizym N enthält neben Bromelain auch Pankreatin vom Schwein und wird bei chronischen Verdauungsstörungen, chronischer Bauchspeicheldrüsenentzündung, mangelhafter Enzymsekretion und Fäulnis- und Gärungsdyspepsie eingesetzt.

Bromelain-Papain-Präparat

Papaya 35 ist ein Enzymgemisch mit 40 Milligramm Bromelain und 35 Milligramm Papain, das von der Firma Papaya Vera in Kiel vertrieben wird.

Die **Floradix Multipretten Kräuterdragees** enthalten neben 8 Milligramm Bromelain unter anderem Anis, Koriander, Minze und Pankreatin. Sie werden für die Erhaltung einer gesunden Magenfunktion und Förderung der Eiweißverdauung empfohlen.

Mulsal N enthält 45 Milligramm Bromelain pro Dragee, außerdem Papain und Trypsin. Es wird bei rheumatischen Erkrankungen wie chronischen Gelenkentzündungen, insbesondere rheumatischer Arthritis, verschrieben, außerdem bei Morbus Bechterew, chronischen Entzündungen, entzündlichen Ödemen und bei Störungen des körpereigenen Abwehrsystems.

Wobenzym N enthält neben 45 Milligramm Bromelain pro Dragee auch Papain, Pankreatin, Trypsin und Chymotrypsin und wird empfohlen bei Entzündungen, Thrombophlebitis und Thrombosen.

Die Wobenzym-Salbe enthält 45 Milligramm Bromelain und außerdem Trypsin. Sie hilft bei vielen Hautproblemen. (Ich habe die Salbe im Urlaub und unterwegs immer dabei.)

Phlogenzym enthält 90 Milligramm Bromelain pro Filmtablette sowie Trypsin und wird bei traumatisch bedingten Ödemen, Entzündungen und rheumatischen Erkrankungen angewendet.

Das pflanzliche Enzymgemisch **Granozym** mit Bromelain und Papain gibt es im Reformhaus. Es hilft bei der Eiweißverdauung und allgemein bei Verdauungsproblemen.

Krankheiten heilen mit Ananas und Bromelain

Ananas bei Herz-Kreislauf-Erkrankungen

Arterienverkalkung durch Rohkost rückgängig zu machen!

Arteriosklerose

Bei freilebenden Menschenaffen, die in erster Linie Früchte (ergänzt durch Blätter und Knospen) essen, gibt es keine Arterienverkalkung. Genetisch sind wir mit den Schimpansen und den anderen Menschenaffen zu 98,5 Prozent gleich. Dr. Shelton, ein Vertreter der Natürlichen Gesundheitslehre, beschreibt in seinem Buch „Fasten kann Ihr Leben retten" die Erfolge mit mehr als 40 000 Fastenpatienten und vertritt die Ansicht, daß man Arterienverkalkung durch Fasten und anschließende Rohkost zurückbilden kann.

„Das Ananasenzym Bromelain wird in der Blutbahn resorbiert, ist unbegrenzt anwendbar, wirkt nach acht Jahren wie am ersten Tag, löst auch bestehende Gerinnsel und säubert Arterienwände und Blutzellen."

(Dr. Hans Nieper)

Wenn die körpereigenen Enzyme nicht mehr in der Lage sind, Cholesterin und kleine Blutgerinnsel von der Gefäßwand abzuschwemmen, kommt es dort zu Ablagerungen. Fette und Blutklebstoff wandern auch in tiefere Schichten der Gefäßwand, wodurch es zu einer Verdickung und zu kleinen Wunden, sogenannten Läsionen, kommt. Die Gefäßwand ist erkrankt, und wir haben es mit der gefürchteten Arteriosklerose zu tun.

Aufgrund von Arteriosklerose entstehen Durchblutungsstörungen, die sich zum Beispiel als Raucherbein, „offenes Bein" oder Unterschenkelschwellungen zeigen, aber auch in Form von Herzschmerzen. Gehirnschlag und Angina-pectoris-Anfälle bei älteren Menschen sind ebenfalls Folgen dieses Krankheitsgeschehens.

Durch eine Umstellung der Ernährung (Reduzierung von tierischen Fetten auf ein Minimum, sehr viel rohe Früchte und Gemüse), eine Gewichtsabnahme und mehr Bewegung (am besten täglich ein bis zwei Stunden) wird nicht nur das „schlechte" Cholesterin (LDL) gesenkt, sondern auch die Enzyme im Blut aktiviert. Durch das körpereigene Enzym Plasmin werden die Blutplättchen in ihrer Aktivität gehemmt, die für die Ablagerung des Fibrins (= Blutklebstoff) verantwortlich sind.

Behandlungsmöglichkeiten

Bei einer Neigung zu Gefäßerkrankungen werden neben einer Änderung der Lebensweise meist **Salizylsäurepräparate** verordnet, die Fibrinablagerungen verhindern sollen. Zwar kann mit dieser Behandlung dem Risiko eines Herzinfarktes oder der Arterioskleroseentwicklung vorgebeugt werden. Salizylsäurepräparate haben allerdings schwerwiegende Nebenwirkungen: Sie können Schleimhauterkrankungen in Magen und Darm verursachen. Nieper kritisiert den Versuch der Schulmedizin, Herzkrankheiten mit zell-giftigen Nitroverbindungen zu behandeln.

„Bromelaine haben einen ausgezeichneten Effekt auf Arterienablagerungen."

(Dr. Hans Nieper)

Im Vergleich hierzu haben **Enzympräparate** keine Nebenwirkungen. Sie werden bestens vertragen und können bedenkenlos über viele Jahre eingenommen werden. Allein in Deutschland werden mehr als eine Million Patienten laufend oder vorübergehend mit Enzymgemischen behandelt. Bromelain kann nach den Erfahrungen von Dr. Nieper und vielen anderen Ärzten Ablagerungen an der Hauptschlagader, in den Beinarterien sowie Thrombosereste wieder auflösen, so daß manches Bein vor einer Amputation gerettet werden und sogar seine normale Funktion wieder erfüllen kann.

Bromelain löst Ablagerungen und verhindert Beinamputationen!

Sogenannte **Clofibrat-Präparate**, die vorübergehend vom Bundesgesundheitsamt verboten waren, senken zwar zu hohe Blutfettwerte, verbessern aber nicht die Gefäßelastizität, begünstigen das Entstehen einer Fettleber und können Angina-Pectoris-Anfälle sogar verstärken.

Die außerdem von der Schulmedizin verabreichten **Kalzium-Antagonisten** vermindern wie die oben erwähnten Nitroverbindungen die Herzleistung, während der Schutzeffekt vor einem Infarkt minimal ist.

Beispiele

Wolf beobachtete bei sich selbst und bei anderen älteren Patienten, daß durch die Einnahme des Enzymgemisches WoBe die Blutfettwerte innerhalb einer Stunde (bedingt durch die Abschwemmung von Fettablagerungen) hochschnellten. Nach drei bis fünf Stunden sanken die Werte aber dramatisch und blieben auch in Zukunft niedrig, solange WoBe eingenommen wurde. Wolf war begeistert über seine Entdeckung: „Man kann aus diesen und anderen Beobachtungen schließen, daß bei systematischer, fortgesetzter WoBe-Therapie die Arteriosklerose erfolgreich verhindert, verlangsamt oder verbessert werden kann. Da diese pathologische Veränderung der Arterien in den Vereinigten Staaten und den meisten zivilisierten Ländern der Hauptgrund aller Todesfälle ist, kommt es mir sehr wahrscheinlich vor, daß die Mortalität, bedingt durch Arteriosklerose, Herzattacken und dergleichen, wesentlich reduziert und für lange Zeit mit Hilfe von proteolytischen Enzymen verhindert wird."[58] Wolfs Herz war selbst durch die Folge eines Kranzaderverschlusses so in Mitleidenschaft gezogen, daß

Arterienverkalkung: Hauptursache aller Todesfälle!

er für gewöhnlich schon nach 200 Metern schnellen Gehens stehenbleiben und nach Luft ringen mußte, und seine Fingerspitzen färbten sich bläulich. Nach kurzer Pause verschwanden die Symptome wieder. Hatte Wolf allerdings am Tag zuvor WoBe rektal verabreicht, konnte er etwa 800 Meter ohne Beschwerden gehen. Wolf: „Da WoBe bloß aus Enzymen besteht und keine temporären Vasodilatoren (Nitrite) enthält, ist die einzig plausible Erklärung dieses Experimentes, daß die Proteasen die Herzkapazität durch Erweiterung oder Relaxieren der Kranzarterien temporär erhöhen.“[59] Auch das Bromelain in reifen Ananas und deren Saft ist in der Lage, das Blut zu verdünnen und die Blutung von Blutplättchen zu verhindern, außerdem wird der Kreislauf in Schwung gebracht. Täglich ein Glas Ananassaft oder das Fruchtfleisch einer halben reifen Ananas werden daher als Alternative zu üblichen Medikamenten wie Warfarin und Coumadin mit erheblichen Nebenwirkungen empfohlen. Bluter und Menschen, deren Blut schlecht gerinnt, sollten allerdings auf Ananas verzichten, weil das Essen dieser Frucht dieses Problem noch verschlimmert.

Bromelain hilft bei Arteriosklerose

Nieper propagiert bei Arteriosklerose, neben Ozontherapie, Verabreichung von Magnesium-Orotat und Chelatisierungstherapie mit EDTA, besonders die Therapie mit Bromelain. Er konstatiert, daß von den 20 000 Beinen, die 1982 in der Bundesrepublik wegen arterieller Verschlußkrankheiten amputiert werden mußten, ein großer Teil durch starke Bromelain-Enzyme (zum Beispiel enthalten in Traumanase, Anavit oder Wobenzym) in sehr hohen Dosen sogar mit befriedigender Funktion hätte erhalten werden können.

Thrombosen: Gefahr für Herz und Hirn

Wie entstehen Thrombosen?

Gefäßerkrankungen sind die Folge eines Enzymmangels, dem zentralen Element auch bei den meisten anderen Alterserkrankungen. Es besteht in einem gesunden Körper ein lebenswichtiges Gleichgewicht zwischen der Blutgerinnung und der Wiederauflösung von Blutgerinnseln, das von zahlreichen Enzymen aufrechterhalten wird. Wird dieses sensible Gleichgewicht durch einen Mangel an Enzymen gestört, kann es zu Thrombosen kommen, aber auch zu Entzündungen, Herzinfarkten und Lungenembolien. Mehr als die Hälfte aller Todesfälle in Deutschland ist auf diese Ursache zurückzuführen!

Wenn Blutgerinnsel in den Koronaradern des Herzmuskels entstehen, werden Muskelpartien von der Blutversorgung abgeschnitten, so daß ein Teil des Herzens abstirbt: eine Thrombose entsteht. Alle Risikofaktoren (hoher Cholesterinspiegel, Rauchen, Übergewicht und Zuckerkrankheit) führen aber nur dann zum tödlichen Herzinfarkt, wenn eine erhöhte Neigung zur Bildung von Blutgerinnseln aufgrund eines Enzymmangels besteht.

Das körpereigene Enzym Plasmin sorgt normalerweise dafür, daß das an der Gefäßwand abgelagerte Fibrin sich wieder auflöst. Es wird von bestimmten Zellen in der Gefäßinnenwand aktiviert. Beim jungen Menschen ist noch jede 200ste, bei einem 70jährigen nur noch jede 2000ste Zelle der Gefäßinnenwand in der Lage, Plasmin zu aktivieren und die Blutgerinnung zu verhindern.

Behandlungsmöglichkeiten

Die **Schulmedizin** bietet zur Behandlung von Thrombosen, die aufgrund von Venenentzündungen oder krankheitsbedingten Membranveränderungen an roten Blutkörperchen und Gerinnungsplättchen entstanden sind, einen Stoff an, der einen Gerinnungsfaktor aus der Leber, das Prothrombin, absenkt. Bekannt ist zum Beispiel das Mittel **Marcumar**. Dazu muß man feststellen, daß diese sogenannten „Antikoagulantien" keine Wirkung gegen schon bestehende Gerinnsel und Thrombosen haben. In besonderen Fällen gibt es ein aus Bakterien bestehendes Mittel, **Streptrokinase**, um Thrombosen aufzulösen. Diese Therapie ist allerdings sehr teuer, man kann sie aufgrund von Nebenwirkungen nur kurze Zeit durchführen, und sie muß wie die Marcumarbehandlung unter ständiger Laborkontrolle durchgeführt werden.

Bromelain: wirksam und ohne Nebenwirkungen und Gewöhnungseffekt

Das Ananasenzym Bromelain bietet hier eine echte, sinnvolle Alternative. Es wird in die Blutbahn absorbiert, ist ohne Zeitbegrenzung anwendbar und die Wirksamkeit läßt auch bei Daueranwendung nicht nach. Standardisierte Bromelainpräparate sind zum Beispiel **Anavit** und **Traumanase**, und auch in dem Enzymgemisch **Wobenzym** ist Bromelain enthalten. Dr. Nieper empfiehlt als weitere Mittel mit stark thrombosehemmendem Effekt die **Asparte**, **Orotate** und **Citrate von Magnesium**. In Wobenzym sind neben den pflanzlichen Enzymen Bromelain und Papain auch tierische Enzyme wie Pankreatin enthalten. Im Gegensatz zu tierischen Enzymen werden pflanzliche Enzyme recht gut absorbiert. Bei Kombinationspräparaten wie Wobenzym wird zeitweise ein Blockiermechanismus inaktiviert, der normalerweise die Passage von Pankreatin aus dem Darm in die Blutbahn unmöglich macht. Die enzymatischen Fraktionen, die besonders gegen Prostaglandine (E 2 und Thromboxan) aktiv sind, fallen besonders hoch in der auf Hawaii angebauten Ananas an. Als Ursache wird angenommen, daß man dort die Ananasfelder jährlich mit großen Mengen von Eisenoxyd düngt.

Zum Abschluß noch eine Ernährungsempfehlung von Helmut Wandmaker zur Vermeidung von Thrombosen: „Verändere Dein zähflüssiges 'Honigblut' durch rohes Obst und Gemüse zum dünnflüssigen Lebenssaft."[60]

Herzkrankheiten: mit Ananasenzymen vorbeugen und heilen

„Zur Verhütung von Herzinfarkt ist Bromelain wirksamer als Marcumar und Betablocker."

(Dr. Hans Nieper)

Das Herz ist der Motor unseres Lebens. Es versorgt unseren ganzen Körper mit Blut und damit mit Sauerstoff und Nährstoffen. Ein gesunder Kreislauf entgiftet gleichzeitig den Organismus wie eine Müllabfuhr, die ihn von Krankheitserregern, abgestorbenen Körperzellen und Kohlendioxyd reinigt.

Diese wichtigen Aufgaben kann das Herz nur erfüllen, wenn wir es durch einen vernünftigen Lebenswandel unterstützen:

- Ausdauersport bzw. tägliche Bewegung an frischer Luft
- Leichte, vollwertige Ernährung mit hohem Frischkostanteil
- Vermeidung der wichtigsten Risikofaktoren wie Rauchen, Alkohol, hoher Blutdruck, hohe Cholesterinwerte und hoher Harnsäurespiegel

Anorganische Stoffe, die wir durch Kochkost zu uns nehmen, gehen in das Blut über, zirkulieren durch das System und setzen sich in Arterien und Venen ab, wodurch diese ihre Geschmeidigkeit einbüßen. Sie lagern sich auch in verschiedenen Gelenken ab und schließlich um die Herzklappen herum. Es ist interessant, sich vor Augen zu führen, daß Tiere bei natürlicher Frischkost fünf- bis siebenmal länger als ihre Entwicklungszeit leben und während ihrer Lebenszeit vital und kräftig sind. Ein Mensch erreicht (bei Kochkost) nur etwa die dreifache Entwicklungszeit, und es ist schon eine Ausnahme geworden, einen alten Menschen mit voller geistiger und körperlicher Vitalität zu finden.

Vorbeugende Maßnahmen

Ernährungswissenschaftler empfehlen als exzellente „Herznahrung" den Verzehr von frischen Früchten und Gemüse. Gesundheitsstudien verschiedener Bevölkerungsgruppen haben gezeigt, daß die Todesrate durch Herzkrankheiten bei Menschen, die reichlich frische Früchte und grüne Gemüse essen, wesentlich geringer ist als bei anderen. Dafür verantwortlich sind besonders Vitamin C und Betakarotine. Eine Vielzahl dieser Vitalstoffe sind *nicht* in Multivitamin- und Mineralstoffpräparaten zu finden. Julian M. Whitaker empfiehlt in seinem Buch „Reversing Heart Disease“ (Herzkrankheiten rückgängig machen) ausdrücklich Ananas als geeignetes Nahrungsmittel für eine Herzschutzdiät. Auch Miriam Polunin empfiehlt in ihrem ansprechend aufgemachten Buch „Die 50 besten Lebensmittel für Ihre Gesundheit“ Ananas zur Senkung der Blutgerinnung und Verbesserung der Fließfähigkeit des Blutes bei Herz- und Kreislaufproblemen.

Rohkost und Ananas als Herzschutzmittel

Bereits junge Menschen haben heute verstopfte Herzkranzarterien und Kinder einen zu hohen Cholesterinspiegel oder zu hohen Blutdruck.

Zusammenfassung der Bromelainwirkung bei Herzkrankheiten

- Bromelain senkt den Blutdruck
- Verhütet Thrombosen
- Reduziert die Möglichkeit von Angina-Pectoris-Anfällen
- Löst gefährliche Cholesterin-Ablagerungen auf
- Baut bestimmte infarktbegünstigende Stoffe ab
- Behebt Herzschmerzen

„Alternativen“ der Schulmedizin

Aspirin (Colfarit) wirkt zwar auch gegen Prostaglandine, aber nicht wie zum Beispiel Bromelain nur gegen die „unerwünschten“. Außerdem werden bestehende Thrombosen, im Gegensatz zur Bromelainbehandlung, nicht aufgelöst.

Auch **Marcumar** kann bestehende Gerinnsel nicht auflösen, außerdem ist es als Schutzstoff gegen Herzinfarkt infolge einer Studie von Dr. Erkelens in Rotterdam an 1 500 Patienten ziemlich unwirksam.

Durch intensive, über längere Zeit durchgeführte Bromelaintherapie kann man die Herzkranzarterien von innen sauberputzen – sicherlich aus biologischer Sicht eine intelligentere, da ursächliche Therapie als **Bypassoperationen**.

Die Resultate einer „Studie Hannover“ von Dr. Nieper erscheinen fast unglaubhaft: 140 Patienten, die bereits einen Herzinfarkt überlebt hatten, wurden mit Anavit F3 oder Traumanase forte, daneben mit Magnesium- und Kalium-Orotat behandelt. Die Sterblichkeit wegen Herzinfarkt betrug nach 2 Jahren zwei, 4 Jahre später weitere zwei und nach 14 Jahren insgesamt vier Prozent. In der Studie „Cleveland Clinic“, in der die Nitrotherapie angewandt wurde, betrug die Sterblichkeit nach zwei Jah-

Studie	Anzahl der Patienten	Sterblichkeit (%) wegen Herzinfarkt nach 2	4	14 J.
Patienten, die bereits einen Herzinfarkt überlebt haben (Gruppe der "Vorinfarkte" mit dem höchsten Risiko)				
Cleveland Clinic (Nitro-Therapie, Gerinnungshemmer)	ca. 300	21	36	(ca. 75)
Erkelens, Rotterdam (mit und ohne Gerinnungshemmer, dabei kein signifikanter Unterschied!)	1.550	19	32	(> 75)
Studie Hannover (Magnesium-Orotat, Kalium-Orotat, Anavit F 3 oder Traumanase forte, teilweise Selen und Carnitin	140 bis 74	2	2	4
USA: Fisch- und Carnitinkost			ca. 4	ca. 6

Bromelain senkt Sterblichkeitsrate bei Herzinfarktpatienten

ren bereits 21, nach 14 Jahren 75 Prozent. Die gleichen schlechten Ergebnisse weist die „Studie Erkelens“ aus Rotterdam nach, wobei die Patienten Gerinnungshemmer verabreicht bekamen.

Auch Testreihen in Tasmanien und Kalifornien brachten ähnlich sensationelle positive Resultate. Mit Bromelainen, Magnesium- und Kalium-Orotat kann offenbar eine echte Lebensverlängerung erzielt werden. Bromelain könnte aber nicht nur unsere Lebenserwartung, sondern auch die Lebensqualität bis ins hohe Alter spürbar verbessern.

Angesichts ihrer positiven Ergebnisse erscheint es unglaublich, wenn die Bromelain-Enzymtherapie zur Bekämpfung und Rückbildung von Gefäßveränderungen und zur Verhütung von thrombotischen Entwicklungen gefährdeten Patienten vorenthalten wird.

Ananas bei chronischem Rheumatismus

Rheuma ist eine Krankheit, der die Schulmedizin relativ hilflos gegenübersteht und deren Kosten für die Volkswirtschaft immens sind. 24 Millionen Bundesdeutsche leiden zur Zeit an Arthritis und Rheuma, Erkrankungen des rheumatischen Formenkreises. Durch die Enzymbehandlung werden die Beschwerden von etwa 90 Prozent der Rheumapatienten verbessert.

Rheumakranke leiden unter Schmerzen an vielen Körperstellen, vor allem an Gelenken und Weichteilen. Je nach Art der Erkrankung tritt der Schmerz ziehend oder reißend auf, insbesondere nach Kälteeinwirkung wie Zugluft oder Durchnässung.

Rheuma wird von Rohköstlern als eine „Verschlackungskrankheit durch Übersäuerung des Körpers" bezeichnet. Ihr überzeugender Beweis: Wenn man den Erkrankten Rohkost verordnet, die basenüberschüssig ist und lebende Enzyme zur Aktivierung des Stoffwechsels enthält, werden die schmerzverursachenden Säuren neutralisiert. Auch Arthritis kann wieder rückgängig gemacht werden, falls noch keine organischen Zerstörungen vorliegen.

Rohkost erfolgreich gegen Rheuma

Rheumakranken in meinen Reiki-Seminaren habe ich empfohlen, doch einfach bis mittags um 12 Uhr nur Obst zu essen. Das Ergebnis: die meisten von ihnen waren innerhalb einer Woche schmerzfrei! In dem empfehlenswerten Büchlein von Ernst Günter „Gesundheit auch für Dich" finden sich viele Berichte von Rheumakranken, die durch Rohkost geheilt wurden.

Sogenannte Prostaglandine vom Typ E2 (Gewebshormone, die der Körper aus Fettsäuren synthetisiert) spielen bei der Entstehung der rheumatischen Entzündung eine wichtige Rolle. Auch zu schwache Abwehrkräfte gegen freie Radikale, welche die empfindliche Gleitschmiere in den Gelenken angreifen, können zu rheumatischen Beschwerden führen.

Das Ananasenzym Bromelain ist hier ebenfalls hochwirksam bei der Inaktivierung von Immunkörpern und Prostaglandin E2. Enzyme unterdrücken weder die Schmerzen noch dämpfen sie die Entzündung, sondern sie setzen an den wahren Ursachen der Rheumaerkrankung an. Sie erkennen die im Körper frei zirkulierenden Immunkomplexe (Verbindungen von Antigenen mit Antikörper) und lösen sie auf. Diese Immunkomplexe lösen die sogenannten Auto-Immunerkrankungen wie Rheuma aus, bei denen das Abwehrsystem irrtümlich körpereigenes Gewebe angreift.

Behandlungsmöglichkeiten

Bereits im 18. Jahrhundert hatten Windjammerkapitäne über die hervorragenden antirheumatischen Effekte des Saftes aus Ananaswurzeln und grüner Frucht berichtet. Rheumakranke haben mir über gute Erfolge von **frischgepreßtem Ananassaft** (auch prophylaktisch sowie bei akuten Rheumaschüben) berichtet.

Durch **Enzymkombinationspräparate** wie Mulsal und Wobenzym werden Bewegungseinschränkungen bei Rheumakranken teilweise wieder aufgehoben und die Schmerzen gelindert. Bei drohenden Rheumaschüben sollten täglich eine bis drei Ampullen des Enzymgemisches Wobe-Mugos intramuskulär gespritzt werden. Die Enzyme sorgen dafür, daß die Entzündung schneller abklingt, ohne den Entzündungsprozeß zu unterdrücken.

Mit Bromelain auch im hohen Alter rheumafrei

Auch Max Wolf glaubte, Rheuma mit Wobenzym verhindern oder vermindern zu können, und zwar sowohl das schmerzhafte, durch Abnützung und Entzündung bedingte, als auch das immunbiologisch bedingte Rheuma. Er war stolz auf seine vielen achtzig- bis neunzigjährigen Patienten, die sich nach seinen Empfehlungen richteten und tatsächlich rheumafrei blieben. Er riet ihnen, sich jeden Tag fleißig zu bewegen, mäßig und gesund zu essen und jeden Tag Enzympräparate und hohe Dosen von Vitamin A und E einzunehmen.

Offenbar spielt die **Dosis** eine große Rolle und sollte in akuten Fällen 900 bis 1200 Milligramm und als Erhaltungsdosis etwa 450 Milligramm Bromelain pro Tag betragen. Bei der ursächlich wirkenden Bromelain-Therapie muß man allerdings einen langen Atem haben: Manchmal kann es Wochen dauern, bevor Schmerz und Schwellung abklingen.

Klaus Oberbeil und Christiane Lentz weisen in ihrem Buch „Obst und Gemüse als Medizin“ darauf hin, daß Rheumagefährdete und -kranke zum Schutz der empfindlichen sogenannten Glykosaminoglykane, die die gallertartige Gleitmasse in den Gelenken bilden, die Stoffe Selen, Vitamin C und Vitamin E reichlich durch die Nahrung zu sich nehmen sollten. Vitamin C ist in frischem Obst wie Ananas, Selen auch in Ananas, Knollengemüse und Kohl und Vitamin E in Oliven und Pflanzenölen vorhanden. Neben Ananas wirken bei Weichteilrheuma auch pflanzliche, mehrfach ungesättigte Fettsäuren, wie sie in Avocados, Oliven, Samen, Kernen und Nüssen vorhanden sind, entzündungshemmend und schmerzlindernd.

Bei Rheumatikern liegt häufig auch eine Verschlackung des Verdauungsapparates vor: Unverdautes Fett und Eiweiß lagern sich im Darm ab, weil der Eiweiß- und Fettstoffwechsel nur noch mit halber Kraft ablaufen. Daher bewirkt eine mehrtägige **Fasten-**

kur mit anschließender fettarmer veganer Kost oft Wunder. Da auch Rheuma eine „Säurekrankheit" ist, das heißt, durch Übersäuerung des Körpers entsteht, sollte viel Obst und Gemüse als gute Basenbildner gegessen werden. Ananas und Papaya wirken sehr basenbildend, aber bei einem geschwächten Verdauungssystem sollten die säurearmen Ananassorten wie Babyananas oder Extra Sweet von Del Monte bevorzugt werden.

Bei Rheuma: basenreiche Kost!

Ananas bei Entzündungen

Entzündungsprozesse sind Begleiterscheinungen vieler Krankheiten und eine normale Körperreaktion auf Gewebeschäden. Der Organismus reagiert auf innere oder äußere Entzündungsreize wie Mikroorganismen oder krankhafte Stoffwechselprodukte, und es kommt zu Rötung, Schwellung, Überwärmung und Funktionsstörungen. Häufige Ursachen für Entzündungsreaktionen sind Rheuma, Ischias, Nackenschmerzen, Wunden, Verbrennungen, Verstauchungen, Blutergüsse, Schnupfen, Husten und Gefäßerkrankungen.

Das verletzte oder geschädigte Gebiet wird mit Hilfe von Fibrin abgeriegelt. In diesem abgeschlossenen Bereich entsteht eine wachsende Ansammlung von Giftstoffen, Zelltrümmern, Bakterien und Flüssigkeiten, die zu Schwellungen, Fieber und Schmerzen führen.

Behandlungsmöglichkeiten

Wer zu **chronischen Entzündungen** neigt, sollte es einmal mit einer **Ernährungsumstellung** versuchen und eine Weile fasten, nur Rohkost essen oder frischgepreßte Obst- und Gemüsesäfte trinken. Der amerikanische Ernährungspionier und Begründer der Natürlichen Gesundheitslehre, Dr. Herbert M. Shelton, beschreibt in seinem Buch „Richtige Ernährung mit natürlicher Nahrung", wie er hartnäckige Enzündungen nur durch Fasten oder Rohkost zum Abklingen brachte. Unter den mehr als 40 000 Patienten, die er in seiner 50jährigen Praxis mit diser Methode behandelte, waren auch zahlreiche Patienten, die von Syphilis und anderen schweren Infektionskrankheiten, ja sogar Aids, geheilt wurden. Auch Ernst Günter, Autor des Buches „Lebendige Nahrung" und der Broschüre „Gesundheit für alle", ist überzeugt davon, daß auch die Krankheit Aids mit Rohkost geheilt werden kann und führt viele Heilungserfolge durch Umstellung auf Rohkost, zum Beispiel bei Polyarthritis, Prostataentzündung und grippalem Infekt, an.

Rohkost als Aids-Heilmittel?

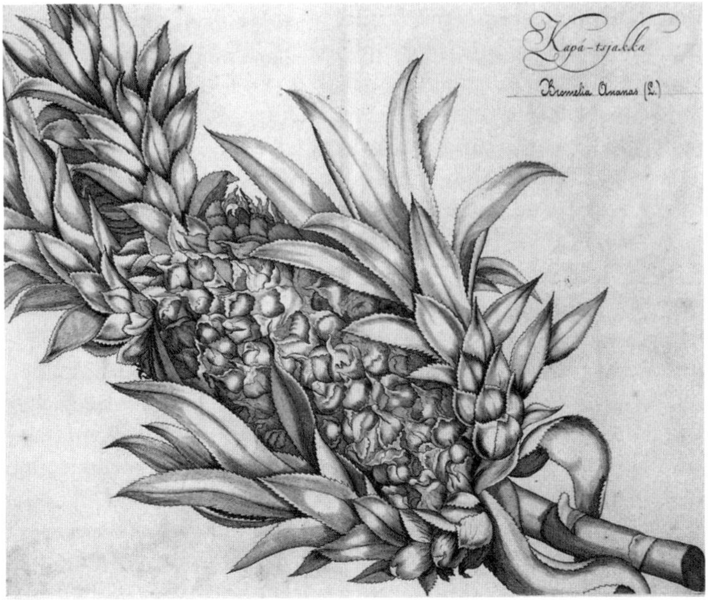

Bildtitel: „Hortus Indicus Malabaricus" von H. A. van Rheede van Draakestein, Amsterdam 1692 (Rijksherbarium Leiden)

Entzündungstherapie mit Enzymen verstärkt oft zuerst die Symptome, unterstützt und beschleunigt aber den Heilungsprozeß. Enzyme arbeiten im Einklang mit den natürlichen Regulationsmechanismen des Organismus. Sie haben die Eigenschaft, Proteine aufzubrechen und in Aminosäuren aufzuspalten. Daher sind sie in der Lage, das Fibrin aufzubrechen, die Blutgerinnung im Bereich der geschädigten Gewebezone zu hemmen und den Abtransport von Gift- und Abfallstoffen zu ermöglichen, wobei das Fieber sinkt und die Schwellung abklingt. Bei allen Entzündungsreaktionen können bromelainhaltige Enzympräparate als Granulat oder als Tabletten zur Linderung der Entzündungssymptome wie Schwellung und Schmerzen eingenommen werden Es gibt sie rezeptfrei in der Apotheke, im Versand (zum Beispiel über die Kieler Firma Papaya Vera, siehe Seite 184) oder per Internet (siehe Seite 184). Ich habe gute Erfahrungen mit dem Präparat Bromelain 500 der Firma Papaya Vera gemacht.

Bromelain wirkt ursächlich

Auch frischgepreßter **Ananassaft** hilft, wie Dr. Michael T. Murray in seinem Buch „Das neue Saftbuch. Ihr Leitfaden, um gesund zu leben" betont. Starke Entzündungsreaktionen müssen allerdings immer ärztlich behandelt werden.

Anwendungsbeispiele

Bromelain wird als „Geheimmittel“ von vielen **Sportlern** vor anstrengenden Wettkämpfen eingenommen, weil dadurch Entzündungen vorgebeugt und Heilungsprozesse beschleunigt werden. Gute Ergebnisse werden auch hier mit Kombinationspräparaten wie Wobenzym erzielt. Ich kenne einen Teilnehmer des Iron Man Triathlon auf Hawaii (eine der anstrengendsten Sportveranstaltungen weltweit), der einige Tage vor dem Wettkampf nur frischgepreßten Saft von reifen Ananas zu sich nimmt. Er sagt, daß er dann viel fitter und ausdauernder sei und die befürchteten Schmerzen und Entzündungen entweder gar nicht oder in wesentlich abgemilderter Form auftreten.

Bromelain, Geheimtip bei Sportlern!

Ananas spielt auch in der **Zahnchirurgie** eine Rolle. Die Extraktion von Weisheitszähnen ist oft mit Problemen verbunden: Als Folge können extreme Schwellungen, schwarze und blaue Flecken und beachtliche Schmerzen auftreten. Durch Ananas kann all dies vermieden werden! Es wird Patienten empfohlen, etwa 14 Tage vor dem Operationstermin jeden Tag ein großes Glas frischgepreßten Ananassaft zu trinken. Nach der Operation soll der Patient die doppelte Menge Saft trinken und zusätzlich Vitamintabletten nehmen: 50 Milligramm Zink zur Stärkung des Immunsystems, 3.500 Milligramm Vitamin C, den gesamten Vitamin-B-Komplex (Alternative: Hefeflocken) und etwa 750 Milligramm Bioflavonoide. Zur äußeren Anwendung sollte man auf Eisbeutel zurückgreifen. Die Resultate dieser Behandlung sind erstaunlich, ich habe sie bei mehreren Bekannten beobachtet. Schwellungen treten nur noch minimal auf, die Patienten haben kaum Schmerzen, und es gibt keine Hautverfärbungen.

Ananas gegen Schmerzen und Schwellungen

Auch bei **Zahnfleischentzündungen** haben sich Ananas und andere frische Obstsorten bewährt. Ananas enthält viel Vitamin C und Karotine, die bakteriellen Belägen vorbeugen, welche leicht zu einer chronischen Zahnfleischentzündung führen können. Symptome einer Zahnfleischentzündung sind gerötetes Zahnfleisch, Zahnfleischbluten, Mundgeruch, erhöhte Speichelproduktion, Schmerzen oder Fieber. Als weiterer wichtiger Aufbaustoff für das Zahnfleischgewebe gilt Folsäure, außer in Ananas in Spinat, Brokkoli, Blumen- und Rosenkohl, Salat und Spargel reichlich enthalten.

Bei Entzündungen ist es wichtig, viel Vitamin C in Obst und Gemüse zu sich zu nehmen. Vitamin C gilt als wichtigster Histaminhemmer und blockiert den Ausstoß dieser entzündungsverursachenden Eiweißderivate. Weil fast alle Tiere, bis auf Meerschweinchen, Vitamin C selbst im Stoffwechsel produzieren, leiden sie zum Beispiel fast nie an Allergien. Ananas hilft aufgrund seines hohen Gehaltes an Vitamin C bei so unterschiedlichen Krankheitsbildern wie Allergien, Kopfschmerzen, Bronchitits, grippalem Infekt, Gelenkschmerzen, Fieber, Hämhorrhoiden, Nebenhöhlenentzündungen, Blasenentzündungen und Nasenkatarrh.

Gripperezept

Hier noch ein **Rezept** gegen Grippe aus dem Buch von Klaus Oberbeil und Christiane Lentz, „Obst und Gemüse als Medizin“:

Wir brauchen eine Mango, eine halbe Ananas, eine halbe Grapefruit und eine halbe Limette. Das Mango-Fruchtfleisch wird vom Stein geschnitten und püriert. Die Ananas schälen und entsaften wir, wenn wir einen robusten Champion Juicer haben, mit Schale. Die Grapefruit und die Limette entsaften wir mit der Zitruspresse. Den Saft mischen wir gut mit dem Mangopüree.

Bromelain in der Gerontologie: Fit, jung und gesund bis ins hohe Alter

(in Anlehnung an Dr. Taussig, unveröffentlichtes Material)

Mit etwa fünfzig Jahren nimmt die Spannkraft des menschlichen Körpers ab. Schon mit Mitte dreißig läßt die körpereigene Enzym- und Hormonproduktion langsam nach. Das Immunsystem arbeitet nicht mehr so effektiv wie in einem jungen Körper. Dies ist der Grund, daß der Körper auf die Streßfaktoren des Alltags nicht mehr so voller Lebenskraft wie in jungen Jahren reagieren kann.

„Es geht nicht nur darum, um jeden Preis alt zu werden, sondern auch im hohen Alter ein hohes Maß an Lebensqualität zu genießen!"

(Dr. Taussig, Bromelainexperte, Honolulu)

Wie merkt der einzelne das Nachlassen von körperlicher Fitneß? Anzeichen des Alters sind unter anderem:

- Gelenkschmerzen nach dem Aufwachen
- Kurzatmigkeit nach leichten körperlichen Anstrengungen
- Häufige Erkältungen
- Häufiges Auftreten von blauen Flecken
- Nächtliche Beinkrämpfe
- Auftreten von chronischen degenerativen Krankheiten wie zum Beispiel Krebs, Arthritis, Erkrankungen des Herz-Kreislauf-Systems (auch wenn diese Krankheiten nicht auf ältere Menschen beschränkt sind)

Die meisten der erwähnten Krankheiten können heute noch nicht geheilt werden, sie können nur mit modernen Arzneimitteln unter Kontrolle gehalten werden.

Problem bei Älteren: Unverträglichkeit von Arzneimitteln

Die Problematik bei älteren Menschen besteht darin, daß oft eine Person an verschiedenen Krankheiten leidet, die eine unterschiedliche Behandlung erfordern. Die meisten der verschriebenen Arzneimittel sind sehr wirksam, können jedoch ernsthafte negative Nebenwirkungen haben. Besonders für Ältere liegt ein Problem in der richtigen Dosierung und, noch wichtiger, in der Möglichkeit, daß ein Medikament sich mit einem anderen, was gleichzeitig genommen wird, nicht verträgt.

Wenn die verschriebene Dosis zu niedrig angesetzt ist, kann das Arzneimittel nicht wirken. Wenn die Dosis nur etwas überhöht ist, kann das Medikament zu ernsten Nebenwirkungen führen. Daher ist eine ständige Beobachtung durch einen Arzt ein Muß.

Es ist durchaus üblich, daß ein Patient gleichzeitig ein Medikament gegen hohen Blutdruck, ein anderes gegen die Schmerzen aufgrund einer Arthritis, ein weiteres, um die Verdauung zu regulieren, und vielleicht sogar noch Schlaftabletten einnimmt – möglicherweise muß dieselbe Person noch verschiedene Arzneimittel zusätzlich einnehmen, wenn sie beispielsweise Krebs hat!

Einige dieser Medikamente können sich gegenseitig beeinflussen und die Wirkung eines oder mehrerer anderer aufheben. Vielleicht sind sie auch miteinander unverträglich und lösen ernsthafte toxische Reaktionen aus. In solchen Fällen verbessert sich der Gesundheitszustand des Patienten meist erst, wenn die Medikamente abgesetzt werden.

Wegen dieser unvorhersehbaren Reaktionen, die mit der abnehmenden Organfunktion bei älteren Menschen einhergeht, besteht in der Gerontologie die Tendenz, so wenig Arzneimittel wie möglich zu verschreiben, um Interaktionen von Medikamenten und/oder Unverträglichkeiten zu verhindern.

Bromelain als „Problemlösung" in der Gerontologie

Bromelain, ein „Swiss Army Knife" der Naturheilkunde bei Altersbeschwerden

Die nachfolgenden Behauptungen sind durch klinische Studien, die in der wissenschaftlichen Literatur veröffentlicht wurden, dokumentiert.

Herz-Kreislauf-Erkrankungen: Bromelain verhindert die Zusammenballung von Blutplättchen zu Thromben, das sind Blutpfropfen, die Schlaganfall, Herzinfarkt, Thrombose oder nächtliche Beinkrämpfe zur Folge haben können.

Entzündungen: Bromelain hat eine positive Wirkung bei rheumatoider Arthritis, Ödemen, Verstauchungen, Verzerrungen, Prellungen, Knochenbrüchen und bei chirurgischen Eingriffen. Im Gegensatz zu den meisten nicht-steroidalen Entzündungsmitteln fördert Bromelain nicht die Blutung.

Verdauungsbeschwerden: Bromelain reguliert die Verdauung und wird als Enzym-Ersatzmittel bei nachlassender Enzymproduktion durch die Bauchspeicheldrüse verordnet. Bromelain verbessert die Symptome bei Dünndarmentzündung sowie bei Magen- und Darmgeschwüren.

Krebs: Bromelain verzögert die Bildung von Metastasen und wird in der begleitenden Tumortherapie eingesetzt. In Tierversuchen zögert es das Auftreten von Hautkrebs beträchtlich heraus.

Andere Krankheiten: Bromelain intensiviert allgemein die Wirkungsweise von Medikamenten und wird erfolgreich bei Geschwüren Zuckerkranker und in der Behandlung von Verbrennungen eingesetzt.

Vorteile von Bromelain

Nur ein einziges Medikament für unterschiedliche Beschwerden (Bromelain), anstatt verschiedene Arzneimittel getrennt für jedes einzelne Problem. Dadurch wird die Gefahr der Interaktion oder Unverträglichkeit von Medikamenten ausgeschlossen.

Bromelain hat keinerlei Nebenwirkungen. Da es sich um eine natürliche Substanz handelt, die von der Ananas gewonnen wird, wird sie vom Körper verstoffwechselt und wieder ausgeschieden.

Weil Bromelain auch in hohen Dosen ungiftig ist, **kann es nicht überdosiert werden.** Sogar, wenn das Mehrfache der empfohlenen Dosis eingenommen wird, besteht keine Gefahr für den Patienten.

Bromelain ist mit den allermeisten Arzneimitteln kompatibel, das heißt gut verträglich, und verbessert sogar die Wirkungsweise von Antibiotika und Anti-Krebsmitteln.

Der zusätzliche Nutzen der Anwendung von Bromelain bei einer bestimmten Krankheit besteht darin, daß die Präsenz von Bromelain im Körpersystem sich auch mit anderen altersbedingten Leiden auseinandersetzt.

Weil Bromelain keinerlei Nebenwirkungen hat, ist nur **minimale medizinische Überwachung** nötig.

Da es sich um ein **freiverkäufliches Produkt** handelt, kann es ohne Rezept gekauft werden.

Dosierung

Niedrigdosierung ist wirkungslos!

Bei akuten Krankheiten werden hohe Dosen zu Beginn der Behandlung empfohlen. Das bedeutet sechs bis neun Kapseln eines Produktes, das etwa 230 Milligramm aktiven Bromelains enthält, was etwa 1400 bis 2000 Milligramm Bromelain pro Tag entspricht. Es ist schwer, in Deutschland Bromelainpräparate mit entsprechend hohem Anteil an aktivem Bromelain zu bekommen. In den USA scheint das Präparat Anavit F3 das beste zu sein und wird auch von Dr. Taussig empfohlen. Bei uns enthält das von der Firma Papaya Vera angebotene Bromelain 500 genau 500 Milligramm Bromelain pro Tablette.

Sobald das Symptom, wie zum Beispiel Schmerz oder Schwellung, verschwunden ist, kann die Dosis allmählich auf ein Erhaltungsniveau gesenkt werden, das von Person zu Person unterschiedlich ist und von der Schwere des gesundheitlichen Problems abhängt. Normalerweise nimmt man etwa eine bis vier Kapseln pro Tag. Die „Erhaltungsdosis“ sollte als vorbeugende Behandlung angesehen und von älteren Menschen beibehalten werden, möglicherweise für eine lange Zeit, um die Entwicklung von anderen chronischen degenerativen Krankheiten zu verhindern.

„Und hast du nicht dies Sterb' und Werde, so bist du nur ein armer Wurm auf dieser Erde.“

(Goethe)

Mehr als 20 Jahre an Erfahrungen zeigen, daß auch die Einnahme von Bromelain über lange Zeiträume nicht dazu führt, daß der Körper dagegen immun wird – Bromelain verliert seine Wirkung nicht. Es baut sich auch nicht in den Organen des Körpers auf und verursacht damit keinerlei toxische Reaktionen.

Nicht alle Bromelain-Handelsprodukte sind gleichermaßen wirksam. Es gibt viele Produkte, die sehr kleine Mengen von aktivem Bromelain enthalten (egal, was auf dem Beipackzettel steht) und die daher nicht wirken. Es ist daher zu empfehlen, nur ein hochaktives Produkt, das von einer angesehenen Firma hergestellt wird, zu nehmen.

1000 mg Bromelain pro Tag seit 23 Jahren!

Diesem unveröffentlichten Manuskript von Dr. Taussig ist kaum noch etwas hinzuzufügen. Er selbst ist ein gutes Beispiel für eine erfolgreiche Bromelaintherapie. Er nimmt täglich vier Kapseln Anavit F3 ein, eine Dosis, die etwa 1000 Milligramm Bromelain entspricht, fühlt sich großartig und sieht wesentlich jünger aus, als er tatsächlich ist. Mit 83 Jahren schwimmt er noch jeden Tag im Ozean, macht mehrmals in der Woche im Fitneßstudio Gymnastik, und seine Familie „verbot“ ihm vor kurzem das Motorradfahren, weil er dafür zu alt sei! Bis zu seinem 81. Lebensjahr praktizierte Dr. Taussig außerdem noch Wasserski, Kajak fahren und Tennis.

Dr. Taussig: sportlich aktiv bis ins hohe Alter!

Ich habe gerade ein Buch über die Hunzas gelesen, dem wohl gesündesten und langlebigsten Volk der Erde. Dabei wurde mir klar, wie weit sich unser normales Leben schon von dem gesunden Leben dieses Bergvolkes fortentwickelt hat! Die Hunzas leben fast ausschließlich vegetarisch und kennen keine Krankheiten wie Krebs oder Rheuma. Die meisten werden mehr als 100 Jahre alt und sind dabei noch immer körperlich und geistig aktiv! Die Terrassenfelder der Hunzas liegen zwischen 2000 und 4000 Meter hoch und erfordern daher zur Bearbeitung ein unglaubliches Bewegungsprogramm, und noch im hohen Alter bestellen die Hunzas ihre Felder. Sie sterben nicht an Krankheiten, sondern an Altersschwäche, eine Todesursache, die bei uns nur noch selten zu finden ist.

Weil die Hunzas viel getrocknete Aprikosen verzehren und deren Kerne wie Mandeln knacken und essen, sind diese Produkte ein „Renner“ in amerikanischen Naturkostläden geworden. Dies entspricht wieder unserem eindimensionalen westlichen

Denken. Wir können aber nicht erwarten, daß wir bei einer ansonsten ungesunden Lebensweise durch das Essen von Aprikosen à la Hunza oder das Schlucken von Bromelain- oder Papainpillen ein langes und gesundes Leben führen! Ohne ausreichende Bewegung, viel frische, pflanzliche Kost (möglichst aus Bioanbau und als Rohkost genossen), genügend Entspannung und Möglichkeiten zum Streßabbau, Zuwendung in Partnerschaft und Familie sowie einer erfüllenden Lebensaufgabe ist strahlende Gesundheit und Vitalität nicht zu erreichen.

Gesundheit wird erkämpft durch Lebenswandel

Henry Ford sagte einmal ganz treffend: „Gesundheit gibt es nicht im Handel, sie wird erkämpft durch Lebenswandel." Die Belohnung für ein sich ständiges Bemühen um einen gesunden Lebenswandel bleibt nicht aus in Form von überschäumender Lebenskraft und Kreativität auch in hohem Alter, dem Ausbleiben von Krankheiten, einer ausgeglichenen Stimmung, Lebensfreude und Anteilnahme. Mein Großvater, der bald 103 Jahre alt wird, ist für mich ein lebendes Beispiel dafür, daß Altern mit Krankheiten nichts zu tun haben muß und ein Leben mit viel Bewegung, frischer Luft, Sonnenschein und frischer, natürlicher Kost der beste Garant für Lebensqualität auch in hohem Alter ist.

Gewiß, wir sind von unseren Genen her unterschiedlich ausgestattet. Aber wir entscheiden doch selbst, wie wir mit diesem „Erbe" umgehen, ob wir es „verschleudern" oder es möglichst behüten und bewahren! Es geht nicht darum, perfekt sein zu wollen – das erzeugt nur krankmachenden Streß –, aber es ist wichtig, das Ziel nicht aus dem Auge zu verlieren und bereit zu sein, jederzeit Neues dazuzulernen.

Ich wünsche Ihnen, egal in welchem Alter Sie sich befinden, den verdienten Erfolg bei diesem „Ringen" und „Bemühen"!

Ananas als Verdauungshilfe

„Kaum eine Frucht treibt so wirksam und doch so sanft die Verdauung vorwärts."

(Ingeborg Münzing-Ruef, „Kursbuch gesunde Ernährung")

In meinem Papayabuch habe ich im Kapitel „Darmgesundheit" Grundsätzliches zur Funktion des Darmes und über die Voraussetzungen einer gesunden Verdauung geschrieben. Verdauungsprobleme wie Sodbrennen, Verstopfung und Blähungen sind weitverbreitet, und ein Drittel der Frauen in Deutschland nimmt regelmäßig Abführmittel ein. Abführmittel, auch pflanzlicher Herkunft, machen auf die Dauer abhängig und führen zu einem schlaffen Darm, der dann irgendwann einmal seine Funktion nicht mehr erfüllen kann.

Ich war selbst mit achtzehn Jahren vom Laxativ Dulcolax abhängig (das nach der Produktwerbung nicht abhängig machen

80 % der Frauen in Deutschland jenseits der Fünfzig nehmen regelmäßig Abführmittel ein

soll!) und hatte mit der Zeit meine tägliche Dosis von den empfohlenen ein bis zwei Dragees auf 18(!) steigern müssen, damit meine Verdauung überhaupt noch funktionierte.

Ursachen von Verdauungsproblemen

Die Deutschen essen zu viele Milchprodukte, Backwaren und Kuchen aus Weißmehl und zu viel Fleisch – Nahrungsmittel, die allesamt keine Ballast- oder Faserstoffe enthalten, die für Darmgesundheit und eine zügige Darmpassage der Nahrung wichtig sind. Mit der vielgepriesenen Kleie, die viele als „Darmputzer" einnehmen, schaden wir der empfindlichen Darmschleimhaut. Durch erhitzte, enzymarme Nahrung, die nach der Trennkostlehre falsch zusammengesetzt ist, findet schon die Nahrungsverdauung im Magen oft mangelhaft statt. Eine mangelhafte Magensaftproduktion kann nur durch basische, enzymreiche Nahrung ausgeglichen werden. Die Bauchspeicheldrüse ist bei vorwiegend gekochter Nahrung ständig überlastet, da sie zum Ausgleich vermehrt Verdauungsenzyme produzieren muß. Sie ist daher bei den meisten Erwachsenen um das Dreifache (!) vergrößert.

„Der Darm geht mit den Hühnern schlafen."

(Franz Xaver Mayr)

Außerdem essen die meisten Menschen zu viel und nehmen die Hauptmahlzeit abends ein, wenn unsere Verdauungsleistung bereits reduziert ist. Franz Xaver Mayr, berühmter Arzt und Darmspezialist, sagte: „Der Darm geht mit den Hühnern schlafen." Ich bin von Dr. Renate Collier, Mayr-Ärztin, als Azidoseseminarleiterin ausgebildet und gebe Seminare zur Darmreinigung und Azidosebehandlung. In meinen Seminaren (und wohl auch in der Bevölkerung überhaupt) gibt es kaum einen Menschen mit einem gesunden Darm!

Wichtig ist, um Ananas aus der Dose eine Bogen zu machen, weil sie erhitzt ist und damit alle Enzyme und Heilstoffe zerstört sind. Sie hat keinen Heilwert mehr und ist zu allem Überfluß meist mit viel Zucker konserviert, der bei Magenempfindlichen die sensible Magenschleimhaut angreift und mit der Zeit zu Magenschleimhautentzündungen führen kann. Für alle Magenkranken gilt daher: Hände weg von Zucker!

Auch der neuerdings wieder beliebte „Toast Hawaii" aus den siebziger Jahren ist gesundheitlich gesehen nicht nur wertlos, sondern sogar schädlich. Durch das Grillen von nitrathaltigem Schinken und roter Wurst werden Nitrite gebildet, krebsauslösende Stoffe. Der einzige Vorteil: durch die Scheibe Ananas wird Fleisch zarter. Gesundheitsbewußte essen Ananas jedoch frisch und nicht eingedost (siehe oben). Früher eine Rarität, sind frische Früchte heute auf jedem Wochenmarkt und in jedem Supermarkt zu kaufen.

Behandlungsmöglichkeiten

Am leichtesten verdaulich und gleichzeitig ein gesundes Mittel zur schonenden, gesunden Verdauungsförderung ist Obst. Ein langes und aktives Leben hängt wesentlich davon ab, die körpereigenen Enzyme durch viel Rohkost zu schonen und sich jeden Tag aktive Enzyme aus der Frischkost oder notfalls aus Enzympräparaten zuzuführen. Bei der Einnahme von Enzympräparaten sollten wir bedenken, daß wir zur vollen Wirkung der Enzyme Koenzyme, Vitamine und Mineralien, brauchen, die wir in natürlicher Form wieder in der Frischkost finden.

Rohe Früchte, vor allem die tropischen wie Papaya, Ananas, Mango und Kiwi, liefern besonders viele lebendige Enzyme – viel mehr als Rohgemüse –, wertvolle Ballaststoffe und Fruchtsäuren für eine gute Verdauung. Viele Zeugnisse belegen, daß gesundheitliche Probleme wie Stuhlverstopfung, Übergewicht, Sodbrennen, ja sogar Diabetes durch eine Umstellung auf Rohkost heilbar sind.

Die Ananas nimmt als Hilfe für Menschen mit Verdauungsproblemen eine besonders wichtige Stellung ein. Sie schmeckt nicht nur hervorragend, sondern hat auch gesundheitliche Vorzüge. Neben vielen Vitaminen enthält sie auch Kalium, Magnesium, Phosphor, Eisen, Kupfer, Zink, Mangan und Jod. Die Ananas kann praktisch den Magensaft ersetzen, da Bromelain die Fähigkeit besitzt, Nahrungseiweiß aufzuspalten und die Eiweißverdauung anzukurbeln. Ananas- und Papayaenzyme werden daher in den USA zum Zartmachen von Fleisch eingesetzt, ihr Gebrauch ist in Deutschland wegen „Vortäuschung falscher Tatsachen“ verboten.

Ananas kurbelt die Eiweißverdauung an

Wer Schwierigkeiten hat, Fleisch und konzentrierte Kohlenhydrate zu verdauen, sollte es sich zur Gewohnheit machen, zu jeder Mahlzeit ein Glas frischgepreßten Ananas-, Mango- oder Papayasaft zu trinken. Diese Säfte können die Beschwerden nach schweren Mahlzeiten mildern. Robert Leben empfiehlt in seinem Buch „Robert Leben & die lebendige Nahrung“ getrocknete Ananasstücke als „Erste Hilfe“ nach opulenten, fleischigen Mahlzeiten.

In klinischen Versuchen bekamen Kranke mit Magensaftmangel jeden Tag 200 Milliliter frischgepreßten Ananassaft, und ihre Beschwerden verschwanden in kurzer Zeit. Die Ananas sollte aber schon reif sein, bei vorsichtigem Drücken leicht nachgeben und gut duften. Wenn sich ein mittleres Blatt aus der Blattkrone leicht lösen läßt, ist die Frucht reif.

Wer keine frische Ananas essen möchte, kann natürlich auch auf bromelainhaltige Präparate zurückgreifen. Dazu ist allerdings nochmals einschränkend zu sagen, daß in der Frucht noch mehr Enzyme und noch nicht erforschte Vitalstoffe vorhanden sind. Ich würde daher der Frucht und dem Saft den Vorzug geben.

Wichtig ist es, Ananas und Bromelainpräparate nicht als Ausgleich für Ernährungssünden anzusehen und zu mißbrauchen, sondern sich insgesamt für eine gesündere Ernährung weg von tierischem Eiweiß und leeren Kalorien hin zu pflanzlicher Frischkost zu erwärmen. Empfohlen werden besonders ballaststoffreiches Obst und Gemüse wie Ananas, Äpfel und Weintrauben sowie alle Kohlsorten, Sellerie und Spinat, die für eine gesunde Darmpassage sorgen und dabei oft ganz allein Magen- und Darmstörungen beseitigen.

Wichtig zur besseren Verdauung ist auch gründliches Kauen, damit das Ptyalin, das im Mundspeichel gebildet wird, die Kohlenhydrate vorverdauen kann und es nicht zu Gärungsprozessen im Darm kommt.

Es ist ein Vorurteil zu glauben, Obst erzeuge Säure. Im Gegenteil: alle Obstsorten, wie auch die Ananas, wirken der Übersäuerung entgegen, weil sie sehr basenbildend sind! Ananas wirkt zum Beispiel doppelt so basisch wie Äpfel. Wer Sodbrennen bekommt, sollte ausprobieren, zum Ausgleich saure Früchte wie Grapefruits oder Ananas zu essen, und die Schmerzen aufgrund eines „sauren Magens“ hören fast unmittelbar auf.

Wichtig: das richtige Essen von Obst!

Man sollte Obst immer allein oder 20 Minuten *vor* einer Mahlzeit essen, damit es nicht aufgrund seiner kurzen Verweildauer im Magen kollidiert und zu Gärung und Blähungen führt. Die Klage von vielen, daß sie Obst nicht vertragen, liegt meist nur am falschen Obstverzehr. Obst ist die natürlichste Nahrung der Welt, und schon Säuglinge vertragen es gut, das habe ich an meinen beiden Kindern selbst erfahren können. (Ausführliches zum richtigen Obstgenuß finden Sie in dem Buch von Helmut Wandmaker, „Willst Du gesund sein, vergiß den Kochtopf“.)

Für unterwegs bieten sich getrocknete Ananasstückchen an, die nicht nur magenfreundlich sind und sättigen, sondern auch herrlich gegen den Durst. Ein idealer Snack für Geistarbeiter, Sportler und Wanderer. Ohne eine Tüte getrocknete Ananas im Rucksack beginne ich keine anstrengende Tour, und wenn ich beim Artikel- oder Buchschreiben mal eine „Flaute“ habe, bringt Ananas – frisch, getrocknet oder als Saft – meine grauen Zellen und Kreativität wieder schnell auf Trab. Auch wenn ich abends Hunger habe, esse ich oft Ananas, weil diese Frucht leichtverdaulich ist und meinen Schlaf nicht stört, sondern ganz im Gegenteil mich durch das in ihr enthaltene Tryptophan sanft in das Reich der Träume schickt.

Ananas, ein wirksames Schlafmittel

Ananas als Wurmmittel

80 % der Deutschen verwurmt?

„80 Prozent bei gutbürgerlicher Kost verwurmt!" So betitelt Helmut Wandmaker ein Kapitel in seinem Buch „Willst Du gesund sein? Vergiß den Kochtopf!" Er bezeichnet totgekochte Stärkekost als „die beste Nahrungsquelle für die massenhaft auftretenden Würmer in unseren Därmen". Und weiter schreibt er in seiner deutlichen Ausdrucksweise: „Sie *(die Würmer, Anm. d. Verf.)* lieben natürlich auch den Abfall aus den verfaulenden Eiweißprodukten von Fleisch, Milch und Eiern." Wer das nicht glaubt und meint, sein Darm sei parasitenfrei, kann einen einfachen Test machen: Man trinkt einige Tage lang täglich einen halben bis einen Liter frischgepreßten Karottensaft. Sie werden sehen, welche (Wurm-) Nester erscheinen!

Der Naturheilkundler Alfred Vogel hat sich in dem Buch „Health Guide through Southern Countries" ausführlich mit dem Parasitenproblem beschäftigt: Jeder dritte Weltbürger soll mit Askariden (Spulwürmern) infiziert sein. Ein weiblicher Askaridenwurm kann am Tag bis zu 200 000 Eier legen!

In einem vierjährigen Mädchen wurden 85 Askariden gefunden, Erwachsene beheimaten oft Hunderte dieser Würmer.

Auswirkungen von Wurmbefall

Darmparasiten können nicht nur den Wirt schwächen, sondern durch ihre Stoffwechselgifte Leber und Blut schädigen, Wesensveränderungen und rheumaähnliche Gelenkbeschwerden bewirken, eine bestimmte Form der Blutarmut hervorrufen, und sie sind vermutlich sogar maßgeblich am Krebsgeschehen beteiligt. (Eine Beschreibung weiterer durch Darmparasiten hervorgerufener Krankheiten finden Sie auch in meinem Buch „Papaya – Heilen mit der Wunderfrucht".)

Behandlungsmöglichkeiten

Alfred Vogel empfiehlt gegen Wurmbefall in seinem Buch „Der kleine Doktor", vor allem in südlichen Ländern fünf bis zehn **Papayasamen** nach jeder Mahlzeit zu essen oder das Mittel **Papayasan** einzunehmen, das es in Apotheken gibt.

Jedes Jahr sollte mindestens einmal für vier Wochen eine **Entwurmungskur** durchgeführt werden. Man trinkt dazu reichlich frischgepreßten Karotten- oder Ananassaft, kaut morgens zwanzig Papayasamen auf nüchternen Magen, besorgt sich aus der Apotheke das rezeptfreie, papainhaltige und rein pflanzliche Mittel Vermizym (gibt es auch für Kinder) oder kaut Papayablätter (Firma Papaya Vera, siehe Seite 184). Hinweise über Wurmkuren mit Papaya finden Sie zudem im entsprechenden Kapitel meines Papaya-Buches.

Gute Erfahrungen bei der Beseitigung von Parasiten wurden auch mit **Grapefruitkernextrakt** erzielt.

Um dauerhaft sein Immunsystem zu stärken und Würmern keine angenehme „Heimstätte" mehr zu bieten, ist allerdings eine **Ernährungsumstellung** nötig. Robert Leben: „Durch drei Rohkostwochen wird der Körper (endlich) von allen Parasiten befreit, welche jahrzehntelang in der idealen 'Brutstätte' Darm (38 Grad Celsius) hausen und den menschlichen Körper langsam aber sicher zersetzen." Der Gedanke an Parasiten kann einem auch helfen, nicht in alte Ernährungsfehler zurückzufallen. Robert Leben dazu: „Glauben Sie mir, auch ich habe allerlei Versuchungen durchlebt! Aber schließlich hielt ich aus, weil ich meine Gedanken gleich von Anfang an auf die positiven Effekte lebendiger Nahrung gerichtet und den überaus starken Wunsch hatte, sämtliche Parasiten in meinem Körper ein für allemal auszumerzen." Es ist ganz natürlich, in den ersten Rohkostwochen zuweilen großen Hunger auf Fleischmahlzeiten zu spüren, denn Parasiten lieben und brauchen tierisches Eiweiß. Das Gute: wenn alle Darmparasiten vernichtet sind, hört das Verlangen nach denaturierter, erhitzter Kost von alleine auf. Wenn man nach einem Monat strikter Rohkost plötzlich gekochte Nahrung ißt, wird einem richtig übel. Diese Erfahrung haben mir viele bestätigt. Schon nach zwei bis drei Tagen mit denaturierter Kost bilden sich Darmparasiten allerdings von neuem.

Ananas und Papaya zerstören Darmparasiten

Wer auch ohne hundertprozentige Umstellung seiner Ernährung auf Rohkost seinen Darmparasiten den Garaus machen will, findet in der Ananas eine große Hilfe. Wie das Papain der Papaya greift auch Bromelain aus dem **Ananasfruchtsaft** lebende Darmparasiten wie Askariden, Haken- und Rundwürmer an. Von den Indianern Südamerikas wurde Ananassaft schon seit Jahrhunderten als Anti-Wurmmittel verwendet.

Die brasilianischen Indianer trinken auch Abkochungen der unreifen Früchte und Blätter zur effektiven Bekämpfung von Darmwürmern.

In Venezuela und Kolumbien schneidet man reife, ungeschälte Ananas in grobe Stücke, übergießt sie mit einem Liter Wasser und läßt das Ganze bis zu drei Stunden lang ziehen. Der Topfdeckel sollte geschlossen sein. Dieser Aufguß wird abgeseiht, und es werden bis zu vier Becher täglich zwischen den Mahlzeiten auf nüchternen Magen getrunken, um große Mengen von Eingeweidewürmern zu vertreiben.

Auch „Ananas sagenenarius“ bzw. „Ananas bracteatus“, Wildformen der Ananas, gelten in Brasilien als sicher wirkendes Anthelminticum, wobei die Blattbasen ausgepreßt und der Preßsaft getrunken wird. Auch die Samen und die äußeren Teile der Wildfrüchte werden noch heute als Wurmmittel verwendet.

Gibt es vielleicht bald ein Entwurmungsmittel auf Ananasbasis?

Vielleicht dienen diese Informationen der pharmazeutischen Industrie als Anregung, ein Entwurmungsmittel auf Ananasbasis zu entwickeln, das sich einer breiteren Akzeptanz als die der vielen anderen Wurmmittel (mit zum Teil beträchtlichen Nebenwirkungen) erfreuen könnte.

Ananas – eine Krebsheilpflanze?

„Für den Laien ist es interessant, aber für die Krebsstiftungen und ähnliche Einrichtungen wahrscheinlich geschäftsschädigend zu erfahren, daß Menschen, die ausschließlich von frischen, rohen Lebensmitteln ergänzt durch frische, rohe Gemüse- und Fruchtsäfte leben, keinen Krebs bekommen."

(Norman Walker)

Krebs – Ursachen und Auswege

„Die Krankheiten, denen wir durch eine langfristig gute Ernährung am leichtesten vorbeugen können, sind jene, welche die Medizin mit den üblichen Mitteln am schwersten behandeln kann, zum Beispiel Krebs und Aids. Wir besitzen hier ein wirksames Mittel, um schwere Krankheiten zu verhüten."

(Bruno Comby)

Krebs hat eine lange Vorgeschichte und ist „die Endstation eines langen Handelns wider die Natur" (Helmut Wandmaker). Es ist interessant, daß Naturvölker wie die Hunzas und die Vilcabamba in Ecuador, die sich hauptsächlich (Hunzas) bzw. ausschließlich (Vilcabamba) von pflanzlicher Rohkost ernähren, keinen Krebs bekommen. Der primitive Mensch aß ausschließlich Rohkost, und es gab vor der Wende von der Alt- zur Neusteinzeit in den menschlichen Gemeinschaften keine Knochentumore, was man an Skelettspuren auch nach Tausenden von Jahren feststellen kann, da sich bei einem Drittel aller Krebsfälle Metastasen in den Knochen bilden.

Jerianne Heimendinger vom AMC Cancer Research Center in Denver beklagt „few get their five", das heißt, weit weniger als die Hälfte aller Menschen essen heutzutage die geforderten fünf Obst- und Gemüse-Portionen pro Tag zur effektiven Krebsprophylaxe. Noch immer wird auch zuviel geraucht, Alkohol getrunken, Geräuchertes und Gesalzenes gegessen und sich zuwenig bewegt. Alkohol, Tabak und Drogen sind für viele Deutsche fester Bestandteil ihres Lebens, allein 6,6 Millionen bezeichnen ihren Alkoholkonsum als problematisch, und 1,4 Millionen Bundesdeutsche schaden sich durch häufige Medikamenteneinnahme.

Die Amerikaner und Deutschen müßten ihren Obst- und Gemüsekonsum verdoppeln und sich die Ernährungsgewohnheiten südlicher Länder aneignen. Italiener nehmen aus Gemüse und Obst allein dreimal so viel vom Antioxidans Betakarotin auf wie wir und sind trotzdem als Genießer ihres „dolce vita" bekannt! Es ist also alles nur eine Frage der Gewohnheit, und man kann sich nicht nur schlechte, sondern auch gute, gesundheitsfördernde Gewohnheiten antrainieren.

„Vitamine sind wichtig. Fünfmal am Tag ist richtig!"

Den Zusammenhang zwischen Krebs und Ernährung habe ich auch bereits ausführlich in meinem Buch „Papaya – Heilen mit der Wunderfrucht" beleuchtet. Pflanzliche Rohkost scheint mit

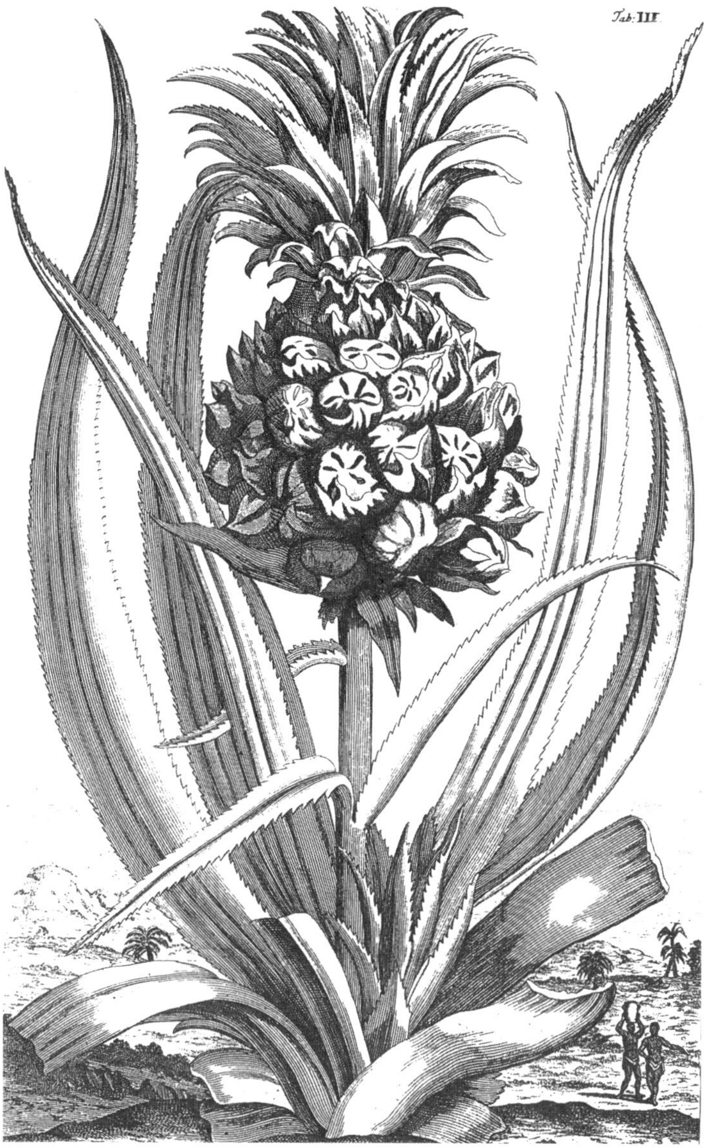

Bei den Indianern wird die Ananas seit langem zur Heilung von gut- und bösartigen Geschwüren eingesetzt ...

ihren vielen Antioxidantien (Betakarotine, Vitamin C und E), ihren Enzymen und weiteren Vitalstoffen nicht nur die richtige Ernährung zu sein, um der Krebserkrankung vorzubeugen, sondern ist offenbar auch in der Lage, Krebs zu heilen, wenn er noch nicht zu weit fortgeschritten ist und wichtige Organe dauerhaft geschädigt hat.

Krebs, „Endstation eines langen Handelns wider die Natur"

Max Gerson heilte mit Rohkost 50 austherapierte Krebsfälle

Die Bücher von Max Gerson („50 geheilte Krebsfälle"), Christine Nolfi, Ernst Günter, Franz Konz, Helmut Wandmaker und Halima Neumann (siehe Literaturverzeichnis) dokumentieren unzählige durch Rohkost geheilte Krebsfälle, die zum großen Teil bereits „austherapiert", das heißt, von der Schulmedizin aufgegeben, waren. (Ich bitte den interessierten und vielleicht skeptischen Leser, sich in der Literatur der angegebenen Autoren davon selbst ein Bild zu machen.)

Früchte haben als „Krebsheilmittel" offenbar eine ganz besondere Bedeutung. Durch Frischkost werden die körpereigenen Regulationsmechanismen und das Immunsystem ausreichend gestärkt, um Krebszellen wieder als solche erkenntlich und unschädlich zu machen. So wird ungehemmtes Zellwachstum gestoppt.

Der Autor Bruno Comby sagt zur Krebsursache, daß das Immunsystem durch zu starke Vergiftung keinen Reinigungsprozeß mehr auslösen kann.

Krebsdiät

Hovanessian Aterhov (Rohkost-Autor) empfiehlt Krebskranken, über den Tag verteilt ein Pfund reifes Obst wie Äpfel oder Weintrauben zu essen. Dies sei genug, um den Körper am Leben zu erhalten, während die Krebszellen – die unfähig sind, sich davon zu ernähren – allmählich absterben.

Selbstverständlich spielen auch seelische Faktoren bei der Krebsentstehung eine Rolle, da wir eine Körper-Seele-Geist-Einheit sind. Ohne Freude, Glücklichsein und Harmonie gibt es kein körperliches Wohlergehen, und wahre Gesundheit schließt immer auch die seelische Ebene mit ein. Es spricht aber viel dafür, daß seelische Einflüsse wie Arbeitsplatzverlust oder Tod eines geliebten Lebensgefährten nur dann Krebs auslösen können, wenn unser Gewebe schon entsprechend vorgeschädigt war, man nennt dieses Stadium „präkanzerös". Bei einer gesunden, natürlichen Lebensweise lernen wir, auch mit Streß und „Schicksalsschlägen" besser klarzukommen und mit der Zeit einen Gemütszustand von „heiterer Gelassenheit" zu entwickeln: Wir identifizieren uns nicht mehr so leicht mit unseren Problemen oder den Problemen anderer.

„Grundlegend fordere ich als Arzt, daß die Ernährungstherapie die Grundlage aller Heilsbestrebungen sein und bleiben soll."

(Dr. Max Gerson, erfogreicher Krebsarzt, von Albert Schweizer als „grösstes medizinisches Genie dieses Jahrhunderts" gefeiert, Autor des Buches „50 geheilte Krebsfälle")

In Hamburg gibt es einen „Verein für Aktivierung der Lebensenergie e.V." (siehe Seite 184), der intensiv die Zusammenhänge zwischen Seele, Ernährung und Krebs erforscht und dazu preiswerte Seminare gibt. Der Vorsitzender, Dr. Hans-Erich Fick, ist schon 92 Jahre alt und hält immer noch Vorträge im Hamburger Stadtgebiet. Wer sich zu diesem Thema informieren möchte, dem empfehle ich das Buch von Hans Erichsen, „Autogene Aktivierung hilft bei Depression und Sucht und könnte Krebs verhindern".

Ananas und Krebs

Dr. Nieper empfiehlt Krebskranken, insbesondere Früchte zu essen, die sich durch Enzymreichtum auszeichnen. Die Heilpraktiker Spiller und Wolf lassen ihre Patienten über einen langen Zeitraum frischen Ananassaft trinken. Von ganz besonderer Bedeutung sind Enzyme, die am Abbau biogener Amine beteiligt sind. Biogene Amine wie Adrenalin, Histamin und Dopamin sind zwar lebenswichtige Stoffe, verursachen aber viele Beschwerden, wenn sie in zu hoher Konzentration im Organismus vorkommen.

Der Arzt Dr. Schneider schreibt in seinem sehr informativen Buch „Nutze die Heilkraft unserer Nahrung", daß frischer Ananassaft unter anderem bei Tumorerkrankungen verabreicht wird.

Ingeborg Münzing-Ruef erklärt in ihrem Buch „Kursbuch gesunde Ernährung", daß P-Cumarin und Chlorogen in der Ananas verhindern, daß sich zum Beispiel beim Grillen aus Nitraten die hochkanzerogenen, sprich krebsgefährlichen Nitrosamine entwickeln.

„Für Krebskranke kann Ananas zum Stimulanz und zum Heilmittel werden."

(Ingeborg Münzing-Ruef, „Kursbuch gesunde Ernährung")

Jean Carper berichtet in ihrem enthusiastischen und gleichzeitig fundiertem Buch „Nahrung ist die beste Medizin. Sensationelle Erkenntnisse über die Heilstoffe in unseren Lebensmitteln", daß japanischen Untersuchungen zufolge Brokkoli, grüner Pfeffer, Ananas, Schalotten, Äpfel, Ingwer, Kohl und Auberginen allesamt erstaunlich wirkungsvoll krebserzeugende Zellmutationen unterdrücken. Für sie ist es nur eine Frage der Zeit, bis es gesunde Nahrungsmittel wie die Ananas auf ärztliche Verordnung gibt.

Ananas unterdrückt Zellmutationen

Monika Helmke Hausen schreibt in ihrem Buch „Die Botschaft der Früchte", daß Bromelain unterstützend in der biologischen Krebstherapie eingesetzt wird: „Das Entgiftungspotential der Ananas erstreckt sich auch auf bereits karzinomatös degenerierte Zellen, so daß sie mit Vorteil vorbeugend sowie als Begleittherapie zu jeder Art von Krebstherapie eingesetzt werden kann." Sie empfiehlt den Einsatz als Frischfrucht oder frischgepreßtem Saft. Zu einer begleitenden Ananas-Therapie rät Monika Hausen besonders bei massiver Chemo- oder ionisierender Strahlentherapie, um die schlimmsten Begleiterscheinungen abzufangen und die schädlichen Wirkungen dieser Behandlung wenigstens etwas abzumildern.

Ananas lindert Nebenwirkungen von Chemo- und Strahlentherapie

Dr. Murray schreibt in seinem Saftbuch zum Thema Ananas und Krebs: „In einer Studie am Krebsforschungszentrum der Universität von Hawaii stellte sich heraus, daß Ananasextrakt das Wachstum von Tumorzellen in Zellkulturen deutlich hemmt. Die Wissenschaftlicher schreiben dies hauptsächlich dem Enzym Peroxidase zu. Das deutet darauf hin, daß frischer Ananassaft vielleicht noch besser wirkt als Bromelain allein. Er ist reich an Enzymen, Vitamin C und Kalium."

Bromelain in der Krebstherapie

„Bromelain senkt die Komplikationsrate in der biologischen Krebstherapie."

(Wolfgang Spiller)

Die Anwendung von proteolytischen Enzymen in der Tumortherapie ist nicht neu. Schon die Indianer Süd- und Mittelamerikas verwendeten seit Jahrhunderten Blätter und Früchte von Ananas und Papaya zur Heilung von gut- und bösartigen Geschwulsten.

Ananas und Papaya: Krebsheilmittel der Indianer seit Jahrhunderten

Der älteste Bericht über die Anwendung pflanzlicher Enzyme bei Krebs in Industrieländern findet sich in „The British Medical Journal" vom 16. Juni 1906, in dem W. J. Branch von seinen Erfolgen beim Auflösen eines Tumors durch Injektion von zwei Gramm Papain berichtet. Mittlerweile gibt es sogar ein Buch über Papaya als Krebsheilmittel[61], und die Firma Papaya Vera (siehe Seite 184) bietet papainhaltige Konzentrate aus biologisch angebauten Papayas – Früchten und Blättern – als Naturheilmittel für Krebskranke an.

Neben zahlreichen Berichten über Erfolge mit Bromelain in der Krebstherapie erregte ein Aufsatz des Pariser Internisten Gérard in der Zeitschrift „Revue Aggressologie" aus dem Jahre 1972 großes Aufsehen (auch in deutschen Medizinerkreisen). Darin erklärt Gérard, daß das französische Bromelainpräparat Extranase in einer Dosierung von etwa 600 Milligramm täglich mehrere Wochen lang zu einem beachtlichen Rückgang von bösartigen Tumoren führen kann. Diese Wirkung wurde besonders sichtbar bei Brust-, Magen- und Darmkrebs. Gérard fügt hinzu, daß nur bestimmte Bromelainpräparate (zum Beispiel von der Firma Dole in Honolulu) wirksam sind und gereinigtes Bromelain (zum Beispiel von der Firma Merck im Handel) vollends unbrauchbar sei. Offenbar spielen außer der Protease (eiweißauflösendes Enzym) noch andere pflanzliche Wirkstoffe im Enzymgemisch Bromelain eine Rolle bei der Auflösung von Krebszellen.

Mit Bromelain „Einschmelzung von Tumoren"

Gérard beobachtete, daß eine erfolgreiche Bromelaintherapie zu einer vermehrten Aminozuckerausscheidung des Patienten und zu einem Anstieg der Leukozyten führte. An Ratten mit Tumoren führte die Gabe des wirksamen Bromelains in jeweils drei von fünf Fällen zur kompletten Einschmelzung des Tumors.

Am 13. Januar 1973 wurde Dr. Gérard in der Sprechstunde von einem geistesgestörten Patienten ermordet. Sein Beobachtungsgut war bis zu seinem Tode auf 80 Patienten angewachsen, und er hatte seine Behandlungserfolge durch Fotos dokumentiert.

Bromelaintherapie bei Krebs in der „Klinik Silbersee"

Dr. Hans Nieper, der in seiner Eigenschaft als Beirat der französischen pharmakodynamischen Zeitschrift „Revue Aggressologie" mit den Forschungsergebnissen Gérards in Kontakt gekommen war, setzte seine Arbeit an der „Klinik Silbersee" in Hannover-Langenhagen fort. Er fand heraus, daß das in Hawaii präparierte Bromelain in der Tat reich an Nannosidasen, Glukosaminidasen und N-Azetyl-Glukosaminidasen ist, die sich gegen Aminozucker richten und als Antigen-Abschirmer auf Tumorzellmembranen und als Hemmer der lympho- und leukozytären Immunabwehr gegen Krebszellen eine bedeutsame Rolle spielen.

Dr. Nieper führt die **krebszerstörende Wirkung von Bromelain** auf folgende Faktoren zurück:

- Die Immunabschirmung der Tumor- und Krebszelle wird durch Bromelain angeregt. Die zellulare Abwehr wird in die Lage versetzt, die Krebszellen zu erkennen und zu vernichten.
- Die Blockade der körpereigenen Abwehr durch das Krebsgeschehen wird durch Bromelain aufgehoben.
- Die Immunkräfte werden so weit gesteigert, daß der Körper selbst mit dem Krebs fertig werden kann.
- Bromelain bewirkt, daß Freßzellen wieder in der Lage sind, Turmorzellen zu bekämpfen, indem sie sie durch Einschleusung bestimmter Enzyme zerstören.

„Bromelain-Therapie bei Krebs ein Muß"

Durch seine positiven Erfahrungen mit Bromelain in der Krebstherapie (er wandte das Präparat Bromelain 200 Nadrol bisher erfolgreich bei mehreren hundert Patienten an) ist Dr. Nieper der Ansicht, daß Bromelain derzeit das Therapeutikum der Wahl sei, um im Krebspatienten eine entschirmende oder entblockierende Wirkung zum Tragen zu bringen. Die Bromelaintherapie sei im Rahmen einer ungiftigen Langzeittherapie als wichtigstes und zukunftssicherstes Konzept in der medizinischen Tumortherapie ein Muß.

Als Schutztherapie nach erfolgreicher Operation empfiehlt er, die Therapie so früh wie möglich zu beginnen, in jedem Fall jedoch sofort nach Erhebung eines Befundes, bei dem bösartiger Krebs vorliegt.

Gleichzeitig rät er zu einer Diät mit einem hohen Frischobst- und Gemüseanteil, ausreichender Betakarotinzufuhr in Form von drei bis fünf Gläsern Karottensaft am Tag und Zinkgaben zur Thymusaktivierung. „Unter der Kombination von Bromelain, Betakarotin und Zink kann im Verlauf von einigen Monaten die Gesamtzahl an nacktkernigen und kleinen Lymphozyten pro Quadratmillimeter um das Zehnfache steigen."[62] Nacktkernige Lymphozyten fehlen bei einer Krebskrankheit oft völlig, und die Zahl der kleinen Lymphozyten ist stark vermindert.

Die Heilungsrate mit einem totalen Verschwinden der Tumore betrug beachtliche 36 Prozent. Gute Resultate wurden vor allem bei folgenden Krebsarten erzielt:

- Lymphome (9 von 12)
- Rektumkarzinom (3 von 4)
- Brustkrebs mit regionaler Metastasenbildung
- Extremitätensarkome
- Prostatakarzinome
- Bronchiale Tumore, Kolonkarzinome, Hirntumore und Eierstockkarzinome

Wer sich über die Bromelaintherapie tiefergehender informieren möchte, kann dies zum Beispiel in einem Bericht von Professor Rilling („Nicht-toxinale Additivtherapie und diagnostisches Verfahren beim Karzinom") tun. Dr. Martin Stahl faßt in seinem gut lesbaren Beitrag „Die Rolle der proteolytischen Enzyme als Bestandteil einer naturheilkundlichen adjuvanten Krebstherapie" die Erfolge der Bromelain-Therapie zusammen. (Beide siehe Literaturverzeichnis)

Bromelain verhindert durch UV-Strahlung hervorgerufenen Hautkrebs!

Parallel zu Dr. Nieper in Deutschland machte Dr. Taussig in Honolulu, seit 1978 Mitglied der renommierten American Cancer Society, Versuche mit Bromelain zur Krebsbekämpfung. Er bestrahlte haarlose Mäuse mit starker UV-Strahlung, um bei ihnen Hautkrebs hervorzurufen. Es stellte sich heraus, daß Bromelain bei langfristiger Anwendung hochsignifikant wirksam ist und die Entwicklung von bös- und gutartigen Gewebeveränderungen stark vermindert. Nach zwölf Monaten intensiver Bestrahlung hatten alle Mäuse der Kontrollgruppe Hautkrebs entwickelt, und in der Gruppe, die zusätzlich Bromelain ins Futter gemischt bekam, nur sehr wenige.

Diese Ergebnisse sind besonders bedeutsam angesichts der dramatischen Zunahme von Hautkrebs durch intensive Sonneneinstrahlung auch aufgrund der abnehmenden Ozonschicht. Dr. Taussig schreibt jedoch resigniert: „Diese Veröffentlichungen sind in der wissenschaftlichen Literatur begraben und werden wahrscheinlich vergessen bleiben.“ Möge dieses Buch ein Beitrag dazu sein, daß dies nicht geschieht!

Taussig führt den Erfolg der Bromelaintherapie bei der Entstehung von Hautkrebs durch UV-Bestrahlung darauf zurück, daß Bromelain in der Lage ist, Stoffe in den Zellen abzubauen, die für das unkontrollierte Wachstum von Krebszellen verantwortlich sind. In späteren Untersuchungen fand er heraus, daß offenbar das im Enzymgemisch Bromelain vorhandene Enzym Peroxidase ausschlaggebend für die Bremsung des Tumorwachstums ist. Ihm war bekannt, daß Bromelain, allein oder mit anderen üblichen Behandlungsmethoden kombiniert, in der Krebsheilkunde angewandt wird, und es lagen ihm eine Anzahl persönlicher Mitteilungen vor, welche von Erfolgen der Bromelainbehandlung, besonders in inoperablen Fällen, berichteten. Selbst wenn es zu keiner Heilung kam, wurde die Lebensqualität der Patienten wesentlich verbessert: „In Terminalfällen, wo mit einer Bromelaintherapie kurz vor dem Tode begonnen wurde, hat man Milderung der Schmerzen, Appetitanstieg und besseres Allgemeinbefinden am Patienten beobachtet.“[63]

Ananas-Enzym Peroxidase bremst Tumorwachstum

Die meisten Krebskranken sterben nicht an dem Anfangstumor, sondern an der Krebsstreuung, an den Metastasen. Dr. Taussig festigte auch hier Niepers Ergebnisse, wonach Bromlain die Fibrinbildung der Krebszelle stört und damit ihre Eigenschaft, sich im Gewebe einzunisten.

Bromelain verhindert Metastasenbildung

Lucia Dresser (zuerst in der Zeitschrift „Oncology“ Nr. 47, Jahrgang 1990 veröffentlicht) bestätigt, daß Bromelain in der Lage ist, den „Tumor-Nekrose-Faktor“ (TNF) zu stimulieren. Es handelt sich dabei um eine Substanz, die von den meisten weißen Blutkörperchen abgesondert wird und die für die „Zerstörung eines bösartigen Tumors im frühen Stadium seiner Entwicklung zuständig ist“.

Bromelain stimuliert „Tumor-Nekrose-Faktor“

Dr. Taussig fand in 21 Forschungsjahren heraus, daß Bromelain ideal in Kombination mit Chemotherapie anzuwenden ist, weil diese aufgrund ihrer Giftigkeit nur kurzfristig durchzuführen ist und es nur bestimmte Phasen gibt, in denen die Krebszelle für Medikamente zugänglich ist. Bei langfristiger Gabe ist garantiert, daß jede bösartige Zelle während ihrer Entwicklung Bromelain ausgesetzt sein wird. Das Cancer Research Institute der Universität Hawaii wies nach, daß der zelltötende Effekt von Chemotherapeutika wie Adriamycin und Mitomycin C bis zu 250 Prozent durch gleichzeitige Bromelainbehandlung gesteigert wurde. Die Dosierung von toxischen Chemotherapeutika kann also bei gleichzeitiger Bromelaintherapie wesentlich reduziert werden.

Ananas-Protease vergrößert Anti-Tumoraktivität

Ananas-Enzym Ananain enttarnt Krebszellen

In Deutschland forscht nicht nur Dr. Nieper, sondern auch Professor Dr. Maurer am Institut für Pharmazie I der Freien Universität Berlin über Bromelain als Krebsheilmittel. Er fand heraus, daß es mindestens neun proteolytisch aktive Komponenten in Bromelain gibt und die Protease F9 die Anti-Tumoraktivität der menschlichen peripheren Blutzellen (PBL) vergrößert. Besonders das Ananasenzym Ananain, erst 1990 entdeckt, ist hochwirksam als Enttarner von bösartigen Zellen.

In einem Aufsatz in der Zeitschrift „Planta Medica" schreibt Professor Maurer darüber, daß Bromelain – er verwendet das Präparat Bromelain-POS der Firma Ursapharm – in der Lage ist, die Zelldifferenzierung von Leukämiezellen hervorzurufen und das Zellwachstum bösartiger Blutkrebszellen zu stoppen. Andere ebenfalls getestete eiweißspaltende Enzyme wie Pepsin und Papain waren dazu nicht in der Lage.

In den neunziger Jahren war Professor Maurer an dem immunologisch bedeutsamen Nachweis beteiligt, daß Bromelain an Metastasierungsprozessen beteiligte Oberflächenmoleküle, in diesem Fall das Adhäsionsmolekül CD44, hemmen kann. Ein hohes Niveau von CD44-Molekülen an Krebszellen erleichtert ihr Anhaften an benachbartes Gewebe und damit das Tumorwachstum. Es ist dabei interessant zu beobachten, daß die Wirkung von Bromelain offenbar nicht auf spezielle Tumore beschränkt ist.

Zur Zeit überprüft Professor Maurer in einer Beobachtungsstudie, ob die Steigerung der immunologischen Abwehrleistung gegen Tumore durch Bromelain auch bei Brustkrebspatientinnen zutrifft.

Die das Immunsystem unterdrückende Krebsbehandlung wie Strahlen- und Chemotherapie ist in eine Sackgasse geraten. Langfristig wird nur eine Methode Erfolg haben, die das Immunsystem stärkt, um den Patienten zu befähigen, aus eigener Kraft mit dem Krebsgeschehen fertigzuwerden, und die auch in der Daueranwendung keine Nebenwirkungen hat. Die Bromelaintherapie mit hochdosiertem, enzymaktivem Bromelain bester Qualität scheint dabei in Zukunft eine bedeutende Rolle zu spielen.

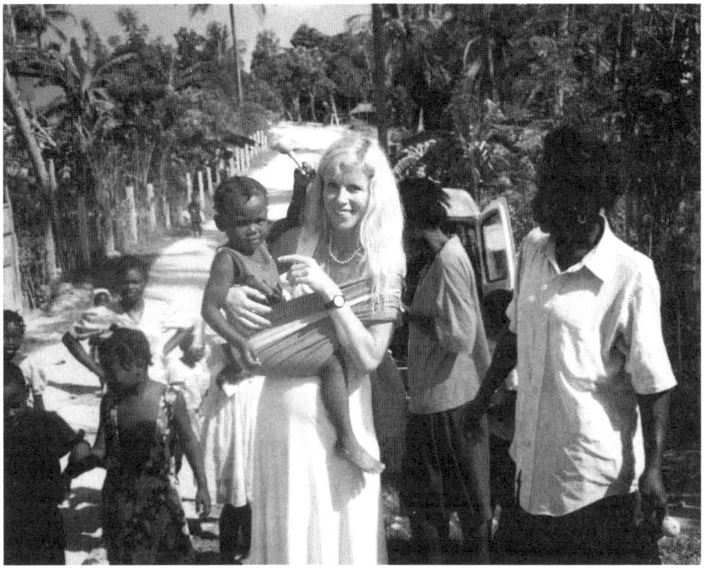

Die Autorin als Entwicklungshelferin in Jacmel, Haiti (Mitarbeiterin vom Hilfswerk Haiti)

Die Ananas als Verhütungs- und Abtreibungsmittel

Dr. Nieper schreibt in seinem aufsehenerregenden Buch „Revolution in der Medizin", daß der Saft grüner, unreifer Ananas ein sehr wirksames Abortivum sei. Versuche, bessere Bromelainqualitäten aus der unreifen Grünananasfrucht zu gewinnen, verliefen daher nicht erfolgreich. Allerdings soll Ananas nur im ersten Schwangerschaftsdrittel wirksam sein.

Unreife Früchte treiben im 1. Drittel der Schwangerschaft die Leibesfrucht ab!

Besonders in Indien ist das Wissen um die abortiven Eigenschaften der Blätter und unreifen Frucht der Ananaspflanze seit langem weit verbreitet. In der „Pharmacographia Indica" von 1890 findet sich eine Anwendungsbeschreibung: „Eine grüne, unreife Frucht, die nur halb ausgewachsen ist, wird genutzt. Sie wird geschält, und das Fruchtfleisch wird, zusammen mit einer kleinen Menge Salz, der Frau zum Essen gegeben. Diese Einnahme ist nur in den frühen Monaten der Schwangerschaft wirksam; nach dem dritten Schwangerschaftsmonat ist die Wirkung zweifelhaft. Wenn Ananas geeigneten Personen gegeben wird, beginnt die Gebärmutter etwa innerhalb von 12 Stunden sich zusammenzuziehen, während auch leichte Blutungen auftreten. Die Gebärmutterkontraktion nimmt danach zu und innerhalb von 24 Stunden wird das befruchtete Ei ausgestoßen."

Im Buch „Dictionary of the Economic Products of India" von George Watt finden sich zahlreiche Hinweise, daß rohe Ananas oder der Frischsaft aus den hellen Teilen der Blätter abortiv wirken und sogar bei „Tierabtreibungen" verwendet werden. Der reichliche Verzehr der reifen Frucht soll nur bei entsprechend vorbelasteten und geschwächten Frauen zu Fehlgeburten führen können.

Von einer Eigenbehandlung als Abtreibungsmittel ist wegen möglicher Komplikationen (besonders ab dem dritten Schwangerschaftsmonat) dringend abzuraten! Zur Empfängnisplanung empfehle ich das Buch von Shalila Sharamon und Bodo Baginski, „Kosmologische Geburtenregelung".

Es wurde festgestellt, daß die Steroidfraktion der Blätter eine östrogene Wirkung besitzt. Vielleicht könnte man daher einen Tee oder einen Preßsaft aus Ananasblättern trinken, um Wechseljahresbeschwerden und Menstruationsprobleme zu lindern (vgl. auch Kapitel „Ananas gibt Frauen Power"). Eine ähnliche östrogenartige Wirkung haben auch Äpfel, Brennesselsamen und Sojaprodukte. Der hohe Konsum an Sojaprodukten könnte also der Grund sein, warum japanische Frauen kaum Probleme mit der Menopause haben.

Ananas zur Empfängnisverhütung?

In „Hagers Handbuch der Pharmazeutischen Praxis" findet sich ein Hinweis darauf, daß der Ananas in der indischen Ayurveda-Medizin eine empfängnisverhütende Wirkung zugeschrieben wird, die sich im Tierexperiment allerdings nicht bestätigt haben soll. Dr. med. Udupa und Dr. med. Tripathi schreiben aber in ihrem Buch „Natürliche Heilkräfte", daß Laborversuche mit Ratten eine vielversprechende fruchtbarkeitshemmende Wirkung des Ananassaftes zeigten: Er soll die Einnistung des befruchteten Eis im Uterus verhindern.

Vielleicht läßt sich aus Ananas somit auch ein preiswertes und nebenwirkungsfreies Verhütungsmittel für Dritte-Welt-Länder entwickeln. Ich gebe Familienplanungsseminare in Haiti und habe festgestellt, daß viele Frauen mit den bei uns üblichen Empfängnisregelungsmethoden wie Pille und Kondom schlecht klarkommen. Die Erfolge der Entwicklungshilfe wie Schul- und Straßenbau und Verbesserung der medizinischen Grundversorgung werden beim Fehlen von effektiven Methoden der Geburtenregelung durch das rasante Bevölkerungswachstum in kürzester Zeit „aufgefressen".

Wer wirkungsvolle, bedarfsorientierte Entwicklungshilfe in Haiti, dem ärmsten Land der westlichen Hemisphäre, unterstützen möchte, kann sich an das gemeinnützige „Hilfswerk Haiti e.V." wenden, das neben Spenden auch medizinisches Personal und andere praktische Helfer vor Ort sucht (Kontaktadresse siehe Seite 184).

Ananasdiät

„Tropische Früchte kann man als 'Allzweckwaffe' gegen überschüssige Pfunde bezeichnen – allen voran die Ananas."

(Judy Mazel)

Wollen Sie gern abnehmen und Ihr Idealgewicht hinterher halten?

Dann sind Sie in guter Gesellschaft: Zwei Drittel der Bundesdeutschen sollten aus medizinischen Gründen ihr Gewicht reduzieren. Allein für Appetitzügler mit ungesunden Nebenwirkungen geben die Deutschen jährlich 1,4 Milliarden Mark aus! Der Erfolg ist dabei nur von kurzer Dauer: Wer seine Ernährungs- und Lebensgewohnheiten nicht langfristig umstellt, hat die verlorenen Pfunde schnell wieder zugenommen, und vielleicht sogar noch mehr wegen dem gefürchteten „Jo-Jo-Effekt".

„Das Bromelain der Ananas beteiligt sich maßgeblich am Abtransport der Schlackenstoffe aus dem Körper und spielt daher bei Diäten eine wichtige Rolle."

(Prof. Dr. Friedrich W. Dittmar, „Enzyme – Aktivstoffe für Frauen")

Generell gilt: Obst und Gemüse sollten einen großen Teil der Nahrung ausmachen. Und: Ohne Bewegung stehen die Chancen schlecht, überflüssige Pfunde dauerhaft loszuwerden. Wußten Sie, daß der Stoffwechsel nach einem halbstündigen Jogginglauf für etwa 12 Stunden beschleunigt ist, wir also in dieser Zeit mehr Kalorien als sonst verbrennen?

Die Fünf „Tibeter" kurbeln den Stoffwechsel an!

Ein weiterer hervorragender Tip zur Beschleunigung des Stoffwechsels: die Fünf „Tibeter" regelmäßig zweimal am Tag praktizieren. Durch diese einfachen Übungen, die aus dem Yoga-System stammen, werden unsere Schilddrüse, unsere Chakren und unser gesamtes Drüsensystem aktiviert. Durch die Stimulierung der Schilddrüse wird die Verweildauer der Nahrung in unserem Körper verkürzt, und wir nehmen bei gleicher Nahrungsmenge ab. Wer schon schlank ist, braucht keine zusätzliche Gewichtsabnahme zu befürchten, da die Funktion der Schilddrüse harmonisiert, das heißt, ins harmonische Gleichgewicht gebracht wird.

Wenn Sie schnell und dabei dauerhaft abnehmen wollen, verbinden Sie sich am besten mit der Kraft der Enzyme, die den Schlankheitsprozeß beschleunigen, indem sie die Fettpolster abbauen und die Schlacken abtransportieren. Gleichzeitig führen sie uns ausreichend Vitalstoffe zu, so daß es nicht zu „Diätkrisen" wie Abgeschlagenheit, Depressionen und Krankheiten kommt.

Eine ideale Diätfrucht ist die Ananas, da sie durch ihren hohen Wassergehalt und viele sekundäre Wirkstoffe dem Körper beim Entschlacken und Entgiften hilft und ihr hoher Vitaminanteil gleichzeitig Mangelerscheinungen vorbeugt. Durch das

Ananas, die ideale Diätfrucht: bremst Appetit und macht gute Laune

Essen von Ananas erhöhen wir den Serotoninspiegel im Blut. Serotonin bremst übermäßige Eßgier. Außerdem wird es als „Glückshormon" bezeichnet und macht uns zufrieden, erfüllt und glücklich.

Verschiedene Diätformen

Eberlein empfiehlt folgendes Enzym-Schlankheitsprogramm: **„Tri-S-Zym-Crème-Shake"** (Apotheke) zusammen mit Rohkost aus viel frischem Obst, Salat und Gemüse sowie einer kalorienarmen warmen Mahlzeit am Tag. Zwei bis drei Liter Mineralwasser oder Kräutertee sollten jeden Tag getrunken werden, um den Enzymen beim Ausschwemmen der Schadstoffe im Körper zu helfen. Mit Schwarztee und Kaffee sollte man sich zurückhalten, da die in ihnen enthaltene Gerbsäure die Aufnahme von Vitaminen und Enzymen aus der Nahrung hemmt.

Ich finde den „Tri-S-Zym-Crème-Shake" recht lecker, brauche aber kein extra Enzym-Schlankheitsprogramm, seitdem ich zum Frühstück reichlich frische Ananas oder Papaya esse. **Enzymhaltige Früchte** sind preiswerter und für mich geschmacklich befriedigender und überzeugender als das Enzymgemisch aus dem Lebensmittellabor. Petra Schulze von der Deutschen Gesellschaft für Ernährung hält nichts von Diätpulvern: „Das hat nichts mit natürlicher Ernährung zu tun. Es fehlen Stoffe, die der Körper nur im natürlichen Verbund der Nahrung zu sich nimmt und die zum Beispiel für die Krebsprophylaxe wichtig sind."[64]

Bromelain, das Schlank-Enzym! Dosen-Ananas sind wirkungslos

Ananas wird seit etlichen Jahren erfolgreich zur schnellen Gewichtsabnahme verwendet. Ananassaft hilft bei der Vermeidung von Blähungen und Wasseransammlungen im Gewebe, beides Umstände, die zur Gewichtszunahme beitragen. Bromelain wird als „Schlank-Enzym" bezeichnet, weil es genauso wirkt wie unser Magensaft. Die Speisen werden besser ausgenutzt: Man braucht weniger Kalorien und verbrennt schneller Fett. Nur die frische Frucht hat allerdings eine entsprechende Wirkung, weil beim Konservierungsprozeß die wertvollen Ananasenzyme zerstört werden. Ananas aus der Dose bringt nichts! (Rezepte mit frischer, roher Ananas finden Sie im Rezeptteil dieses Buches.) Empfehlenswert ist der zuckerfreie Direktsaft der Firma „melro's", da er in einem besonderen Herstellungsverfahren Enzyme und andere wertvolle Inhaltsstoffe schont.

Die **„Hollywood-Star-Diät"** von Judy Mazel wurde ein Renner in den USA und auch bei uns loben Filmgrößen wie Uschi Glas ihre Vorteile: „Mit 32 endlich entdeckte ich die Hollywood-Star-Diät, seitdem halte ich mein Gewicht (54 Kilo bei 1,65 Meter) und fühle mich sauwohl in meiner Haut. Bis mittags esse ich nur Obst, meist eine halbe Ananas, die schießt mir so richtig in die Adern. Mittags gibt´s Gemüse, und abends hau ich rein: Scampi, Steak, dazu einen guten Wein." Auch wer kein Fleisch, Fisch und Alkohol konsumiert, kann von dieser Diät profitieren! Nach einer „offenen menschlichen Fehlkombination" (fettigen, sahnigen oder käsehaltigen Mahlzeiten wie Käsekuchen, italienische Gerichte oder Schweinefleisch) wird empfohlen, am nächsten Tag zur Verbrennung Ananas zu essen. Man kann Ananas sogar „prophylaktisch" essen und damit die Enzymgrundlage zur schnellen Verdauung (zum Beispiel von Geburtstagsmenüs) legen! Wenn man ein oder zwei Pfund zugenommen hat, ißt man einfach so lange Ananas – meist reicht ein Tag –, bis man sein Idealgewicht wieder erreicht hat.

Uschi Glas, Ananas-Diät-Fan!

Ananas hilft bei „Diätsünden"

Als **„Ananasdiät"** werden frische Ananas oder deren Saft (bis zu zwei Kilo pro Tag) für die Dauer von ein bis zwei Tagen oder sogar länger gegessen. Ich habe eine solche Diät zwei Tage lang durchgeführt und damit einen Gewichtsverlust von drei Pfund erzielt. Dabei ist es wichtig, nur reife Früchte zu verwenden, da unreife zu sauer sind und auch die Mundschleimhäute angreifen können. (Man merkt, ob eine Frucht reif ist, indem man aus der Mitte des Blattschopfes ein bis zwei Blätter herauszieht. Lassen sie sich leicht lösen, ist die Frucht reif.) Mangelzustände sind aufgrund der kurzen Diätzeit nicht zu befürchten, zumal die Ananas reich an Vitaminen, Mineralien und Aminosäuren (davon acht essentiellen) ist. Wenn gegen Abend Hungergefühle auftreten, können kurz vor dem Schlafengehen zwei Bananen zur Sättigung und als Einschlafhilfe gegessen werden.

In den USA gibt es ein **Schlankheitsmittel**, Meridia, das den Serotoninspiegel hebt, aber bei uns noch nicht zugelassen ist. Ich würde nicht auf dieses sicherlich wieder als „Wundermittel" angepriesene Produkt warten, sondern Lebensmittel essen, die viel Tryptophan enthalten (wie Ananas, Sesamkörner und Bananen), das vom Körper in Serotonin umgewandelt wird.

Wer abnehmen möchte, sollte eine Zeitlang nur wenig Trockenfrüchte (getrocknete Ananas) essen, da sie durch den Wasserentzug fünfmal so viele Kalorien wie die Frischfrucht haben und man leicht zu viel essen kann, weil sie so köstlich schmecken. Wer vielleicht im Urlaubsgebiet keine frischen Ananas bekommt, kann sich aber getrocknete Ananas mitnehmen, sie über Nacht einweichen und als Rohkompott essen. Durch das Einweichen haben sie wieder den Charakter einer Frischfrucht, und ihre Enzyme sind aktiviert.

Die Ananas in der Kosmetik und bei Hautproblemen

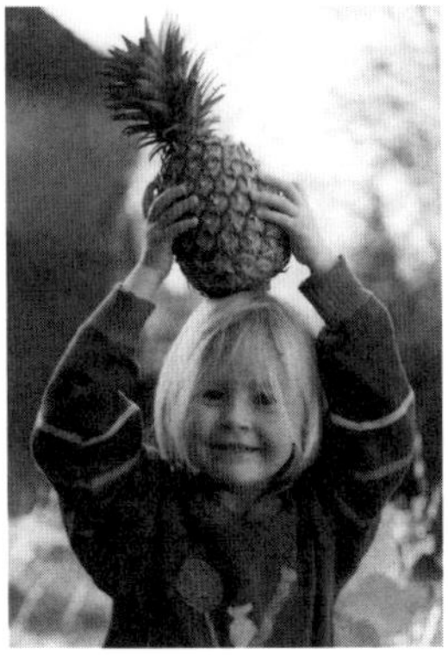

Freya, die Tochter der Autorin

Von Südseeinsulanern wird nicht nur die enzymreiche Papaya, sondern auch die Ananas seit langem als Mittel zur Hautverschönerung verwendet.

Durch eine basische Ernährung (viel Rohkost und frische Säfte) wird unsere Haut besser durchblutet und straffer. Zucker und tierische Fette können Hautunreinheiten verursachen. Bei mir reicht ein Stück Zucker, um einen Pickel entstehen zu lassen! In fortschrittlichen Kosmetikinstituten werden die Kundinnen heute schon in Seminaren und Vorträgen über die Vorzüge einer basenüberschüssigen Ernährung aufgeklärt, Azidose-Massagen zur Entschlackung gegeben und enzymreiche Nahrungsergänzungsmittel auf pflanzlicher Basis wie Gerstengras, Kamut (Urweizen aus Ägypten) und Spirulina angeboten.

Bromelain ist in der Lage, das Bindegewebe zu stärken und Verkrustungen unter der Haut abzubauen. Es führt zu einer erhöhten Zufuhr wertvoller Aminosäuren ins Bindegewebe und fördert dadurch den Kollagenaufbau. Vitamin C und das Spurenelement Zink machen die Haut straff und elastisch, sorgen für ein gesundes Gefäßsystem und gute Durchblutung der Haut.

Ananas strafft die Haut und hält sie länger jung

Am besten trinkt man zweimal am Tag zwischen den Hauptmahlzeiten ein Glas frischgepreßten Ananassaft (siehe auch Kapitel über Säfte).

Pflanzliche Enzyme sind zudem in der Lage, den Alterungsprozeß der Haut hinauszuzögern, indem sie die Nährstoffversorgung der Hautzellen verbessern, Elastin – elastisches Gewebe, das für die Elastizität verantwortlich ist – im Bindegewebe verankern und die Haut vor Infektionen schützen.

Ananas in Kosmetikprodukten

Leider ist Deutschland in dieser Hinsicht noch „Entwicklungsland", in den USA sind Kosmetika auf Papaya- oder Ananasbasis schon lange ein Renner.

Vielleicht sind Bromelain und Papain der Grund, warum viele Menschen in den Tropen trotz intensiver Sonneneinstrahlung eine weiche, jugendliche Haut haben.

Ich selbst habe gute Erfahrungen mit dem Gesichtsreinigungsmittel **„Pineapple Facial Wash"** für normale bis fettige Haut gemacht, das es bundesweit und in England in den Body-Shops gibt. Die erfrischende Ananas-Waschcrème entfernt auf milde Weise Schmutzpartikel und Make-up. Bromelain wirkt dabei wie ein leichtes Peeling und löst abgestorbene Hautzellen. Die außerdem darin enthaltenen Mandel-, Jojoba- und Pfirsichkernöle wirken feuchtigkeitsspendend und -regulierend.

Ananas-Kosmetika, die „Hautverjünger"

Eine schöne Crème auf Ananasbasis, als Tages- und Nachtpflege für unreine und Mischhaut zu verwenden, ist die „**Ananas Creme**" von Apotheker Scheller (Apotheke). Sie ist sehr sanft, bekämpft auf schonende Weise Hautunreinheiten und enthält außer Ananasextrakt Aloe Vera, Vitamin E und pflanzliche Öle. Wichtig bei unreiner Haut ist, sich gesund zu ernähren, mit überwiegend basischen Lebensmitteln aus Obst und Gemüse. Pickel und Mitesser sind immer auch ein Zeichen von Übersäuerung.

In gutsortierten Apotheken gibt es von der italienischen Firma **Perlier** (Sitz Milano) eine Kosmetikserie auf Ananasbasis, „**Ananas**": Schaumbad, Duschbad und die Feuchtigkeitspflege für den ganzen Körper, alle gelb, in hübschen Klarsichtbehältern und mit betörendem Ananasduft. Die Produkte der Serie enthalten aktive Fruchtsäuren und machen selbst meine zu Trockenheit neigende Haut zart, weich und sanft.

In einigen Kosmetikprodukten, die bei uns erhältlich sind, sind Ananasextrakte verarbeitet, wie zum Beispiel in „**Multi-Régénérant Sérum Super Lift**" von Clarins, in „**Normaderm**" von Vichy und der Reinigungsmilch „**La Caribe**" von Dr. Scheller. Mit allen drei Produkten habe ich gute Erfahrungen gemacht.

Aus dem Aufarbeitungsabfall von Ananas bractatus, einer Wildform der Ananas, wird ein Weichwachs mit östrogenen Eigenschaften (1,4 Prozent; Fp. 51 Grad) gewonnen, das in den USA zur Herstellung von kosmetischen und pharmazeutischen Präparaten Verwendung findet.

Ananas bei Hautproblemen

Frischer Ananassaft, gemischt mit Rohmilch, wirkt erneuernd auf das Zellgewebe, verschönt die Haut und den Teint und ist ein Schönheitselixier, das man innerlich und äußerlich anwenden kann. Er hilft auch bei **Alters- und Sonnenflecken**: einfach auf der Haut einwirken lassen. Die Flecken werden dadurch aufgehellt oder verschwinden sogar ganz. Dieses Verfahren kann man bei Bedarf mehrmals wiederholen.

Ananas wird von den Indianern im Amazonasdelta auch bei **Ausschlägen** und **Hämorrhoiden** genutzt. Sie kochen die Rinde der Ananas mit Rosmarin und waschen Hautausschläge und Hämorrhoiden öfters mit dem konzentrierten Auszug.

Das **Rezept**: Man bringt in einem Liter Wasser die kleingeschnittene Schale einer Ananas mit einem Teelöffel getrock-

Ananas-Rezept bei Hautproblemen

netem Rosmarin zum Kochen und läßt das Ganze 35 Minuten lang ohne Deckel leicht köcheln. Damit wäscht man Ekzeme, Schuppenflechte, wunde Babyhaut und Hautentzündungen. Zur Behandlung von Hämorrhoiden werden mehrere Baumwollbälle in der Lösung eingeweicht, ausgedrückt und in den Rektum eingeführt. Frische Ananas oder pulverisierte Guavenblätter werden von den Indianern auch erfolgreich bei Glatzflechte eingesetzt.

Ananas hilft auch bei **Fuß-** und **Nagelpilz.** Man kann die Finger oder Füße täglich etwa eine Stunde lang in Ananassaft aus der Tüte einweichen lassen. Noch wirksamer ist frischgepreßter Saft. Danach reiben wir Füße und Hände trocken und pudern mit Maismehl ein.

Schönheit ist auch eine Frage der Ausstrahlung. Sorgen, Streß und Minderwertigkeitsgefühle machen häßlich, da nützt auch keine zarte, faltenfreie Haut! Wer etwas für seine innere Schönheit tun will, sollte eine Entspannungstechnik lernen und sie regelmäßig praktizieren.

Kosmetikrezepte

Gesichtsmaske gegen unreine Haut und Mitesser

Paul Neinast nutzt in seinem berühmten Schönheitssalon in Dallas, USA, frische Ananas, um die Haut seiner Kundinnen zu klären und Hautunreinheiten zu entfernen. Er bereitet eine Gesichtsmaske zu, indem er ein wenig der geschälten reifen Frucht in einem Fruchtmixer zu Brei verarbeitet und für etwa 20 Minuten auf das Gesicht aufträgt. Dadurch lösen sich Mitesser aus der Haut und können leicht entfernt werden. Wenn man mit einem Stück Fruchtfleisch über die Haut reibt, werden nicht nur Fettsäuren neutralisiert, sondern gleichzeitig der Fettfilm auf der Haut weggerieben, was ihr ein frisches, rosiges Aussehen verleiht. Wer Akne hat, zu Hautunreinheiten oder fettiger Haut neigt, sollte sich jede Woche eine Gesichtsmaske aus Ananas gönnen. Durch diese Behandlung wird mit der Zeit altes Kollagen durch neues, junges ersetzt, wie wir es in der Haut junger Menschen finden.

Gesichtsmaske für weiche, junge Haut

Wir brauchen eine halbe Ananas, als Alternative eine grüne Papaya oder Papayagranulat (erhältlich über die Firma Papaya Vera (siehe Seite 184)). Wir pürieren die Ananas (grüne Papaya oder eingeweichtes Granulat) im Mixer. Dann fügen wir zwei Teelöffel Sonnenblumen-oder Olivenöl sowie zwei Teelöffel Zukkerrohrmelasse (Reformhaus oder Naturkostladen) hinzu und mixen so lange, bis eine weiche Paste entsteht. Zuletzt lassen wir kurz vier Eiweiße und einige Teelöffel Sahne mitquirlen. Diese Paste, die nicht tropfen darf, tragen wir auf Gesicht und Hals auf und lassen sie für etwa 20 Minuten einziehen. Eine Zeitlang jeden Abend aufgetragen hilft diese Maske wunderbar bei Akne und alter, müder und trockener Haut. Sogar Sonnen- und Altersflecken verschwinden! Außerdem findet eine Erneuerung der oberen Hautschichten statt, so daß sich die Haut verjüngt und zart wie Babyhaut wird.

Ananas-Rezepte für sanftes Face-Lifting!

Gesichtsmaske gegen Falten

Wir brauchen ein Eigelb (Freilandhaltung und biologisch), pürierte Ananas, etwas Sahne mit Rohmilchqualität und eine Avocado. Alles zu einer cremigen Paste rühren, 20 Minuten einziehen lassen und mit warmem Wasser abspülen. Wer sehr trockene Haut hat, kann statt Sahne kaltgepreßtes Olivenöl nehmen.

Gesichtsmaske für fettige Haut

Wir brauchen hierfür 20 Gramm Heilerde, 20 Gramm feine Haferflocken und 10 Gramm „Ananaspuder", den wir aus getrockneten Ananasstückchen, die hart sein müssen, in der Kaffeemühle selbst gemahlen haben. Wir mischen alles und verdünnen solange mit Wasser, bis eine streichfähige Paste entsteht. Die Maske mit einem dicken Pinsel auftragen (Augen aussparen!). Nach der etwa 20minütigen Einwirkzeit gut mit lauwarmem Wasser abspülen.

Wer eine Mischhaut hat, benutzt für die fettigen Partien wie Stirn, Kinn und Nase diese Gesichtsmaske, und für die trokkenen Stellen eine der beiden weiter oben vorgestellten Hautmasken.

Ananasöl

Ananasöl glättet Falten

Man nimmt Kronenblätter der Ananas und Fruchtfleisch mit Schale und schneidet alles in kleine Stücke. In einem Topf – nicht aus Aluminium! – schüttet man Olivenöl darüber, bis alles bedeckt ist. Man bringt das Öl nur etwa 5 Minuten zum Sieden, läßt alles abgedeckt ein bis zwei Tage stehen, bevor es durch ein Tuch oder den Champion Juicer (Bezugsadresse siehe Seite 184) ausgepreßt wird.

Dieses Öl kann man zur Faltenglättung auf die Haut auftragen. Man kann daraus auch ein Feuchtigkeitsöl herstellen, wovon man morgens und abends 10 bis 20 Tropfen sanft in die Haut einmassiert, indem man 30 Milliliter Ananasöl mit 20 Milliliter

Ringelblumenöl und 5 Milliliter Mandel- oder Sesamöl, alle kaltgepreßt, vermischt.

Beide Öle lassen sich auch gut als Massageöle verwenden.

Ananasessig für Kosmetik und Salat

Ananasessig
Man kann dünngeschnittene Ananasstücke oder -streifen in Essig einlegen: ein Einmachglas zu zwei Dritteln mit Ananas füllen und so viel guten Essig – zum Beispiel Apfelessig aus dem Reformhaus – zugießen, bis alles bedeckt ist. Mindestens vier Wochen sollte man diesen Essig ruhen lassen und dann nach Bedarf abgießen.

Er kann in der Küche oder für kosmetische Zwecke verwendet werden, und ist, wie frischer Ananassaft, auch ein sehr guter Fleckenentferner!

Ananasbad
Man kann einem Vollbad ein bis zwei Tassen Papayaessig (siehe mein Papaya-Buch) zugeben, wer unter trockener Haut leidet auch zwei Teelöffel Ananasöl. Wenn man ein **Entspannungsbad** (zum Beispiel zur Muskelentspannung) nach dem Sport zubereiten möchte, kann man neben Ananasöl und Ananasessig einige Tropfen Lavendelöl-Essenz hinzufügen. Bei einem **Erfrischungsbad** nimmt man statt dessen einige Tropfen Rosmarinöl-Essenz mit Ylang-Ylang- oder Zitronenöl-Essenz.

Ananas-Hautklärer
Wir brauchen 50 Gramm Honig, 3 Milliliter Oliven- oder Sesamöl, 2 Milliliter Weizenkeimöl (Vitamin E!) und 5 Milliliter Ananassaft. Diesen Reinigungssaft tragen wir zweimal täglich auf die feuchte Haut auf, massieren ihn sanft ein und spülen ab.

Ananas-Gesichtswasser
Wir brauchen 10 Milliliter Ananasessig, 10 Milliliter Lavendelwasser und 50 Milliliter Rosenwasser, das man aus Rosenblättern leicht selbst herstellen kann. Das Ganze auf einen Wattebausch geben und die Gesichtshaut sanft einreiben. Wer sehr fettige Haut hat, kann einige Tropfen reinen Alkohol hinzufügen und die Haut danach mit Feuchtigkeitsöl – Rezept weiter oben – verwöhnen.

Die Ananas – in aller Munde

Rezepte für die Küche

Schlankheitsrezepte mit roher Ananas
Wer abnehmen oder seine Eiweißverdauung ankurbeln will, sollte Ananas nicht dünsten, kochen oder braten, weil durch die Hitze das wertvolle Bromelain zerstört wird. Frische Ananas gibt es in fast allen Supermärkten, im Gemüseladen oder auf dem Markt. Besonders köstlich sind die „Babyananas" aus Südafrika oder die „Flug-Ananas" aus Kenia oder der Elfenbeinküste, die reif gepflückt werden und mit dem Flugzeug zu uns kommen. In Naturkostläden finden sich oft auch schon biologisch angebaute Früchte, die aber recht teuer – um die zehn Mark – sind.

Als erstklassige Salatsauce kann man übrigens zerdrückte reife Ananas nehmen: Sie ergeben ein wohlschmeckendes und gesundes Dressing und passen zu vielen Salaten.

Die folgenden Rezepte sind nur als Anregung gedacht: Werden Sie selbst kreativ, Ananas paßt geschmacklich zu fast allem, sowohl zu Saurem, Süßem als auch zu Salzigem und Pikantem!

„Eine Königin hält Hof. Mitten im Winter hat die Ananas ihren großen Auftritt. Auf den Märkten lockt ein üppiges Angebot. Und: so preiswert ist sie sonst nie. Grund genug, gerade jetzt vom Sommer zu naschen."

Mit diesen Worten beginnt ein Artikel mit Ananasrezepten in der „Kochwoche".

Gemüsesalat mit Ananas
Chicorée, Chinakohl, Kürbisfleisch mit etwas Ananas kleinschneiden und mischen. Dazu eine Sauce aus folgenden Zutaten machen: eine geschälte Orange, etwas Tamari (Sojasauce), eine Messerspitze Lebkuchengewürz, ein Teelöffel Kräutersalz, etwas Senf aus dem Reformhaus, zwei Eßlöffel Sonnenblumenöl, einen Teelöffel Maiskeimöl und etwas Kürbisfleisch. Alles im Mixer fein pürieren und über das zerkleinerte Gemüse geben. Den Salat mit Petersilie und Cocktailtomaten garnieren.

Ananassalat mit Wildkräutern
Besonders gesund und außerdem auch schmackhaft ist es, rohe Ananas mit Wildkräutern zu kombinieren. Pflücken Sie auf hundefreiem Terrain (zum Beispiel auf Kinderspielplätzen, im eigenen oder im Botanischen Garten) Wildkräuter wie Taubnesseln, Brunnenkresse, Gänseblümchen, Gundermann, Löwenzahn und Brennesseln. Schneiden Sie die Kräuter klein und

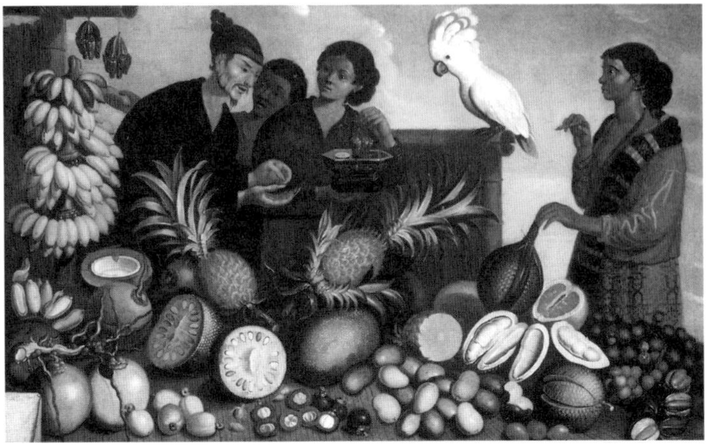

Kreieren Sie phantasievolle Gerichte mit dieser köstlichen Frucht

mischen Sie sie mit kleingeschnittener, frischer Ananas. Wer möchte, kann auch noch Rosinen oder eine zerdrückte Banane dazugeben.

Ananas mit Wildkräutern: eine köstliche „Enzymbombe"!

Wildkräuter enthalten ein Vielfaches an Vitalstoffen wie Kulturpflanzen. Wußten Sie zum Beispiel, daß Löwenzahn unsere magnesiumreichste heimische Pflanze ist? Außerdem enthalten sie wie tropische Früchte eine Menge Enzyme.

Obstsalat mit Ingwer aus Mexiko
Wir brauchen eine Ananas, eine große Papaya, zwei Bananen, 250 Gramm Erdbeeren, 350 Gramm Pfirsichscheiben, 300 Gramm Bällchen aus Wassermelone, 300 Gramm Bällchen aus Honigmelone, 200 Gramm verlesenen, gewaschenen Spinat, 125 Gramm Distel- oder Sonnenblumenöl, 60 Milliliter Limonensaft, 60 Milliliter Zitronensaft, 3 Eßlöffel Honig, 2 Eßlöffel Ingwer und einen Teelöffel Salz oder Tamari. Wir schneiden Ananas- und Papayafruchtfleisch in Würfel und geben das Obst in eine Rührschüssel. Die Bananen schneiden wir in Scheiben und geben Erdbeeren, Melonenbällchen und Pfirsiche dazu. Die Spinatblätter schneiden wir klein und geben sie unter den Fruchtsalat. Das Öl und die restlichen Zutaten werden vermischt und über den Salat gegossen.

Bunter Salat
Wir schneiden 100 Gramm Ananas in kleine Stücke. Einen halben kleinen Kopfsalat, eine Stange Chicoree oder ein Viertel Eisbergsalat waschen und in mundgerechte Stücke zupfen oder schneiden. Dann schneiden wir eine halbe gelbe oder rote Paprikaschote sowie zwei Tomaten in Streifen. Für die Salatsauce

nehmen wir einen Spritzer Tamari, eine Messerspitze Meerrettich, einen Eßlöffel süße Sahne, einen Teelöffel kaltgepreßtes Öl und Zitronensaft nach Geschmack.

Krabbensalat
Wir würfeln 100 Gramm Ananas klein. Dann lassen wir 100 Gramm frische Krabben abtropfen. Ein 100 Gramm schweres Salatgurkenstück schneiden wir in Stückchen und vermischen alles mit zwei Teelöffel Mayonnaise, Kräutersalz und gehacktem Dill.

Hähnchensalat
Ich esse aus ethischen und gesundheitlichen Gründen schon lange kein Fleisch mehr, habe aber einige Fleischgerichte und ein Fischgericht aufgeführt, um das Rezeptangebot abzurunden.

Wir schneiden 100 Gramm gegrilltes Hähnchenfleisch oder Geflügelfleischwürstchen (wegen der möglichen Hormonbelastung möglichst aus dem Naturkostladen, vom Öko-Markt oder direkt vom Biobauern) fein und würfeln 100 Gramm Ananas und ein Viertel Apfelsine. Das Ganze mischen wir mit zwei Eßlöffeln aufgetauten grünen Erbsen oder Mais und schmecken mit Kräutersalz und Pfeffer ab. Auf grünen Salat- oder Chicoréeblättern servieren.

Wenn schon Fleisch, dann bitte mit Ananas!

Exotischer Ananassalat (für 4 Personen)
Wir brauchen eine große Ananas, eine Mango, zwei Kiwis, zwei Orangen, eine rosa Grapefruit, eine Limette, einen Granatapfel und eine Sternfrucht (Karambola) sowie circa 100 Gramm Kapstachelbeeren (Physalis). Wir halbieren die Ananas, lösen das Fruchtfleisch mit einem scharfen Messer heraus und schneiden es klein. Mango und Kiwis schälen und ebenfalls in Stücke schneiden. Grapefruit und Orangen schälen und die Hälfte in Stücke schneiden, wer möchte, kann sie filetieren und dabei den Saft auffangen. Die andere Hälfte auspressen. Die Kapstachelbeeren aus ihrer Hülle lösen und die Sternfrucht in Scheiben schneiden, mit dem Saft vermischen und den Ananassalat in die Ananashälften füllen.

Mexikanischer Ananas-Papayasalat
Man braucht eine mittelgroße, frische Ananas, eine große, reife Papaya, eine frische, mittelscharfe Chilischote, ein halbes Bund frischen Koriander (ersatzweise ein halbes Bund glatter Petersilie), eine Zitrone und etwas Salz. Das Ananasfruchtfleisch schneidet man in etwa zwei Zentimeter große Stücke und füllt

Ein scharfes Dessert!

sie in eine Schüssel. Dazu gibt man das kleingeschnittene Papayafruchtfleisch. (Die Kerne nicht wegwerfen, sondern als „Papayapfeffer" trocknen und aufheben!) Anschließend schneidet man die Chilischote auf, schabt die Kerne aus und hackt sie klein. Koriander waschen, trockenschütteln und fein hacken. Dann pressen wir die Zitrone aus und verrühren den Saft mit der feingehackten Chilischote und dem Koriander. Wir salzen die Sauce und mischen sie unter die Früchte.

Sauerkraut mit Ananas

Wir brauchen ein halbes Pfund Sauerkraut aus dem Reformhaus oder Naturkostladen, am besten lose und in Demeter-Qualität. Wir schneiden eine Ananas in kleine Streifen und vermischen sie mit dem Sauerkraut, etwas Kräutersalz, einem Eßlöffel Pistazienkernen oder einem Eßlöffel kleingehackter Makadamia-Nüsse und zwei Eßlöffeln Sonnenblumenöl.

Süßer Reis

Wir garen 50 Gramm Reis für etwa 25 Minuten. In der Zwischenzeit schneiden wir 100 Gramm Ananas in Würfel und heben sie unter den Reis. Mit etwas Ahornsirup abschmecken.

Wir können den Reis auch auf mexikanische Art zubereiten: 240 Gramm Vollrohrzucker in einem Liter Milch auflösen, ein Teelöffel Vanilleextrakt dazugeben und aufkochen. 190 Gramm rohen, weißen Reis dazugeben – Basmatireis aus dem Himalaja wirkt basisch – und 35 Minuten leicht köcheln lassen. Mit einem Teelöffel gemahlenem Zimt bestreuen und mit frischer Ananas servieren.

Milchallergiker können den Reis mit Wasser kochen und hinterher Sahne dazugeben.

Curryreis

Wir kochen 25 Gramm Vollkornreis für 40 Minuten. Dann erhitzen wir einen Teelöffel Öl in der Pfanne, löschen mit wenig Gemüsebrühe (Würfel, Reformhaus) und rühren einen halben Teelöffel Curry oder als Alternative Gelbwurz ein. Dann schneiden wir 100 Gramm Ananas in kleine Würfel und heben sie vor dem Servieren unter den Reis. Wir garnieren das Ganze mit frischer Petersilie, Dill oder frischem Koriander.

Ananas-Rohkostpudding

Wir brauchen eine Ananas und Flohsamenschalen, die es zum Beispiel in der Apotheke gibt. Die eine Hälfte des Fruchtfleisches zerschneiden wir in kleine Würfel, die andere entsaften wir im

Champion Juicer. Wir geben alles, einschließlich dem entstandenen Faserbrei, in eine Schüssel und rühren es mit zwei Eßlöffel Flohsamenschalen gut durch. Nach etwa zehn Minuten ist der „Pudding“ fest und fertig zum Essen!

Rohkostpudding mit Ananas: eine gesunde Schleckerei!

Als Alternative können wir über Nacht eingeweichte Trockenfrüchte nehmen, und statt Flohsamenschalen das pflanzliche Gelier- und Heilmittel Agar-Agar.

Dieser Rohkostpudding ist sehr gut zur Anregung der Verdauung und Reinigung des Darms.

Ananaskrapfen

Es handelt sich um die Lieblingsnachspeise der Chinesen, die man in jedem China-Restaurant bekommen kann.

Man braucht für vier Personen 400 Milliliter Vanille-Eiscreme, im Bioladen auch schon ohne Zucker oder auf Tofu-Basis erhältlich, 70 Gramm Mehl (Type 405), ein Ei, ein Päckchen Vanillezucker, eine Prise Salz, drei Eßlöffel Orangenlikör (wenn gewünscht), eine kleine Ananas von etwa 700 Gramm, zwei Eßlöffel Butter. Das Eis läßt man auftauen. Aus Mehl, Ei, Vanillezucker, Salz und Likör rührt man mit Schneebesen oder Handrührgerät einen Ausbackteig. Man schneidet die Ananas in dicke Scheiben und viertelt diese. Dann erhitzt man Butter in einer Pfanne, zieht die Ananas durch den Ausbackteig und brät sie portionsweise im heißen Fett knusprig. Die Vanillesauce dazu reichen, mit Orangen- oder Ananasscheiben garnieren.

Die wertvollen Vitalstoffe der Ananas wie Vitamin C, Magnesium, Kalium und Vitamin B2 bleiben erhalten; etwa 300 Kalorien pro Portion.

Tropen-Crème

Wir pürieren eine Babyananas oder ein Drittel normale Ananas, 11/2 Mango, zwei Bananen, ein Eßlöffel Mandel- oder Haselnußmus und zwei Eßlöffel Sonnenblumen- oder Distelöl im Mixer. Mit Ananasscheiben und Mandelsplittern garnieren.

Südseezauber pur! Und dann auch noch gesund!

Tropen-Mousse

Wir pürieren eine große Banane, einen Becher kleingeschnittene Ananas, drei kleingeschnittene Äpfel, eine kleingeschnittene Orange mit etwas Wasser im Mixer. Kurz vor dem Servieren etwas Avocado und prickelndes Kombucha-Getränk (selbermachen oder im Naturkostladen kaufen) bei laufendem Mixer zugeben, bis das Ganze zu einer luftigen Mousse geworden ist.

Ananas-Müsli I
Wir brauchen für dieses gesunde Müsli eine Mango, ein Viertel frische Ananas oder eine Babyananas, 100 Gramm gekeimte Haferkörner (Alternative: kernige Haferflocken, am besten auf der eigenen Flockenquetsche hergestellt), vier Eßlöffel Pinienkerne, Honig oder Ahornsirup und Sahne. Wir schälen Mango und Ananas und schneiden beide in kleine Stücke. Alle Zutaten gut vermengen und mit Pinienkernen garnieren.

Ananas-Müsli II
Wir schneiden 100 Gramm Ananas in Stücke und pürieren sie im Mixer oder im Champion Juicer (Püriereinsatz wählen). Diesen Brei mischen wir mit 100 Gramm Magerjoghurt und zwei Teelöffeln Haferflocken oder selbstgekeimtem Weizen und einem Teelöffel Rosinen.

Wer typische Ananasrezepte aus dem Ursprungsland der Ananas, aus Mexiko, ausprobieren möchte, findet viele Anregungen in dem Buch „Mexiko. Küchen der Welt. Originalrezepte und Interessantes über Land und Leute". Man erfährt zum Beispiel, daß die Indianer schon in vorspanischer Zeit Ananas, Papayas und Mangos als Nachtisch genossen und daß Ananas in Mexiko schon zum Frühstück gegessen wird.

Frische Ananas nie mit Gelatine

Frische Ananas sollte man nie zusammen mit Gelatine verarbeiten, da das eiweißspaltende Bromelain die Gelierung verhindert. Eine Alternative ist das geschmacksneutrale Algenmehl Agar-Agar, das es im Reformhaus gibt. Mit pürierter Ananas oder Ananasstücken aus der Frischfrucht lassen sich so leckere und gesunde **Rohkosttorten** (auch ohne Tortenboden) herstellen! Diese Rohkosttorten, die man mit anderen Obstsorten wie Mango oder Kiwi variieren kann, sind, mit Schlagsahne garniert, ein Schmuckstück bei jeder Geburtstagsfeier und kommen auch bei Kindern gut an.

Ananas-Zucchini-Kuchen, Hawaii
Dieses Rezept habe ich aus dem Buch „Internationale Familien-Favoriten. Die köstliche Rezeptewelt" von Ron Kalenik entnommen. Man braucht dazu vier Eier, 210 Gramm Vollrohrzukker, 250 Milliliter Pflanzenöl, 300 Gramm Mehl, 11/2 Teelöffel Backpulver oder Weinsteinpulver, einen Teelöffel Salz, zwei Teelöffel Zimt, 430 Gramm gehobelte Zucchini, 310 Gramm geschälte, feingewürfelte Ananasstücke, 140 Gramm Rosinen, 110 Gramm Mandelblättchen. Man schlägt die Eier in einer großen Schüssel fast steif, gibt Zucker und Öl nach und nach dazu und rührt sie ein, bis die Masse hell und leicht ist. Dann

siebt man Mehl, Backpulver, Salz und Zimt in eine Schale, gibt sie dazu und rührt dann Zucchini, Ananas, Rosinen und Mandeln ein.

Diesen Teig füllt man in eine gefettete Springform (Ø 22 Zentimeter) und backt 60 bis 70 Minuten im vorgeheizten Backofen bei 180 Grad. 10 Minuten in der Form abkühlen lassen, dann Kuchen stürzen und auskühlen lassen. Mit einem Frischkäsebelag bedecken, den man aus 250 Gramm Frischkäse, 150 Gramm glattgerührter Butter, 11/2 Teelöffel Vanilleextrakt und 420 Gramm gesiebtem Puderzucker angerührt hat.

Thunfischsteaks mit Ananas-Melonen-Salsa, Australien

Ein leckeres Rezept von „Down Under"

Dieses Rezept stammt ebenfalls aus dem Buch „Internationale Familien-Favoriten". Man braucht 200 Gramm Ananasstücke, 150 Gramm Honigmelonenbällchen, 70 Gramm geschälte, gewürfelte Jicama (mexikanische Kartoffel), 20 Gramm gehackte Arugula, 70 Gramm feingewürfelte rote Paprikaschote, einen Eßlöffel Limonensaft, eine feingehackte Peperonischote, drei Eßlöffel Öl mit Knoblaucharoma, sechs Thunfischsteaks à 120 Gramm. Wir geben Ananas, Melonenbällchen, Jicama, Arugula, Paprika, Limonensaft und Peperonischote in eine große Rührschüssel, vermengen alles und stellen es 30 Minuten kalt. Wir bestreichen den Thunfisch mit Knoblauchöl und grillen ihn fünf Minuten pro Seite über mittelheißer Kohle. Dann füllen wir die Salsa in Schalen und servieren zusammen mit dem Thunfisch.

Süßsaures Hühnchen, China

Wir brauchen ein Kilo Hühnchen (möglichst vom Bio-Schlachter und damit hormonfrei) in acht Stücke geschnitten, drei Eßlöffel Olivenöl, einen Teelöffel chinesische Gewürzmischung aus Fenchel, Gewürznelken, Ingwer, Sternanis und Zimt (fein zermahlen), 300 Gramm Ananasstücke, 125 Milliliter Wasser, 80 Milliliter Essig oder Zitronensaft, 50 Gramm braune Zuckerwürfel, einen Eßlöffel Sojasauce, drei Eßlöffel Maisstärke, 250 Milliliter Ananassaft, 100 Gramm rote oder grüne Paprikaschote (in dünne Scheiben geschnitten), 70 Gramm Zwiebel in dünnen Scheiben. Wir legen das Hühnchen in eine flache Backform, bestreichen es mit Öl und der chinesischen Gewürzmischung und lassen es 45 Minuten im vorgeheizten Backofen bei 180 Grad backen. Ananasstücke, Wasser, Essig und Zucker vermengen wir in einem kleinen Topf und rühren so lange, bis der Zucker gelöst ist. Dann geben wir die Sojasauce zu und kochen die Mischung auf. Die Maisstärke lösen wir in Ananassaft, geben sie in die Sauce und lassen sie so lange köcheln, bis eine dickflüssige Masse entsteht. Wir geben das Ganze auf das Hühnerfleisch und kochen weitere 10 Minuten. Dazu kann man Apfelreis mit Datteln und Nüssen servieren. (Auch dieses Rezept stammt aus dem Buch „Internationale Familien-Favoriten".)

Ananas-Drinks, lecker und gesund

Ananas-Fruchtmilch
Wir verarbeiten drei Scheiben frische Ananas, eine Banane, einen Teelöffel Mandelpüree, einen Teelöffel Honig und einen halben Liter Wasser im Mixer und süßen nach Geschmack mit Honig.

Drink aus der Dominikanischen Republik
Wir brauchen 300 Gramm Honigmelone, 300 Gramm Ananasstücke und 250 Milliliter Apfelsaft, möglichst frischgepreßt. Honigmelone und Ananas frieren wir ein und geben sie gefroren in eine Küchenmaschine oder den Champion Juicer. Dann geben wir den Apfelsaft dazu und pürieren. Sofort servieren.

Ananas-Traum
Wir brauchen 600 ml frisch gepreßten Ananassaft, 200 ml Zitronensaft, zwei Eßlöffel Honig oder Ahornsirup, vier Scheiben Ananas oder eine Baby-Ananas, und 200 ml Mineralwasser. Säfte, Mineralwasser und Honig miteinander verquirlen. Dann geben wir zerstoßenes Eis dazu und garnieren mit Ananasscheiben.

Ananas-Fitmacher
Wir pressen eine Grapefruit aus. Den Saft vermischen wir mit 100 Milliliter Ananassaft – möglichst frisch gepreßt – und einem Teelöffel Weizenkeimen. Mit einer Zitronenscheibe und einem Pfefferminz- oder Melissenblatt garnieren.

Grapefruit-Ananas-Cocktail

Der „Anti-Krebs-Drink"

Diesen Saft empfiehlt Professor Leitzmann in seinem Buch „Ernährung bei Krebs". Man würfelt 100 Gramm Ananasfruchtfleisch und gibt es mit einem halben Teelöffel Mandelmus und (nach Geschmack) einer kleinen Prise gemahlener Vanille in ein hohes Mixgefäß. Dann gießt man den Saft einer großen Grapefruit und etwa 100 Milliliter Wasser dazu und mixt alles.

Dieser Saft ist besonders reich an Vitamin C und Magnesium.

Multivitamin-Saft
Man braucht für zwei Drinks 200 Gramm Honigmelone, 200 Gramm frische Ananas, zwei Kiwis, einen säuerlichen Apfel und eine Saftorange. Wir schneiden Melonen- und Ananasfleisch in grobe Stücke, schälen die Kiwis und entkernen den geschälten Apfel. Wir entsaften die Orange in der Saftpresse und vermengen Obst und Saft im Mixer auf höchster Stufe.

Der Saft enthält sehr viel Provitamin A, Vitamin E, C und B. Ein Super-Frühstück!

Energy-Drink
Wir brauchen für zwei Drinks eine Möhre, einen großen Apfel, eine Kiwi, zwei Orangen, 100 Gramm frische Ananas, einen Teelöffel geschroteter Leinsamen oder Sesam, etwas Weizenkeimöl (enthält viel Vitamin E) und zwei Eßlöffel Zitronensaft. Wir putzen die Möhre, schälen das Obst und entsaften anschließend Möhre und Orangen. Die Ananas schneiden wir in grobe Würfel. Wir pürieren das Obst im Mixer, geben den Saft zu und verquirlen das Ganze auf höchster Stufe. Dann einige Tropfen Öl dazugeben und mit Zitronensaft abschmecken. Leinsamen oder Sesamkörner auf die Drinks streuen.

Enthält sehr viel Provitamin A, Vitamin E und Vitamin C, außerdem Kalium und Magnesium.

Paradiesischer Verdauungstrunk
Wir brauchen 150 Gramm Himbeeren, 200 Mililiter Ananassaft, 75 Milliliter Grapefruitsaft, 75 Milliliter Zitronensaft und Eiswürfel. Wir pürieren die Himbeeren, mischen gut mit allen Säften und kühlen durch Eiswürfel ab. Durch die reichlich vorhandenen Fruchtsäuren und Enzyme bringen wir unsere Verdauung auf Trab.

Dieser Drink hilft der Verdauung auf die Sprünge

Enzymdrink
Wir brauchen eine halbe Ananas, zwei Kiwi und eine Mango. Wir schälen die Früchte und lösen das Mangofleisch vom Stein. Die Mango pürieren wir und entsaften Kiwi und Ananas. In hohe Gläser füllen: zuerst das Mangopüree und dann vorsichtig den Saft dazugießen. Wir können ein Stäbchen zum Umrühren beilegen und mit einem Melissen- oder Pfefferminzblatt garnieren.

Südseetraum
Wir brauchen eine Ananas, eine Grapefruit und eine Orange. Wir schälen die Ananas und geben sie in den Entsafter. Mit einem Champion Juicer können wir die Schale mitverwenden. Dann

entsaften wir Grapefruit und Orange mit einer Zitruspresse und mischen den Saft.

Südseesturm bei Grippe

Dieser Saft, den ich aus dem Buch „Obst und Gemüse als Medizin" von Klaus Oberbeil und Christiane Lentz entnommen habe, ist ideal bei Fieber und Grippe.

Wir brauchen eine Mango, eine halbe Ananas, eine halbe Grapefruit und eine halbe Limette. Wir schälen die Mango, lösen das Fruchtfleisch vom Stein und pürieren es im Mixer. Die Ananas entsaften wir (beim Champion Juicer können wir die Schale dranlassen), die Grapefruit und die Limette pressen wir mit der Zitruspresse aus. Den Saft gut mit dem Mangopüree mischen.

Dieses Mixgetränk enthält sehr viel Vitamin C, Enzyme und Provitamin A.

Ananas-Rezepte bei Erkältung und Grippe

Gesundheitstrunk bei Erkältung und Grippe

Dieses Rezept habe ich aus dem hervorragenden Nachschlagewerk „Heinerman´s Encyclopedia of Fruits, Vegetables and Herbs" von John Heinerman. Es hilft der ganzen Familie, nach einer Erkältung oder Grippe wieder schnell auf die Beine zu kommen.

Man schält eine reife Ananas und entsaftet sie zusammen mit einer ungeschälten, reifen Papaya. Diesen Saft mischt man mit dem von zwei Orangen.

Der Gesundheitstrunk sollte morgens und am Nachmittag getrunken werden, und er hält sich gutgekühlt im Kühlschrank ungefähr zwei Tage lang. Ergänzt werden kann diese Saftkur durch einen Saft aus roten Äpfeln und blauen Weintrauben, die mit Kernen entsaftet werden. Man trinkt ihn abends.

Ananas-Litschi-Bowle

Ich trinke keinen Alkohol, möchte aber der Vollständigkeit halber ein Bowlen-Rezept mit Ananas aufführen.

Wir brauchen eine mittelgroße Ananas, 200 Gramm Litschis (frisch!), den Saft einer halben Zitrone, wenig Zucker (nach Geschmack), zwei Flaschen Mosel- oder Rheinwein, eine Flasche trockener Sekt, Champagner oder auch Mineralwasser, wenn es eine leichte Bowle werden soll. Wir schälen die Ananas und schneiden sie in kleine Stücke. Dann häuten und entkernen wir die Litschis und schneiden sie klein. Die kleingeschnittenen Früchte zuckern wir leicht, lassen sie einige Zeit ziehen und übergießen sie mit etwas Wein. Gekühlten Wein und Sekt erst kurz vor dem Servieren über den Fruchtansatz geben. Wer keine frischen Litschis bekommt, kann auch reife Bananen mit dem Saft einer Limone nehmen.

Ananas-Bowle ohne Alkohol

Köstliche „Kinderbowle", auch für Erwachsene!

Für diese Bowle brauchen wir „Amrita", ein fruchtig-frisches Enzymgetränk von der Firma Beutelsbacher aus biologisch angebauten Früchten wie Ananas, Papaya und Mango, erhältlich im Naturkostladen. Wir schneiden das Fruchtfleisch einer Ananas in kleine Stücke und geben es mit zwei Litern Amrita, zwei Eßlöffeln Honig und (nach Geschmack) mit einigen Blättern frischer Minze in ein Bowlengefäß. Zehn Minuten ziehen lassen. Neben Ananas kann man auch Äpfel, Bananen, Weintrauben, Pfirsiche, Orangen und Beeren nehmen.

Diese Bowle ist Vitamin-C-reich, stärkt unser Abwehrsystem, enthält sogar Vitamin B12 (ebenfalls wichtig für unser Immunsystem) und rechtsdrehende Milchsäure für eine gesunde Darmflora.

Abendtrunk

Der ideale „Schlummertrunk"

Wir entsaften eine Orange, eine halbe Grapefruit und eine halbe Zitrone – eine Scheibe aufbewahren – in der Zitruspresse. Das Fruchtfleisch von einem Viertel Ananas (oder einer Babyananas) sowie eine Banane entsaften wir im Entsafter, vermischen die Säfte und garnieren mit einer Zitronenscheibe.

Das Tryptophan in Banane und Ananas hilft uns, leichter einzuschlafen, da der Körper daraus das Glückshormon Serotonin und das Schlafhormon Melatonin herstellt.

Weitere Saftrezepte finden Sie in dem hervorragenden Buch von Michael T. Murray, „Das neue Saftbuch", in dem Sie zu jedem Saftrezept eine Nährwertanalyse mit Angabe von Mineralien, Vitaminen und Spurenelementen und auch Informationen über die Heilwirkung der Säfte bei verschiedenen Beschwerden und Krankheiten finden.

Ananas – Heilsames von A–Z

Aphrodisiakum

Ananas weckt Frühlingsgefühle! „Viagra, nein danke!"

Das Nachlassen der Libido und Potenz von deutschen Männern wird heutzutage überall in den Medien beklagt. Daher ist es vielleicht interessant, daß die Ananas von den Indianern Amerikas und der Karibik seit vielen Jahrhunderten als Aphrodisiakum verwendet wird. Die frische Frucht und der frischgepreßte Saft sollen erotisieren, dabei spielen vermutlich die Vitalstoffe der Ananas und das in ihr enthaltene Vanillin eine Rolle.

Ein **Rezept** aus der Karibik: Man übergießt kleingeschnittene Ananas mit 50- oder 75prozentigem Rum und läßt das Ganze fünf Tage lang stehen. Nach dem Abseihen süßt man nach Geschmack mit braunem Zucker oder Honig. Eine Alternative: Ananas wird mit Chilipulver gegessen oder mit Honig in weißen Rum eingelegt. Ein täglich genossenes Gläschen soll die Liebeskraft fördern. Wegen dem hohen Alkoholgehalt sollte von diesem „Liebestrunk" nicht zu viel getrunken werden, sonst tritt das Gegenteil der erwünschten Wirkung, nämlich Ermüdung und Ermattung, ein!

Ananas macht Frauen Lust!

Ananas wirkt auch anregend und vitalisierend auf Frauen (vgl. auch Kapitel „Ananas gibt Frauen Power"). Ausführlich über die erotisierende Wirkung (gerade von exotischen Früchten) schreibt Patrick Geryl in seinem Buch „Topfit mit Sonnenkost", und auch der deutsche Experte für Liebesdrogen und bewußtseinserweiternde Pflanzen, Christian Rätsch, empfiehlt in seinem Buch „Pflanzen der Liebe" an tropischem Obst nicht nur Ananas, sondern auch Kokosnußfleisch, Granatäpfel, Durian, Datteln und Avocados zur Steigerung der Libido.

Arthritis

Eine Kur mit Ananas- und Sauerkirschsaft hat einen wundervollen Heileffekt bei Arthritis (Gelenkentzündung). Bei Arthritis werden auch bromelainhaltige Präparate verschrieben.

Asthma

In der Volksmedizin Zaires (Afrika) wird ein Kaltwasserauszug der Ananas in der Kinderheilkunde zur Behandlung asthmatischer Erkrankungen eingesetzt.

Azidose/ Übersäuerung

Azidose gilt als Hauptursache chronischer Krankheiten wie Rheuma, Gicht, Diabetes, Krebs usw. Ananas gehört nach Papaya zu den am meisten basenbildenden Obstsorten und kann

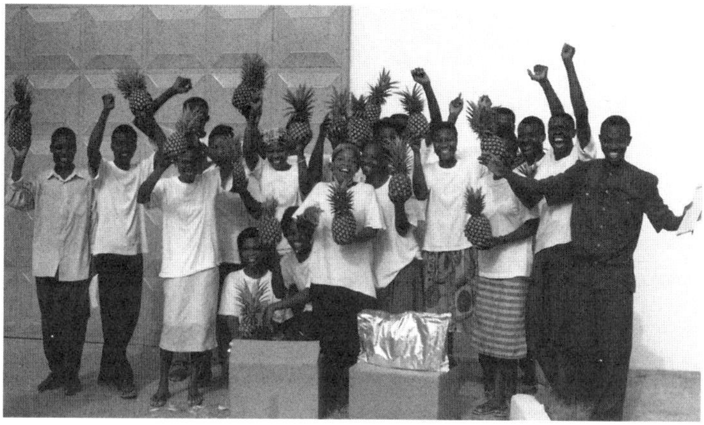

Die Ananas wirkt anregend und vitalisierend – wie hier bei dem Team der Mister Mango Südfrucht Handels GmbH zu sehen ist.

uns damit helfen, ins Säure-Basen-Gleichgewicht zu kommen. Wer viel pflanzliche Rohkost ißt und eine Entspannungstechnik wie das authentische Reiki praktiziert, braucht sich um sein Säure-Basen-Gleichgewicht keine Sorgen zu machen. Um gesund zu bleiben, wird eine Ernährung mit 80 Prozent basenbildenden und nur 20 Prozent säurebildenden Lebensmitteln gefordert. Ananas verschiebt den ph-Wert des Organismus vom Sauren zum Alkalischen.

Azidose, Hauptursache aller chronischen Erkrankungen

In meinem Papayabuch habe ich ein ausführliches Azidose-Kapitel eingefügt, und ich gebe auch Azidosebehandlungen und -Seminare in Deutschland und auf den Kanarischen Inseln zur Gewebeentsäuerung. Ein sehr informatives Buch zum Thema ist „Stop der Azidose, Allergien und Haarausfall. Ursachen, Vorbeugung, Hilfen“ von Halima Neumann (Fürhoff Verlag).

Wer übersäuert ist, sollte statt zu Basenpräparaten aus der Apotheke lieber zu natürlichen pflanzlichen Nahrungsergänzungsmitteln wie Spirulina-Algenpulver, Kamut (Urweizengras) und Gerstengraspulver greifen, bei uns in sehr guter Qualität zum Beispiel über die Kieler Firma Papaya Vera (siehe Seite 184) zu beziehen.

Blaues Auge

Manche Menschen bekommen ein blaues Auge, wenn sie unachtsam gegen etwas stoßen, vom Pferd fallen oder sich mit jemandem eine Rangelei liefern. Egal, wie Sie zu einem blauen Auge gekommen sind: Dr. Michael Rask, Chirurg in Las Vegas, empfiehlt einen „hawaiischen Fruchtpunch“, einen Obstsalat aus Ananas und Papaya. Wenn Sie ein blaues Auge haben, sollten Sie drei Papayas oder eine ganze Ananas pro Tag essen. Die darin enthaltene hohe Dosis an Vitamin C beschleunigt den Heilungsprozeß. Dr. Rask: „Sie sind das blaue Auge mit diesem Trick schneller wieder los, als Sie 'K.O.' sagen konnten!“

Bluthochdruck

Ananas macht das Blut dünnflüssiger, und Bromelain befreit die Arterien von Ablagerungen. Das Kalium in der Ananas senkt ebenfalls den Blutdruck, indem einer Verengung der Adern vorgebeugt wird.

Cellulitis

Ananas bekämpft Cellulitis von innen!

Cellulitis kommt nur bei einer Übersäuerung des Bindegewebes vor. Durch Stoffwechselstörungen hat sich das Bindegewebe verändert, und es entsteht die sogenannte „Orangenhaut“. Nur eine Kombination von richtiger basenbildender Ernährung und sportlicher Betätigung hilft dauerhaft. Zucker, Fleisch, Kaffee und Alkohol sollten als starke Säurebildner gemieden werden. Es wird empfohlen, viele enzymreiche und basenbildende Früchte wie Ananas, Papaya und Kiwi zu essen, Gemüse wie Paprika und Spargel und jeden Tag mindestens zwei Liter Mineralwasser oder Kräutertees zu trinken.

Diätmittel

Ananas hilft aufgrund seiner Enzyme, die Verdauung zu fördern, zu entschlacken und Fettpolster abzubauen. Bromelain wird auch als „Schlank-Enzym“ bezeichnet. Am besten macht man es sich zur Angewohnheit, morgens zum Frühstück ausschließlich Ananas oder einen enzymreichen Obstsalat aus Ananas, Papaya und Kiwi zu essen. Wir können auch vor einem Essen, besonders vor schwerverdaulichen Mahlzeiten mit tierischem Eiweiß, eine oder zwei Scheiben Ananas essen. Ein Ananastag in der Woche oder einige Tage, an denen man ausschließlich Ananas und vielleicht am Abend zwei Bananen ißt, sind sehr wirkungsvoll.

Bromelain, das „Schlank-Enzym“

In der Apotheke gibt es das Enzym- Schlankheitsprogramm „Tri-S-Zym-Crème-Shake“ in verschiedenen Geschmacksrichtungen zu kaufen. Wer statt dessen lieber Ananas ißt, darf zum Abnehmen und Entschlacken nur die frische Frucht verwenden, da beim Konservieren, auch von Säften, die hitzeempfindlichen Enzyme zerstört werden. (Weitere Einzelheiten siehe auch Kapitel „Ananasdiät“.)

Diphtherie

Ananassaft gilt als gutes Volksheilmittel bei Diphtherie und Gelbsucht bzw. akuter Hepatitis. Diphtherie kann zu Gefäßschäden, Herzvergrößerung und schwersten Erstickungsanfällen führen. Durch aktive Schutzimpfung gibt es in den Industrienationen nur noch selten kleine Epidemien, es ist aber eine Zunahme in den Staaten der ehemaligen Sowjetunion zu verzeichnen. 1995 betrug die Zahl der gemeldeten Erkrankungen 50 000 mit circa 1500 Todesfällen.

Ekzeme

Bei Ekzemen helfen enzymreiche Obstsorten wie Papaya und Ananas, weil Bromelain und Papain Nahrungseiweiß, das im Darm nicht richtig verdaut wurde, zersetzen und auflösen. Auch Zink und Vitamin C, in der Ananas reichlich vorhanden, tragen zur Heilung des Ekzems bei. Es ist auch gut, Lebensmittel mit mehrfach ungesättigten Fettsäuren wie Avocados oder Oliven zu essen, weil diese für die Bildung bestimmter Prostaglandine (Gewebehormone) nötig sind, die entzündungs- und ekzemhemmend wirken.

Ananas roh essen oder frischgepreßten Saft trinken. Alternativ können auch bromelainhaltige Enzymtabletten eingenommen werden. Äußerlich kann ein in Ananassaft getauchter und ausgedrückter Wattebausch auf die betroffenen Stellen gelegt oder die Schale mit dem Fruchtfleisch auf der Haut festgebunden werden. Eine Alternative: Papayasaft oder Scheiben der reifen Frucht.

Entgiftung

Ananas leitet sogar Schweinefleisch aus

Ananas hat eine entschlackende, reinigende und entgiftende Wirkung auf unseren Darm und alle Zellen. Monika Helmke Hausen schreibt: „Die beste und schnellste Art, Schweinefleisch auszuleiten, ist eine Ananas- oder Kiwi-Kur.“ Hierbei ißt man soviel Ananas und Kiwis wie möglich.

Wir werden durch Ananas nicht nur körperlich gereinigt, sondern fördern gleichzeitig auch unsere spirituelle Entwicklung und harmonisieren Gedanken und Gefühle.

Es gibt Reiseveranstalter, die Früchtefasten oder Fruchtsaftfasten (zum Beispiel auf den Kanarischen Inseln, der Toskana oder in Thailand) anbieten (Adressen siehe Seite 184).

Erkältungen, Grippe

Der regelmäßige Genuß von Ananas ist ein hervorragendes Mittel zur Vorbeugung gegen Erkältungskrankheiten. Wen es

Essen Sie Ananas zur Vorbeugung

schon „erwischt" hat, der sollte viel frische Ananas essen oder frischgepreßten Saft trinken: Das stärkt die Immunabwehr, läßt Schwellungen der Schleimhäute abklingen und senkt Fieber.

Fußpilz

Wer Fuß- oder Nagelpilz hat, sollte jeden Tag für etwa eine Stunde seinen Fuß bzw. seine Hand in Ananassaft (frisch oder aus der Tüte bzw. Dose) einweichen. Danach sollte man die Füße und Hände mit Maismehl einpudern und auch darauf achten, daß das Mehl zwischen die Zehen kommt.

Gute Laune

Ananas macht gute Laune

Ananas enthält Tryptophan. Daraus bildet der Körper Serotonin. Dieser Botenstoff gleicht Stimmungsschwankungen aus und hilft gegen Heißhungerattacken, Nervosität, Angst und Depressionen. Wenn wir sehr viel Tryptophan – auch viel in Bananen und Sesamkörnern enthalten – oder Serotoninbildner wie Ananas essen, werden wir müde, ausgeglichen und können besser schlafen. Außerdem sorgen die Vitamine und Enzyme der Ananas für eine gute Durchblutung des Gehirns: wir fühlen uns frisch und fit, können uns besser konzentrieren und bekommen ein gutes Gedächtnis.

Hämorrhoiden

Ananas, innerlich und äußerlich hilfreich

Die Ursache für geschwächte Venenwände, Darmträgheit und Verstopfung ist fast immer eine Fehlernährung. Wer unter Hämorrhoiden leidet, sollte seine Ernährung auf vollwertige Kost mit naturbelassenen Lebensmitteln umstellen, auf Fleisch verzichten und den Verzehr von tierischen Produkten einschränken. Innerlich hilft Ananas, da es das Bindegewebe mit Vitamin C und Zink stärkt und durch Bromelain Entzündungsvorgänge abklingen läßt. Außerdem kommt die Verdauung durch Fruchtsäuren und Ballaststoffe in Gang, und der Stuhl wird breiiger. Äußerlich kann Ananassaft – möglichst frisch – für Sitzbäder verwendet oder die betroffene Stelle mit einem in Ananassaft getränkten und ausgedrückten Wattebausch behandelt werden.

Husten

Frischer Saft aus den Blättern der Ananas mit Honig wird von den Indianern Mittel- und Südamerikas seit alters her zur Hustenlinderung eingenommen. In der Volksmedizin Zaires wird ein Kaltwasserauszug aus Ananasblättern zur Behandlung asthmatischer Erkrankungen bei Kindern eingesetzt. Die Choco-Indianer verabreichen Kindern mit Erkrankungen der Atemwege junge Blütenknospen. Ich habe gute Erfahrungen bei Husten mit frischgepreßtem Ananassaft gemacht.

Immunsystem

Ananas stimuliert die Abwehr

Die Fülle an Vitaminen, Mineralien, Spurenelementen und Enzymen in der Ananas stärkt unser Immunsystem. In Rattenversuchen wurde beobachtet, daß Bromelain die Bildung einer bestimmten Sorte weißer Blutkörperchen, die in der Thymusdrüse gebildet werden, stimuliert, die wichtig für unsere Abwehr sind. Das reichlich in der Ananas vorhandene Spurenelement Mangan stärkt das Immunsystem, indem es die Aktivität von natürlichen Killerzellen und Markrophagen (Freßzellen) anregt.

Impotenz, sexuelle Probleme

Ananas stärkt die Libido. Nur gesunde Männer sind potent

Penny Stanway empfiehlt in ihrem Buch „Gesund essen, die beste Medizin" bei Impotenz Nahrungsmittel, die viel Vitamin A, E, Magnesium, Jod, Mangan, Selen, Zink, pflanzliche Eiweiße und Ballaststoffe enthalten – alle in der Ananas zu finden! Die Betroffenen sollten viel rohes Obst und Gemüse essen. Außerdem empfiehlt sie, nicht zu viele gesättigte Fettsäuren und raffinierte Kohlenhydrate zu verzehren.

Inhaltsstoffe

Fast alle Vitamine und 16 Mineralstoffe

Die Ananas enthält viel Kalium, beträchtliche Mengen von Kalzium, Magnesium, Phosphor sowie die Vitamine Provitamin A (Betakarotine), Vitamin B1, B2, B3 und sehr viel Vitamin C. Außer Biotin, Vitamin B12 und Vitamin E finden sich alle Vitamine und 16 Mineralstoffe in der Ananas! 100 Gramm haben nur 57 Kalorien oder 238 Joule, und die Frucht ist sehr basenüberschüssig bzw. basenbildend. Gesundheitlich besonders wertvoll wird die Ananas durch Bromelain, einem Enzymkomplex, der zum Beispiel verdauungsfördernde, entschlackende und entzündungshemmende Wirkungen besitzt (vgl. entsprechendes Kapitel in diesem Buch).

Knochen

Siehe Stichwort Osteoporose

Krampfadern

Indianer nutzen seit Jahrhunderten einen gesüßten Wasserauszug der Blätter bei Venenentzündungen und Krampfadern. Das Bromelain der Ananas verdünnt das Blut und beugt Thrombosen vor. Man kann frische Ananas essen, Frischsaft trinken oder auch auf bewährte bromelainhaltige Präparate zurückgreifen, die es in der Apotheke oder im Versand, zum Beispiel von der Firma Papaya Vera, gibt.

Bei Krampfadern und Venenentzündungen ist außerdem viel Bewegung und eine gesunde Ernährung mit viel pflanzlicher Frischkost zu empfehlen.

Krebs

Das Bromelain der Ananas enttarnt Krebszellen und verhindert Metastasenbildung

Schon die Indianer Mittel- und Südamerikas nutzten pflanzliche Enzyme in Papaya und Ananas seit Jahrhunderten zum Auflösen von gut- und bösartigen Geschwulsten. Von einigen Ärzten werden sie daher als „Erfinder der modernen Enzymtherapie" bezeichnet. Ananasenzymen werden krebsvorbeugende und -heilende Eigenschaften zugeschrieben: Sie können Krebszellen „enttarnen" und damit für die körpereigene Abwehr angreifbar machen, das Wachstum von Krebszellen verlangsamen und auch die befürchtete Metastasenbildung verhindern. Auch Peroxidase, ein weiteres Ananasenzym, hat eine Anti-Krebswirkung und wird als „Tumor-Bekämpfer" bezeichnet. (Näheres siehe entsprechendes Kapitel in diesem Buch.)

Magenbeschwerden

Ananas ersetzt den Magensaft

Die frische Ananas oder bromelainhaltige Präparate können die Eiweißverdauung erleichtern bzw. ermöglichen und bei Personen mit einem schwachen oder kranken Magen die Säureproduktion anregen.

Besonders bei älteren Menschen läßt die Produktion von Verdauungssäften und -enzymen nach. Ananassaft kann hier den Magensaft und die Magensäure ersetzen und führt damit zu besserer Verdauung, ohne die Magenschleimhaut anzugreifen. Man sollte vor jeder Mahlzeit eine Scheibe frische Ananas essen.

Menstruationsbeschwerden

Der Saft der reifen und unreifen und die reife Frucht enthalten Stoffe, welche die Muskulatur entkrampfen und den Menstruationsfluß fördern. Frauen mit Menstruationsbeschwerden sollten also schon einige Tage vor Einsetzen der Regel Ananas essen oder Ananassaft trinken. Während der Menstruation ist es gut, immer ein paar Stücke getrocknete Ananas dabeizuhaben, die man bei Regelschmerzen knabbern kann (vgl. auch Kapitel „Ananas gibt Frauen Power"). Entscheidend für die Abkürzung extrem langer Menstruationsperioden oder Regelschmerzen scheint das Spurenelement Mangan zu sein, das sich reichlich in der Ananas findet. Mangan reguliert den Blutfluß während der Menstruation.

Ananas löst Krämpfe

Osteoporose

Ananas enthält reichlich Mangan, das für den Knochenstoffwechsel eine entscheidende Rolle spielt. Eine Tasse frischer Ananas enthält 2,5 Milligramm Mangan, dies entspricht bereits dem empfohlenen Tagesbedarf. Frauen mit Osteoporose haben etwa ein Drittel weniger Mangan im Blut als gesunde Frauen. Besonders aus dem Saft wird Mangan hervorragend absorbiert. Ananas ist daher empfehlenswert zur Prophylaxe von Osteoporose und Knochenbrüchen.

Mangan stärkt Knochen und Knorpel

Säuglingsernährung

Eigentümlicherweise findet die Ananas in der Säuglingsernährung bisher wenig Verwendung. Professor Dr. med. Jochims von der Städtischen Kinderklinik in Lübeck verordnet mit gutem Erfolg gelegentlich Trockenmilch mit Ananaszusatz sowie Säuglingszwiebackmehl mit Ananasstückchen. Er empfiehlt, die Zufütterung zunächst beim älteren und nach guten Erfahrungen auch beim jüngeren Säugling zu versuchen.

Ananas hilft bei Koliken

Frischer, verdünnter Ananassaft wird wegen seiner eiweißverdauenden Kraft als wertvolles Hilfsmittel bei gesunden und ernährungsgestörten Säuglingen verabreicht und von den Babys gern genommen. Wie viele Kleinkinder leiden bei uns unter Koliken! Bei vielen Müttern und Kinderärzten hat sich aber der Nutzen des Saftes dieser köstlichen Frucht noch nicht herumgesprochen.

Es ist in diesem Zusammenhang zu wünschen, daß mehr biologisch angebaute und rückstandsfreie Früchte auf dem deutschen Markt erhältlich sind und in Säuglings- und Kinderstationen von Krankenhäusern Entsafter eine Selbstverständlichkeit werden.

Schlafstörungen

Ananas fördert eine erholsame Nachtruhe

Wichtig für einen gesunden Schlaf ist eine ausreichende Zufuhr von Tryptophan ins Gehirn. Bestimmte Gehirnzellen synthetisieren dann aus Tryptophan den Nervenreizstoff Serotonin, aus dem wiederum in der Zirbeldrüse das Schlafhormon Melatonin produziert wird. Ananas enthält Tryptophan, das außerdem in Bananen und Sesam vorkommt.

Eine ungetrübte Nachtruhe ist die beste Erholung für Körper und Geist, und unregelmäßiger Schlaf ist ein gefährlicher Energieräuber. Etwa die Hälfte aller Bundesdeutschen leidet an Schlafstörungen, und ihnen könnte durch eine gesündere Ernährung und das Ausüben einer wirksamen Entspannungstechnik schnell geholfen werden.

Ananas, ideal für sportlich Aktive

Sehnenscheidenentzündungen und Sportverletzungen

Dr. Dwight McKee, ein Arzt aus Neuengland, empfiehlt bromelainhaltige Präparate oder rohe Ananas bei akuten Sehnenscheidenentzündungen. Er hat beobachtet, daß es manchmal genügt, einen Tag lang ausschließlich rohe Ananas zu essen, um die Entzündung zu heilen.

Dr. Robert W. Downs, Chiropraktiker, glaubt ebenfalls an die therapeutischen Vorzüge von Bromelain. Er empfiehlt Ananas und bromelainhaltige Präparate für Sportler, die zum Beispiel Joggen, Laufen und Gewichtheben betreiben. Er hat festgestellt, daß die Gewebeschäden, die sich Wochenendathleten oft zuziehen, durch die Einnahme von Bromelain viel schneller geheilt werden. Athleten in den USA lassen sich häufig Tabletten (wie Ananase von der Firma Rorer) auch vorbeugend gegen Sportverletzungen verschreiben.

Sexuelle Probleme

Siehe Stichworte Aphrodisiakum und Impotenz

Stoff

Von der Kulturananas werden Blattfasern gewonnen, aus denen man auf den Philippinen ein feines, fast durchscheinendes Batistgewebe herstellt. Die Fasern werden auch mit Hanf vermischt und zu Stricken verarbeitet, aus denen zum Beispiel die Indianer im Mato-Grosso-Gebiet Hütten und Hängematten herstellen. Ananasfasern sind elastisch und wasserbeständig.

Übelkeit

Ananas hilft bei Reisekrankheit

Ananas hilft bei Übelkeit und auch bei Reisekrankheit, während man mit dem Schiff, Flugzeug, Auto oder Zug unterwegs ist. Man sollte einen Viertelliter Ananassaft, am besten frischgepreßt oder auch aus der Tüte oder Flasche, trinken. Auch für die morgendliche Übelkeit von Schwangeren ist Ananassaft das Mittel der Wahl und läßt das Problem meist schnell verschwinden.

Übersäuerung

Siehe Stichwort Azidose

Verbrennungen

Bromelain ist sehr wirksam bei Verbrennungen und senkt zum Beispiel bei Verbrennungen dritten Grades die Sterblichkeit der Patienten beträchtlich. Die Gefahr von Sepsis wird reduziert und die Heilungsdauer verkürzt, da sich das Gewebe schneller erneuert.

Verjüngungsmittel
Bromelain hilft, die im Altern nachlassende Enzymproduktion zu ergänzen. Enzyme als „Zündfunken des Lebens" sind an allen Stoffwechselprozessen beteiligt. Außerdem reinigt Ananas den Darm von Stoffwechselschlacken, verbessert die Eiweißverdauung, hält unser Blut dünnflüssig und wirkt als „Arterienputzer", so daß die befürchtete Arterienverkalkung, Arteriosklerose (vgl. entsprechendes Kapitel), verhindert und sogar rückgängig gemacht werden kann. Zusätzlich stärkt die Ananas unser Immunsystem. Bromelain in der Gerontologie kann verschiedenen Krankheiten gleichzeitig vorbeugen und sogar heilen – alles ohne Nebenwirkungen oder mögliche Überdosierung (vgl. Kapitel über Bromelain in der Gerontologie).

Warzen und Hühneraugen

Ananas läßt Warzen und Hühneraugen verschwinden

Ananas und Papaya sind sehr nützlich, um Warzen und Hühneraugen loszuwerden. Auf Jamaica wird der milchige Saft von grünen Papayafrüchten langsam auf die Warzen getröpfelt, mehrmals am Tag und je nach Erfolg bis zu einer Woche lang. Die Warzen trocknen dadurch ein und fallen von selbst ab. Den gleichen Effekt hat eine Scheibe frische Ananas, mit der man die Warze sanft einreibt. Mehrere dieser Behandlungen sind nötig, damit die Warze verschwindet.

Als Hühneraugenkur ist Ananas fast immer erfolgreich. Wir schneiden ein kleines, quadratisches Stück mit einem Durchmesser von etwa 11/2 Zentimeter aus der Ananasschale heraus. Dann binden wir es mit einem lockeren Klebeband auf das Hühnerauge und achten dabei darauf, daß die innere Seite der Schale zum Hühnerauge zeigt. Über Nacht lassen wir die Ananas gut einwirken und baden morgens den Fuß in warmem Wasser. Das Hühnerauge läßt sich dann leicht entfernen. Hartnäckige Fälle brauchen bis zu fünf Behandlungen, aber es hilft!

Würmer, Parasiten
Der Saft der unreifen Ananas wird von den Indianern Brasiliens als sehr wirkungsvolles Wurmmittel eingesetzt. Auch der frische Saft der reifen Frucht und die Frucht selbst haben aufgrund des hohen Bromelaingehaltes eine wurmtötende und -abtreibende Wirkung. Alternativ kann man morgens 20 bis 30 Papayakerne kauen oder das papainhaltige Mittel Vermizym aus der Apotheke kurmäßig zweimal im Jahr für vier Wochen einnehmen.

Wer auf die Dauer wurmfrei sein möchte, sollte seine Ernährung auf pflanzliche Rohkost umstellen, die Würmer gar nicht

Ananas macht Würmern Beine!

mögen. Vier Wochen Früchterohkost reichen nach Robert Leben, um wurmfrei zu werden! Auch frischgepreßter Möhrensaft treibt Würmer ab, ebenfalls Papayablätter (vgl. auch entsprechendes Kapitel in diesem Buch).

Die Ananas als Thema von Sachbüchern

Erich Hinrichs, „Ananas, die königliche Frucht" (Edition Braus, Heidelberg 1996)

Erich Hinrichs ist internationaler Verkaufsleiter bei der Dole Company und kennt viele Ananas-Exportländer aus eigener Anschauung.

In dem großformatigen Prachtband erfährt man auf 120 Seiten alles über die Geschichte der Ananas, ihre Karriere als Schmuckfrucht und Tafelzierde und noch viele Kuriositäten am Rande.

Dieses Buch ist ein „Muß" für Ananasfans

Aus seiner Begeisterung für Ananas macht der Autor keinen Hehl. Er beschreibt liebevoll die Geschichte der Ananas seit der Eroberung Amerikas bis zum Beginn der industriellen Verarbeitung, wunderschön gestaltet mit seltenen, kuriosen und erhellenden historischen Reproduktionen und Fotos, die er in vielen Museen Europas und in Übersee gesammelt hat. Die Schönheit und Detailgenauigkeit der alten Stiche und Postkarten verschlägt dem Betrachter den Atem.

Die Ananas wird heute vor allem als Synonym für „Tropen" in der Werbung vermarktet, und doch schreibt Hinrichs: „Wir haben die Erfahrung gemacht, daß die Frucht – als Gastgeschenk zu einer Gartenparty oder anläßlich eines Krankenbesuchs mitgebracht – immer wieder besondere, heitere Freude auslöst."

Seit alters her das ideale Gastgeschenk

Hinrichs Buch besticht durch die Liebe zum Detail und ist spannend bis zur letzten Seite. Es ist für jeden Ananasfan ein absolutes „Muß" und hat in der Büchersammlung von Liebhabern tropischer Früchte einen Ehrenplatz verdient.

Claude Py, „The Pineapple. Cultivation and Uses" (Éditions G.-P. Maisonneuve & Larose, Paris 1987)

Für den englischkundigen Ananas-Liebhaber bietet das Buch von Claude Py eine Fülle von Informationen. Auch dieser Autor hat einen fundierten beruflichen Hintergrund: Er ist Chefkoordinator für Forschung und Entwicklung der Ananas am Forschungsinstitut für Früchte und Zitrusfrüchte in Montpellier, Frankreich, gewesen. Der Koautor Claude Teisson ist Agrophysiologe und im Vorstand des „International Cooperation Center of Agricultural Research for Development" in Frankreich.

Einen großen Raum nimmt der erste Teil „Die Pflanze und ihre Umgebung" ein: Darin werden Physiologie und Stoffwechselbesonderheiten der Ananaspflanze sowie ihre Beziehungen zur Umgebung wie Klima und Bodenbeschaffenheit (Pflanzenökologie) und Probleme beim Anbau wie Krankheiten und Unkraut eingehend beschrieben. Im zweiten großen Teil „Anbau“ geht es um mögliche Mischkulturen, Pflanzzeiten, Düngung, Bewässerung und Pflanzenschutz, Ernte und Vorbereitung der Früchte auf die verschiedenen Verwertungsmöglichkeiten.

Idealer Ratgeber für Ananas-Anbauer

Es handelt sich um ein umfangreiches Handbuch mit mehr als 500 Seiten für Leser mit wissenschaftlichem Interesse und Ananasanbauer. Auch wer nur einige Ananaspflanzen in seinem Garten oder Wintergarten ziehen will, erhält durch Pys Buch viele nützliche Anregungen. Schöne Farbfotos (auch von wilden Ananassorten und Mutationen) ergänzen das Werk. Leider fehlen Hinweise auf biologischen oder gar biodynamischen Pflanzenschutz und Pflanzendüngung. Den Autoren gebührt dennoch Dank für diese gut geschriebene Fleißarbeit.

Brigitte Kranz, „Früchte, der gesunde Genuß. Das große Nachschlagewerk der heimischen und exotischen Arten“ (Südwest Verlag, München 1997)

Jahrelang vergriffen ist dieses umfassende Handbuch endlich wieder erhältlich. Die Autorin ist mit einem Biologen verheiratet und lebte mehrere Jahre in Nord- und Westafrika. Dort und auf zahlreichen Reisen lernte sie Früchte aller Art kennen und erfuhr vieles über ihre Zubereitung und Verwendung auch zur Heilung und Gesundheitsprophylaxe.

Umfassende Informationen über Obstsorten und ihre Heilkräfte

Von „Ananas“ bis „Zuckermelone“ reicht die Auswahl von 61 heimischen und exotischen Früchten, die Brigitte Kranz ausführlich vorstellt. Sie gibt viele botanische, geschichtliche und kulturelle Hinweise zu den einzelnen Obstsorten. Beim Lesen merkt man, daß die Autorin mit Liebe und Engagement schreibt. Ein wertvolles, lebendig geschriebenes und mit schönen Farbfotos ausgestattetes Werk.

Für Freunde der Rohkost wird allerdings bei den meisten Rezepten zuviel gedünstet, gebacken und gekocht. Zucker, Fleisch und Alkoholisches spielen gerade bei Rezepten mit tropischen Früchten eine große Rolle. Aber: viele Rezepte lassen sich auch ohne Alkohol, Zucker und Fleisch genießen, und es sind noch genug Rohkostrezepte (auch aus den Herkunftsländern) zu finden.

Dieses Buch ist daher insgesamt ein „Muß“ für Obstfans!

„Das große Buch der Exoten. Obst aus den Tropen und Subtropen" (Teubner Edition bei Gräfe und Unzer, Füssen 2. Aufl. 1991)

Keine Geringere als Sybil Gräfin Schönfeldt hat das einführende Kapitel für dieses Buch geschrieben. Man erfährt viel über die Entdeckung tropischer Früchte, die von den Botanikern und Historikern früherer Jahrhunderte akribisch dargestellt und beschrieben wurden und in Europa lange Zeit als kostbar galten.

Liebevoll aufgemacht, viel zur Geschichte

Zum Thema Ananas findet man viel über Geschichte, Botanik, Inhaltsstoffe, Verwendung und die Merkmale der verschiedenen Sorten. Es wird in wunderschönen Farbfotos gezeigt, wie man eine Ananas richtig schneidet und wie sie angebaut und vermehrt wird.

Ein Prachtband mit ausführlichem Rezeptteil, der „Appetit auf mehr" macht und den Leser einlädt, seinen Horizont zu erweitern, sich für neue Geschmacks- und Geruchserlebnisse zu öffnen und damit ein kleines Stück „Paradies" auf den Teller zu holen.

Heinrich G. Neuhaus, „Exotische Früchte. Ihre Herkunft – ihre Verwendung" (Hugo Matthaes Druckerei und Verlag GmbH & Co. KG, Stuttgart 2. Aufl. 1995)

Die Fotos in diesem ebenfalls großformatigen Hochglanzband (147 Farbbilder) sind ein Gedicht: Die Ananas leuchtet wie eine Salzkristall-Lampe, und zum Thema Bananen finden sich vier großformatige Fotos zu verschiedenen Sorten, von Roter Kochbanane bis Apfelbanane, alle künstlerisch in Szene gesetzt. Sowohl bei der Beschreibung der Früchte als auch bei den illustrierten, appetitanregenden Rezepten wird allerdings viel Platz verschenkt, und die Informationen sind eher dürftig.

Dieser Prachtband ist für Ästheten als Augenweide uneingeschränkt zu empfehlen, und auch die Rezepte sind sicherlich sorgfältig ausprobiert. Aber wer sich ausführlich über Herkunft, Inhaltsstoffe und Heilwirkungen der tropischen Früchte informieren möchte, wird von diesem Buch enttäuscht sein.

Hauptsächlich etwas „fürs Auge"

John Heinerman, „Heinerman´s Encyclopedia of Fruits, Vegetables and Herbs" (Parker Publishing Company, New York 1988)

John Heinermans Nachschlagewerk von A bis Z – von Alfalfa bis Zucchini – informiert anschaulich und ausführlich über die gesundheitlichen Vorzüge unserer Lebensmittel und Kräuter. Abgerundet wird das Lexikon mit einem Index und einer Übersicht von Symptomen, so daß der Leser selbst schnell heraus-

Umfassendes Nachschlagewerk, spannend wie ein Krimi!

finden kann, welche Frucht, welches Gemüse oder welches Kraut ihm helfen könnte. Es finden sich jede Menge ethnomedizinische Hinweise aus der ganzen Welt.

„Eure Nahrung soll Euer Heilmittel sein." Dieser berühmte Satz findet neue Aktualität durch fundierte Werke wie dieses. Gleichzeitig liest sich das Buch spannend wie ein Roman! Etwas Vergleichbares habe ich im deutschsprachigen Raum noch nicht gefunden, und ich hoffe, daß dieses „Jahrhundertwerk" bald ins Deutsche übersetzt wird. Ich empfehle es allen ernährungsbewußten Laien, und es sollte Pflichtlektüre für Ärzte und Heilpraktiker sein.

Miriam Polunin, „Die 50 besten Lebensmittel für Ihre Gesundheit. Was sie bewirken, wofür sie gut sind" (Mosaik Verlag, München 1998)

Ananas, ein „Bonusnahrungsmittel"

Dieses wunderschön farbig illustrierte Nachschlagewerk macht uns erst mit Vorgängen im Körper wie der Verdauung sowie besonderen Nahrungsbedürfnissen, zum Beispiel während der Pubertät, vertraut. Dann werden die „Bonus-Nahrungsmittel" vorgestellt, die unserer Gesundheit sehr zuträglich sind und Krankheiten vorbeugen oder sogar heilen können. Dazu zählt natürlich auch die Ananas. Es werden Nahrungsmittel aufgeführt, die wir schwerpunktmäßig in unserer Ernährung berücksichtigen sollten. Ein schön bebilderter Rezeptteil und eine Tabelle über die Aufgaben von Vitaminen, Mineralstoffen und Spurenelementen runden das Buch ab.

Die Ananas in der schöngeistigen Literatur

„Ananas in Champagner (oder: Die Rolle der Ananas in der Oktoberrevolution)" (Verlag Johannes Lang, Münster 1996)

Mein Interesse am Thema Ananas ließ mir ein Büchlein in die Hände fallen: „Ananas in Champagner" von dem russischen Dichter Igor Sewerjanin. Es heißt dort im gleichnamigen Gedicht aus dem Jahre 1915:

„Außerordentlich lecker, funkelnd, prickelnd im Spiel!
... Ananas in Champagner sind der Abende Puls ...
Ananas in Champagner, Ananas in Champagner!
Moskau grüßt Nagasaki, New York City grüßt Mars!"

Igor Sewerjanin lebte von 1887 bis 1941 und galt als Rußlands eigentümlichster Dichter, dessen Ruhm in den Jahren vor und nach Ausbruch des Ersten Weltkrieges unübertroffen war. Bis zur Oktoberrevolution war Igor Sewerjanin der bei weitem erfolgreichste Lyriker Rußlands und wurde bei einem Moskauer Dichtertreffen im Jahre 1918 als „Dichterkönig" geehrt und gefeiert.

Sewerjanin kreierte einen „weltweiten Ego-Futurismus", einen Ego-Kult, der vollkommen auf diesseitigen Lebens- und Kunstgenuß setzte. In Gedichten wie „Ananas in Champagner" drückte er genau das Lebensgefühl der russischen Hauptstadtgesellschaft der damaligen Zeit aus. Mit seiner Begeisterung für kulinarisches Schlemmen und weltliche Genüsse konnte sich der modernste Teil der Bevölkerung Moskaus identifizieren. Der Dichter war in seiner Begeisterung für alles Moderne seiner Zeit weit voraus.

Majakowskij, der große Konkurrent von Sewerjanin, kritisierte ihn in seinen Gedichten, als Belgiens Städte in Trümmer fielen und Sewerjanins Poesie immer noch von Bananenlikör, Ananas, Austern und Damenpudern handelte. Jajakowskijs Gedicht „An Euch" spielt auf das Gedicht „Ananas in Champagner" an und beschimpft seinen Verfasser als Salonlöwen. 1917 parodierte er den Sewerjaninschen Ananas-Topos und benutzte ihn, um eine provokante Klassenkampfparole daraus zu schmieden:

„Friß Ananas, Bourgeois"

„Friß Ananas, Bourgeois, und Haselhuhn,
wirst bald Deinen letzten Seufzer tun."

Dieses Lied sollen die Petrograder Matrosen beim Sturm auf den Winterpalais gesungen haben!

Igor Sewerjanin starb einsam und verarmt im estrischen Exil, kurz nach der Besetzung des Baltikums durch deutsche Truppen. Kein anderer russischer Dichter verfügte über ein größeres Strophenrepertoire, kein anderer hat so viele Worte – 3459! – neu geschaffen, von denen sich viele in der russischen Umgangssprache durchsetzen konnten. Mit seinen Themen wie dem genußvollen Erleben der Liebe, der Kunst und der Natur und seiner nie erlahmenden Liebe zu Frauen, Musik und kulinarischen Genüssen ist Igor Sewerjanin heute sowohl in Rußland als auch bei uns aktueller denn je, und hier wie dort ist ein neues Interesse an seiner Dichtung als zivile Utopie und kraftvolle, verheißungsvolle, heitere Botschaft einer weltoffenen, sinnlichen Kultur neu aufgekeimt.

„Die Ananasprinzessin" (Imbos Verlag, Basel 1996)

In diesem wunderschön aufgemachten, großformatigen und reich bebilderten Kinderbuch (nicht nur für Kinder) steht eine Ananas und ihre Bewohnerin im Mittelpunkt. Das Märchen spielt auf der Karibikinsel Puerto Rico.

Eine kleine Familie lebt dort in den Bergen, in einer aus Reklameschildern zusammengenagelten Hütte. Wenn es regnet, suchen darin auch ihre Hühner und das einzige Schwein Zuflucht. Die Mutter geht regelmäßig auf den Markt, um dort frische Eier zu verkaufen. Eines Morgens kann sie schnell Käufer für die Eier finden, und ihre Tochter darf sich daher etwas auf dem Markt aussuchen. Sie entscheidet sich für eine Ananaspflanze, die eine alte blinde Frau anbietet, pflanzt sie in den Schatten unter einen Flamboyant-Baum und begießt sie regelmäßig.

Wunderschönes Märchen, nicht nur für Kinder!

Während das Mädchen eines Tages in der Hängematte unter dem Flamboyant-Baum eingeschlafen ist, hat es seltsame Träume. Als es aufwacht, fällt sein Blick auf die Ananaspflanze: Sie ist mächtig gewachsen, und in ihrer Mitte thront eine große Frucht. An der Seite hat die Ananas einen breiten Riß, aus dem es golden schimmert. Als das Mädchen die Frucht berührt, ruft eine zarte Stimme: „So hilf mir doch, laß mich hier raus! Ich bin die Ananasprinzessin. Bitte hilf mir doch!"

Als das Mädchen ihren Eltern abends von diesem Erlebnis erzählt, glauben diese an einen Traum. Aber das Mädchen weiß, daß die Geschichte wahr ist, und weint um die arme Prinzessin.

Am nächsten Morgen läuft das Mädchen sehr früh zur Ananas. Wieder hört sie das feine Stimmchen um Hilfe rufen. Sie holt ihre Eltern, und ihr Vater öffnet mit einem langen, scharfen Messer ganz vorsichtig die Ananas. Heraus schlüpft die kleine und zarte Ananasprinzessin mit langen schwarzen Haaren und einer Krone auf dem Kopf. Sie essen zusammen und schlafen in der Hängematte vor ihrer Hütte ein. Als sie erwachen, ist die Prinzessin nicht mehr da, aber statt ihrer armseligen Hütte steht da ein helles Häuschen mit einem Innenhof, in dem ein Springbrunnen plätschert! Stolz und glücklich nimmt die arme Familie ihr neues Haus in Besitz.

Anhang

Aufruf zu internationaler Zusammenarbeit

Werden sie aktiv! Forschen Sie!

Viele Leser werden wahrscheinlich in der nächsten Zeit Supermärkte, Obstläden, Naturkostgeschäfte und Wochenmärkte nach schönen Ananasfrüchten absuchen, um ihren Speisezettel zu bereichern, selbst Früchte zu trocknen oder Frischsaft herzustellen. Vielleicht entscheiden Sie sich auch, ein bromelainhaltiges Enzympräparat oder eine Enzymsalbe zu kaufen. Sicherlich sind Sie schon jetzt inspiriert von den vielen Möglichkeiten, die die Ananas für die Verbesserung unserer Gesundheit bietet, und es gibt bestimmt noch viel mehr zu entdecken und erforschen!

Vielleicht probieren Sie auch einmal Ananas oder bromelainhaltige Enzymmittel bei ihren Haustieren und Zimmerpflanzen aus. Wolf, der Begründer der modernen Enzymtherapie, hat erfolgreiche Experimente mit Enzymen im Gartenbau durchgeführt, die zum Beispiel Viruserkrankungen und Pilzbefall bei Pflanzen heilen.

Wenn sie auf interessante neue Anwendungsbereiche beim Einsatz von Ananas und Bromelain stoßen, bitte ich Sie, diese Erfahrungen nicht für sich zu behalten, sondern auch anderen Menschen zugänglich zu machen. Zu diesem Zweck habe ich das „Ananas-Forum" ins Leben gerufen, das Informationen und Anwendungsgebiete sammelt. Bitte schicken Sie interessante Erfahrungen, Beobachtungen und Erkenntnisse sowie Hinweise auf den Gebrauch der Ananas in anderen Völkern und Ländern an:

Ananas-Forum
c/o Theo Hodapp
Holbeinstr. 26
22607 Hamburg

(mit einer schriftlichen Erlaubnis zur Wiedergabe in einem Folgeband und in Artikeln für Gesundheitszeitschriften. Vielen Dank!)

Senden Sie die Zuschriften möglichst in deutsch, englisch, holländisch oder französisch ein, danke. Ihre Erkenntnisse und Erfahrungen werde ich aufarbeiten und zum Wohle aller in einem Folgeband veröffentlichen.

Eine große Bitte zum Abschluß: Stellen Sie keine Fragen an mich wie „Hat Ananas oder ein bestimmtes Enzymprodukt bei dieser Art von Beschwerde eine Wirkung?“ Wenden Sie sich bitte an Ihren Heilpraktiker, einen aufgeschlossenen Arzt oder auch direkt an den Hersteller des jeweiligen Produktes. Bei chronischen Beschwerden sollte immer ein Fachmann zu Rate gezogen werden und keine Selbstmedikation mit Ananas, Ananasprodukten und Enzympräparaten an die Stelle einer persönlichen Beratung treten. Vielleicht haben die Beschwerden eine ernsthafte Ursache, und Enzyme allein sind im Einzelfall eventuell nicht ausreichend wirksam. Vielen Dank für Ihr Verständnis!

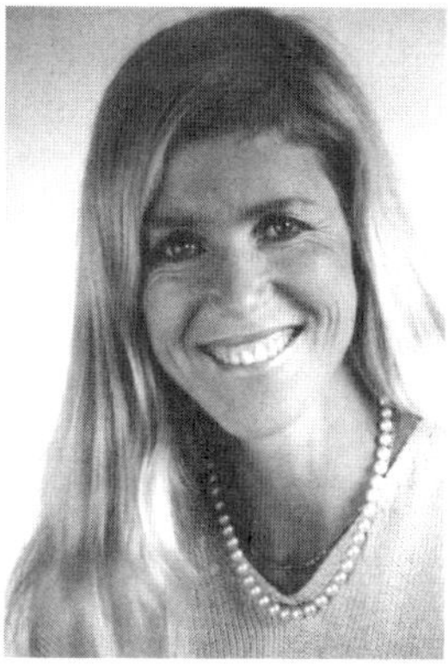

Barbara Simonsohn hat das „Ananas-Forum Hamburg“ initiiert

Die Autorin

Die Autorin wurde im Januar 1954 geboren. Nach ihrem Abitur studierte sie Sozialwissenschaften und schloß ihr Studium als Politologin ab. Einige Jahre arbeitete sie als Public-Relations-Managerin für eine Jugendaustauschorganisation, bevor sie sich entschloß, etwas über biologischen Land- und Gartenbau zu lernen. Zehn Jahre hintereinander war sie in der Findhorn-Gemeinschaft in Schottland, wo sie nicht nur im Garten mitarbeitete, sondern auch einige ganzheitliche Heilmethoden kennenlernte. Anderthalb Jahre lernte sie erst auf dem biodynamischen Hof Springe, dann im Schulungszentrum für naturgemäßen Land- und Gartenbau. Danach gab sie an der Volkshochschule Hamburg die ersten Umweltkurse über Umweltschutz, Hügelbeetbau und biologisches Gärtnern. Parallel dazu schrieb Barbara Simonsohn Artikel für „Szene Hamburg“, das „Hamburger Abendblatt“ und „Esotera“ über alternative Themen.

Mit Mitte zwanzig lernte Barbara Simonsohn Dr. Renate Collier kennen, eine Mayr- und Naturheilärztin. Sie machte eine Fastenkur bei ihr, organisierte die ersten Seminare für sie und ließ sich als Azidoseseminarleiterin ausbilden. Seit dieser Zeit interessiert sich Barbara Simonsohn besonders für gesunde Ernährung und stellte ihre Ernährungsweise erst auf vegetarisch, dann auf Vollwert- und vegane Rohkost nach der Natürlichen Gesundheitslehre um.

1984 schloß Barbara Simonsohn ihre Ausbildung als Lehrerin für das authentische Reiki bei Dr. Barbara Ray in den USA ab. Seither gibt sie Seminare im deutschsprachigen Raum, den USA und auf den Kanarischen Inseln zum Erlernen dieser einfachen Technik für Streßabbau, Tiefenentspannung, Aktivierung der Selbstheilungskräfte und Persönlichkeitsentwicklung.

1988 kam Barbara Simonsohns erstes Kind Michael und 1994 ihr zweites Kind Freya zur Welt. Mit ihren Kindern und ihrem Lebenspartner lebt sie in Hamburg, in einer Wohnung mit großem Garten, in dem sie nicht nur Blumen gepflanzt hat, sondern auch Gemüse und Obst biologisch anbaut, darunter auch einige Bergpapayas und Ananaspflanzen.

Als Barbara Simonsohn sich zum Thema Ananas inspirieren ließ, widmete sie einen großen Teil ihrer Zeit für internationale Recherchen und der Erforschung der Wirkung dieser Frucht auf sich selbst. Sie bereiste Ananasländer wie Haiti, wo sie auch als Entwicklungshelferin arbeitet.

Seminare mit Barbara Simonsohn:
„Authentisches Reiki“
„Azidose – fit durch Entsäuerung“
„Die Fünf 'Tibeter'“
„Gesundheitswochen und -Wochenenden für Körper, Seele und Geist“

Bücher von Barbara Simonsohn:
„Die Fünf 'Tibeter' mit Kindern“, Integral Verlag 1995
„Das authentische Reiki. Grundlagen und praktische Anwendung“, Scherz Verlag 1996
„Stevia – sündhaft süß und urgesund“, Windpferd Verlag 1999
„Gerstengrassaft – Verjüngungselixier und naturgesunder Power-Drink“, Windpferd Verlag 1999
„Papaya – Heilen mit der Wunderfrucht“, Windpferd Verlag 1998
„Die Heilkraft der Afa-Alge“. Goldmann Verlag, 2000

Literaturverzeichnis

„Ananas aus Rüben",„Die Woche" vom 6. 3. 1998

„Ananase" von W. H. Rorer, USA„Nutrizym" von der Firma E. Merck, Deutschland, und„Mexase" von Ciba-Geigy, Schweiz

„Das große Buch der Exoten", Edition Teubner, Füssen, 2. Aufl. 1991

„Das Powerbook der gesunden Ernährung. Topprogramme für alle Jahreszeiten", Ullstein Verlag, Berlin, 1997

„Diäten: Dicke Rechnungen, dünne Erfolge. Nur wer seine Eßgewohnheiten auf Dauer ändert, nimmt ab"„Hamburger Abendblatt" vom 27.1. 1998

„Die Philosophie und Praxis der vegetarischen Küche Indiens", Windpferd Verlag, Aitrang, 3. Aufl. 1993

„Glücksbringer im Gehirn"„Die Woche" vom 23.1. 1998

„Hagers Handbuch der Pharmazeutischen Praxis", Hrsg. F. von Bruchhausen, Springer Verlag, Berlin, 5. Aufl. 1990

„Im Test: Sport gegen Alzheimer"„Bunte" vom 12. 2. 1998

„Sport ist Mord? Sport ist Wahlkampf!",„Hamburger Abendblatt" vom 7. 2. 1998

Allgeier, Kurt,„Die Enzymtherapie", Econ Verlag, Düsseldorf, 1978

Bärtel, Andreas,„Farbatlas Tropenpflanzen. Zier- und Nutzpflanzen", Ulmer Verlag, 1996

Barnard, Neal„Iß Dich fit. Die verjüngende Kraft natürlicher Ernährung." Rowohlt Verlag, Reinbek bei Hamburg, 1997

Carper, Jean,„Nahrung ist die beste Medizin. Sensationelle Erkenntnisse über die Heilstoffe in unseren Lebensmitteln", Econ Verlag, Düsseldorf, 1997

Chopra, Deepak„Die sieben geistigen Gesetze des Erfolges", Wilhelm Heyne Verlag, München, 1996

Clark-Regehr, Hulda,„Heilverfahren aller Krebsarten. Mit über 100 Fallgeschichten geheilter Personen", Sielaff & Reich, Postfach 280280, 13442 Berlin

Comby, Bruno,„Stärken Sie Ihr Immunsystem. Leben Sie besser durch natürliche Ernährung", Waldthausen Verlag, Ritterhude, 1995

Daßler, B. E. und Heitmann, G.„Obst und Gemüse", Paul Perey Verlag, Berlin–Hamburg, 1992

De Lery, Jean,„Unter Menschenfressern in Brasilien, 1556-1558", Erdmann Verlag, Tübingen, 1967

Devi, Lila,„Das Handbuch der Blütenessenz-Heilung. Anwendung und Präparation der neuen Blütenessenzen", Wilhelm Heyne Verlag, München, 1996

Diallo-Ginstl, E. (Hrsg.), Diallo, M., Storl, W.-D., Rätsch, Chr., Hanreich, I., Kaiser, P.„Ernährung und Gesundheit. Von anderen Kulturen (essen) lernen", Reihe „Ethnomedizin, Schätze der Gesundheit", Natura Med/Hampp Verlag, Stuttgart, 1997

Dragendorff, Dr. G.„Die Heilpflanzen der verschiedenen Völker und Zeiten", Verlag v. Ferdinand Enke, Stuttgart, 1898

Duke, James A.„CRC Handbook of Medical Herbs", CRC Press, Florida, 1929

Eberlein, Volkmar,„Enzyme – Wirkstoffe des Lebens", Michel Verlag, Massenhausen, 1992

Ehring, Andrea,„Papaya, das Krebsheilmittel der Aborigenes", Verlag Peter Erd, München, 1998

Eppich, Bernhard„Alles schwingt. Bioenergie-Training", Waldthausen Verlag, Ritterhude, 2. Aufl. 1995

Flanagan, Patrick und Crystal, Gael,„Elixier der Jugendlichkeit. Du bist, was Du trinkst", Waldthausen Verlag, Ritterhude, 1994

Fox, Barry,„Foods to Heal By", St. Martin's Paperbacks, New York, 1996

Frohn, Birgit, Uber, Heiner, Xokonoschtletl,„Medizin der Mutter Erde. Die alten Heilweisen der Indianer", Mosaik Verlag, München, 1996

Gerson, Dr. Max„Eine Krebstherapie. Fünfzig geheilte Krebsfälle", Waldthausen Verlag, Ritterhude, 1996
Glaesel/Nolfi„Geheilt durch lebendige Nahrung. Gesundheit biologisch gesteuert", Labor Glaesel Verlag, Konstanz
Glagau, Dr. Kristian und Ohlenschläger, Dr. med. Gerhard„Vitalstoffe – Bausteine der Gesundheit. Wissenswertes über die Orthomolekulare Medizin", Karl F. Haug Verlag, Heidelberg, 1994
Günter, Ernst„Gesundheit auch für Dich. 100 Heilungszeugnisse", Verlag Ernst Günter, CH-3367 Thörigen/Schweiz, 3. Aufl. 1994
Günter, Ernst„Lebendige Nahrung", Verlag E. Günter, CH-3367 Thörigen/Schweiz, 24. Aufl.
Hausen, Monika Helmke„Die Lichtkräfte unserer Nahrung. Kochen mit Feuer, Spaß und Magie", Verlag Hermann Bauer, Freiburg im Breisgau, 1997
Hausen, Monika Helmke,"Die Botschaft der Früchte. Heilkräftige Helfer in der Zeitenwende. Einheimische und exotische Früchte", Verlag Hermann Bauer, Freiburg i. Brsg, 1998.
Hegnauer, B. R.„Chemotaxonomie der Pflanzen. Eine Übersicht über die Verbreitung und systematische Bedeutung der Pflanzenstoffe", Birkhäuser Verlag, Basel–Boston–Stuttgart, 1986
Heinerman, John„Heinerman´s Encyclopedia of Fruits, Vegetables and Herbs", Parker Publishing Company, New York, 1988
Hinrichs, Erich„Ananas, die königliche Frucht", Edition Braus, Heidelberg , 1996
Hoffman, Jay M.„Hunza. Fifteen Secrets of the Healthiest and Oldest Living People", Professional Press Publishing Association, 13115 Hunza Hill Terrace, Valley Center, Kalifornien, USA
Hoffmann, Klaus„Rheuma heilt man anders", Teil 1, Vier Flamingos Verlag, Rheine, 1995
Horne, Ross„Improving on Pritikin – you can do better!", Happy Landings Pty Ltd, Avalon Beach, NSW Australia
Hovannessian, Aterhov„Rohkost", Waldthausen Verlag, Ritterhude, 1992
Inderst, Rudolf„Enzyme – Kommunikationsschienen in der belebten Natur", „Aktuelle Standpunkte aus der Ganzheitsmedizin", Ralf Reglin Verlag, Köln, 1995
Jenuwein, Heinz„Tropische Nutzpflanzen für Wintergarten und Terrasse", Ulmer Verlag, Stuttgart, 1992
Kirchheimer, Sid„The doctors book of Home Remedies II", Bantam Books, New York
Kleef, R., Delohery, T. M., Bovlbjerg, D.H.„Selective Modulation of Cell Adhesion Molecules on Lymphocytes by Bromelain Protease 5", „Pathiobiology", Nr. 64, Hrsg. Karger AG, Basel, 1996
Klock, Peter„Pflanzen für den Wintergarten. Richtig auswählen, arrangieren und kultivieren", Verlag Georg D.W. Callwey GmbH, München, 1992
Kloss, Jethro„Back to Eden. A Human Interest Story of Health and Restoration", Beneficial Books, New York, 1977
Konz, Franz„Der große Gesundheits-Konz", Universitas Verlag in F.A. Herbig Verlagsbuchhandlung GmbH, München, 3. Aufl. 1998
Kranz, Brigitte„Das große Buch der Früchte", Südwest Verlag, 1981
Kranz, Brigitte„Früchte für Fitness und Gesundheit. Das Lexikon der Obstsorten. Heilende Inhaltsstoffe und die besten Rezepte für die Zubereitung", Südwest Verlag, München, 1998
Lad, Vasant„Das Ayurveda-Heilbuch. Eine praktische Anleitung zur Selbstdiagnose, -therapie und -heilung mit dem ayurvedischen System", Windpferd Verlag, Aitrang, 9. Aufl. 1995
Leben, Robert„Robert Leben & die lebendige Nahrung", Mandala, Ramon Pino 52, 38650 Los Christianos, Teneriffa, Spanien, 1995 (ISBN 84-920880-0-1)
Lechleitner, H. (Hrsg.), Kremser, M. und Keller, W., „Selbstheilungskräfte. Die Quelle zur Stärkung und Heilung im eigenen Ich", Reihe„Ethnomedizin. Schätze der Gesundheit", Natura Med/ Hampp Verlag, Stuttgart, 1997

Leitzmann, Claus, Weiger, Marika und Kurz, Marey, „Ernährung bei Krebs“, Gräfe und Unzer, München, 1996
Lust, John B.„„Drink your Troubles away“, Benedict Lust Publications, New York, 1981
Mac Maniman, Gen„„Dry it – You´ll like it! A Book about Food Dehydration“, Eigenverlag, Fall City, Washington 98024, USA
Meyer, Marianne E.„„Spirulina – Das blaugrüne Wunder“, Windpferd-Verlag, Aitrang, 1998.
Mogadam, Michael„„Choosing Foods for a Healthy Heart“, Consumers Union of the United States, New York, 1993
Münzing-Ruef, Ingeborg„„So stärken Sie Ihr Immunsystem“, Wilhelm Heyne Verlag, München, 1996
Murray, Michael T.„„Das neue Saftbuch. Ihr Leitfaden, um gesund zu leben“, Waldhausen Verlag, Ritterhude, 1996
Nachtigall-Mailänder, Barbara„„Wirksamkeit und Verträglichkeit von Bromelain bei der abakteriellen Zystitits“„„Der Allgemeinarzt“ Nr.6, 1988
Nieper, Dr. Hans„„Revolution in Medizin und Gesundheit, Schutztherapie und Diät“, MIT Verlag, Oldenburg, ergänzte Neuauflage Sept. 1994
Nolfi, Dr.Christine„„Meine Erfahrungen mit Rohkost“, Medizinalpolitischer Verlag, Hilchenbach/ Westfalen
Oberbeil, Klaus und Lentz, Christiane„„Obst und Gemüse als Medizin. Die Heilkräfte in unseren Nahrungsmitteln wirksam nutzen“, Südwest Verlag, München, 1996
Oberbeil, Klaus„„Fit durch Vitamine. Die neuen Wunderwaffen der Medizin“, Südwest Verlag München, 11. Aufl. 1996
Payne, Selma„„Cooking with Exotic Fruits“, B.T. Batsford Ltd, London, 1979
Pearson, Durk und Shaw, Sandy„„Life Extension“, Warner Books, New York, 1982
Ransberger, Karl„„Max Wolf, ein Leben für die Enzymtherapie“, Forum Medizin Verlagsgesellschaft mbH, Gräfeling, 1994
Rätsch, Christian„„Indianische Heilkräuter. Tradition und Anwendung. Ein Pflanzenlexikon“, Eugen Diederichs Verlag, München, 1987
Rätsch, Christian„„Medizin aus dem Regenwald. Die Weisheit der Naturvölker“, Hampp Verlag, Stuttgart, 1997
Rätsch, Christian„„Pflanzen der Liebe. Aphrodisiaka in Mythos, Geschichte und Gegenwart. Mit Rezepten und praktischen Anwendungen“, AT Verlag, Aarau, 3. Aufl. 1997
Rehm, Sigmund und Espig, Gustav„„Die Kulturpflanzen der Tropen und Subtropen“, Ulmer Verlag, Stuttgart, 1996
Rilling, S.„„Nicht-toxische Additiv-Therapie und diagnostisches Verfahren beim Karzinom“, Schriftenreihe „Krebsgeschehen“ Band 18, Verlag für Medizin Dr. Ewald Fischer, Heidelberg, 1980
Schneider, Dr. med. E.„„Nutze die Heilkraft unserer Nahrung“, Saatkorn Verlag, Lüneburg, 9. Aufl. 1996
Schumann, Eva und Milicka, Gerhard„„Das Kleingewächshaus. Technik und Nutzung“, Ulmer Verlag, 1996
Schwinghammer, Herbert„„Brainfood – Essen, das intelligent macht. Mit der richtigen Ernährung zu geistiger Höchstleistung“, Weltbild Verlag
Sharamon, Shalila und Baginski, Bodo J.„„Das Wunder im Kern der Grapefruit. Die Geheimnisse des Citrus paradisi“, Windpferd Verlag, Aitrang, 1996
Sharmá, Professor P.V.„„Dravyaguna-Vijnana“, Vol. II, Audkhida Aushadha-dravya Varanasi-Patana, Indien. Chaukhambha Bharati Academy, 11. Ausgabe
Shelton, Herbert M.„„Fasten kann Ihr Leben retten“, Waldthausen Verlag, Ritterhude
Shelton, Herbert M.„„Natural Hygiene Weight-Loss Diet Book“, Keats Publishing Inc., 27 Pine Street, New Canaan, Connecticut 06840, USA, 1986
Shelton, Herbert M.„„Richtige Ernährung mit natürlicher Nahrung“, Waldthausen Verlag, Ritterhude, 2. Aufl. 1990

Simonsohn, Barbara, „Das authentische Reiki – Wirksame Hilfe gegen die körperlichen und seelischen Probleme der heutigen Zeit", Scherz Verlag, Bern–München–Wien, 1996
Simonsohn, Barbara, „Die Fünf 'Tibeter' mit Kindern – Gesundsein darf Spaß machen!", Integral Verlag, Wessobrunn, 1995
Simonsohn, Barbara, „Papaya – Heilen mit der Wunderfrucht", Windpferd Verlag, Aitrang, 1998
Spiller, Wolfgang und Hohler, Hubert, „Vegane Rohkost", Verlag Natürlich und Gesund, Ditzingen, 2. Aufl. 1996
Spiller, Wolfgang, „Dein Darm, Wurzel der Lebenskraft", Waldthausen Verlag, Ritterhude, 1994
Steintel, Reinhard, „Das natürliche Ernährungsgesetz", Verlag Dr. Fadini, Tübingen
Storl, Wolf-Dieter, „Pflanzendevas – die Göttin und ihre Pflanzenengel. Heilkunde, Kulturgeschichte, Mythologie und Religion der Völker", AT Verlag, Aarau, Schweiz, 1997
Taussig, S. J., Szekerczes, J. und Batkin, S., „Inhibition of Tumor Growth in vitro by Bromelain, an Extract of the Pineapple Plant (Ananas comosus)", „Planta Medica" vom 12. Juli 1985
Taussig, Steven J. und Batkin, Stanley, „Bromelain, the Enzyme Complex of Pineapple (Ananas comosus) and its Clinical Application. An update", „Journal of Ethnopharmacology", Eslevier Scientific Publishers, Ireland, 1988
Taussig, Steven J., „The Bromelain Story", School of Tropical Agriculture, Department of Food Science and Human Nutrition, University of Hawaii, Honolulu-Hawaii, 1992
Territorial Board of Health, „Hawaiian Herbs of Medicinal Value", Pacific Book House, Honolulu-Hawaii, 1922
Thalmann, Hasso H., „Zell-fit. Immun gegen Umweltgifte mit der neuen Zell-Milieu-Medizin", F.A. Herbig Verlagsbuchhandlung, München, 1994
Tietze, Harald, „Die sagenhafte Heilkraft der Papaya", Falken Verlag, Niedernhausen/Ts., 1998
Vogel, A., „Health Guide through Southern Countries", Verlag A. Vogel, Teufen, Schweiz, 1975
Von Reider, Jakob Ernst, „Die treue Kundgebung des Geheimnisses Ananas im Mistbeete; Spargel von ungewöhnlicher Dicke usw.", In der v. Jenisch und Stager´schen Buchhandlung, Augsburg, 1839
Wade, Carlson, „Instant Health – the Nature Way", Award Books, New York
Waerland, Are, „Nie mehr Rheuma", Humata Verlag Harold S. Blume, Bern, 9. Aufl.
Wandmaker, Helmut, „Willst Du gesund sein? Vergiß den Kochtopf!", Goldmann Verlag, 6. Aufl. 1992
Whitaker, Julian M., „Reversing Heart Disease", Warner Books, New York, 1985
Wolters, Bruno, „Drogen, Pfeilgift und Indianermedizin. Arzneipflanzen aus Südamerika", Urs Verlag, Greifenberg, 1994
Zacker, Christina und Lang, Jutta, „Essen Sie sich schlank. Nahrungsmittel, die abnehmen helfen", Weltbild Verlag, Augsburg, 1997
Zepernick, Bernhard, „Arzneipflanzen der Polynesier", Verlag von Dietrich Reimer, Berlin, 1972
Zimmermann, Walter, „Heilwege der Natur. Ein Wegweiser für Ärzte", Viehweg Verlag, Braunschweig–Wiesbaden, 1993
Zingerling, Cornelia und Ponce, Yolanda, „Karibik. Originalrezepte und Interessantes über Land und Leute", Gräfe und Unzer, München, 1996
Zittlau, Jörg und Kriegisch, Norbert, „Das große Buch der gesunden Ernährung. Die besten Lebensmittel für Gesundheit, Vitalität, Fitness und Schönheit", Südwest Verlag, München, 1997

Forschungsberichte

„Erfahrungen mit der kombinierten Bromelain-Antibiotika-Therapie in der urologischen Praxis", Sonderdruck „extracta urologica", 13, selecta Verlagsgesellschaft, Wiesbaden, 1990
Taussig, Steven J., „Guidelines for Anavit-F3 Dosage", Ph. D., Januar 1985

Berndt, W., Hoffmann, U., und Müller-Wieland, K., „Über die Eigenschaften des Bromelains – einer pflanzlichen Protease aus Ananas comosus", I. Medizinische Universitätsklinik Hamburg, Direktor Prof. Dr. H. Bartelheimer, 1993

Breitenecker u. a.,„CD44-Splice-Varianten als Prognosefaktoren beim invasiven Zervixkarzinom", „Gynäkologische geburtshilfliche Runschau", 35, 1995

Dresser, Lucia„Induction of Tumor Necrosis Factor in Human Periferal-blood Mononuclear Cells by Proteolytic Enzymes",„Oncology", 1990

Goldstein, Norman, Taussig, Steven J., Gallup, James D., Koto, Vernon,„Bromelain as a Skin Cancer Preventive in Hairless Mice", Hawaii Med J, 34, 1975

Grabowska, Eckert, Fichtner, Schulze-Forster und Maurer„Bromelain Proteases suppress Growth, Invasion and Lung Metastasis of B16F10 Mouse Melanoma Cells"„International Journal of Oncology", 11, 1997

Grebe, W., Stahl, M.,„Behandlung der Thrombophlebitis superficialis und der Varikophlebitis mit hochdosiertem Bromelain", „Therapiewoche", 37, 1987

Hager, E. D.„Krebstherapie mit proteolytischen Enzymen",„Komplementäre Onkologie", Forum Medizin, Stockdorf, 1997

Harrach, Gebauer, Eckert, Kunze und Maurer,„Bromelain Proteinases modulate the CD44 Expression on human Molt 4/8 Leukemia and SK-Mel 28 Melanoma Cells in vitro"„International Journal of Oncology", 5, 1994

Hotz, Frank, Zöller und Wiebelt„Zur antiödematösen Wirksamkeit von Bromelain nach operativer Weisheitszahnentfernung", „Deutsche Zahnärztliche Zeitung", 44, 1989

Junker, Dr. med. Werner,„Dieses Enzym macht Sportlern Beine", „arzt + sport", Verlag Kirchheim, Mainz, 1992

Kleef, Delohery und Bovbjerg,„Selective Modulation of Cell Adhesion Molecules on Lymphocytes by Bromelain Protease 5"„Pathobiology", 1996

Kleine, M.-W.„Therapie des Herpes zoster mit proteolytischen Enzymen", „Therapiewoche", 37, Braun Verlag, Karlsruhe, 1987

Lotz-Winter, Hermine,„On the Pharmacology of Bromelain: an Update with Special Regard to Animal Studies on Dose-Dependent Effects", „Planta Medica", 56, 1990

Martin, Ehrenreich und Asbell,„Bromelain – Pineapple Proteases with Anti-Edema-Activity", „Med. Surg.", 20, 1962

Masson, M.,„Bromelain bei stumpfen Verletzungen des Bewegungsapparats"„Fortschritte der Medizin", 113. Jahrg., Heft 19, Urban & Vogel, München, 1995

Maurer, H. Rainer„Isolation and Partial Characterization of Basic Proteinases from Stem Bromelain",„Journal of Protein Chemistry", Vol. 14, 1995

Maurer, Hozumi, Homma und Okabe-Kado,„Bromelain Induces the Differentiation of Leukemic Cells in vitro: an Explanation of its Cytostatic Effects?",„Planta Medica", 54, 1988

Nieper, H. A.„Bromelain in der Kontrolle malignen Wachstums",„Krebsgeschehen" 1, 1976

Nieper, H. A.,„Wirkung von Bromelain bei der koronaren Herzkrankheit und bei Angina pectoris", Ehk., 5, 1978

Panijel, M.„Entzündliche rheumatische Erkrankungen",„Zeitschrift für Allgemeinmedizin", Heft 35/36, 1985

Rilling, Prof. Dr. med. S.„Nicht-toxische Additiv-Therapie und diagnostische Verfahren beim Karzinom", Schriftenreihe„Krebsgeschehen", Verlag f. Medizin Dr. Ewald Fischer, Heidelberg, 1980

Roth, J.„Tumore – Störungen der zellulären Adhäsion", Verhandlung Dtsche Gesellschaft für Pathologie, 78, 1994

Schütze, U.„Posttraumatische Entzündungs- und Schwellungszustände bei Kindern und Jugendlichen",„TW Pädiatrie", Heft 5, Braun Verlag, Karlsruhe, 1990

Stahl, Martin,„Die Rolle der proteolytischen Enzyme als Bestandteil einer naturheilkundlichen adjuvanten Krebstherapie", IG, 1986

Stein, Rainer„Enzyme aus der Ananas lassen das Ödem verschwinden",„Ärztliche Praxis", 38. Jahrg., 83, 1986
Stock, W., Kreusser, T., Saleh, M., Lampen, P.„„Bromelain in der postoperativen Entzündungsprophylaxe und Abschwellungstherapie",„Der Kassenarzt", 16, 1991
Streichhan, Van Schalk und Vogler„Resorption von Enzymtherapeutika im Darm",„Der Praktische Arzt", 14, 1989
Taussig, S. J.„„Die Wirkung von Bromelain als Antikoagulans und dessen Bedeutung als Antimetastatikum",„Originalia", 6, 1984
Taussig, S. J. und Goldstein, N.„„Bromelainwirkung beim Karzinom",„Krebsgeschehen", 4, 1976
Taussig, S. J. und Nieper, Hans„Bromelain: its Use in Prevention and Treatment of Cardiovascular Disease. Present Status",„Journal Intern. Adac. Preventive Med.", 4 (1), 1979
Taussig, S. J.„„Bromelain and Cancer", Progress Bromelain Research, 1972
Taussig, S. J.„„Bromelain: the ideal Supplement for the Elderly", CCI, Santa Fe, CA
Taussig, S. J.„„Twenty-five Years of Experience with Bromelain", Progress Bromelain Research, 1988
Taussig, S. J., Yokoyama, Mitsuo u. a.„Bomelain: a Proteolytic Enzyme and ist Clinical Application. A Review",„Hiroshima Journal of Medical Sciences", Hiroshima, Japan, Juni 1975
Taussig, S. J.„„Bromelain in Rheumatoid Arthritis", „Medical Hypotheses", 6, 1980
Walker, Cerny, Cotter und Burton„„Attenuation of Contraction-Induced Skeletal Muscle Injury by Bromelain",„Medicine and Science in Sports and Exercise", 24, 1992
Weissenborn, H.„„Hochdosiertes Ananasenzym hat sich bewährt",„extracta", Heft 5, 1988

Adressen und Bezugsquellenhinweise

Die Autorin hat eine qualifizierte Sammlung von Adressen zusammengestellt, dazu gehören Bezugsquellen von Ananas und Ananas-Produkten. Die Ananasliste wird kontinuierlich um neue Informationen und Adressen erweitert. Sie können sie über Internet abrufen: **www.windpferd.com**

Ein Klick auf den Button „Service-Adressen" führt Sie zu einer Titelliste, die auch „Die sagenhafte Heilkraft der Ananas" enthält, hier öffnet sich ein ganzer Adresspool. Sofern Sie über keinen Internet-Zugang verfügen, können Sie die Liste auch postalisch (nicht telefonisch) anfordern: Windpferd Leser-Service, Stichwort: „Ananas", Postfach, 87648 Aitrang.

Sie können **die Autorin auch direkt kontakten** – und erhalten Auskünfte über Seminare sowie Beratungen wie folgt: e-mail Basim@Barbara-Simonsohn.de oder per Fax unter 040-893497, außerdem jeden zweiten und letzten Mittwoch im Monat zwischen 10 und 12 Uhr unter 040-895338 (bitte rufen Sie nicht außerhalb dieser Zeiten an, da ich als Buchautorin und Fachjournalistin arbeite und noch kleine Kinder habe. Vielen Dank für Ihr Verständnis!) Weitere Hinweise finden Sie auch auf meiner Internetseite: www.Barbara-Simonsohn.de

Anmerkungsverzeichnis

1) vgl. Artikel „Ananas aus Rüben" ,„Die Woche" vom 6.3.1998
2) Hinrichs, Erich„„Ananas, die königliche Frucht"., S. 117
3) Chronist, Zeitgenosse von Oviedo, zitiert nach Hinrichs, a. a. O., S. 21
4) Ernst Günter„„Gesundheit auch für Dich. 100 Heilungszeugnisse", Verlag Günter, 2,- DM, Tel. 0041-629611026, Fax 0041-629617526
5) Helmut Wandmaker„„Willst Du gesund sein? Vergiß den Kochtopf!"
6) Wolfgang Spiller, Hubert Hohler,„Vegane Rohkost", Verlag Natürlich und Gesund, Ditzingen, 2. Aufl. 1996, S. 49
7) Helmut Wandmaker, a. a. O., S. 77
8) Ernst Günter„„Gesundheit auch für Dich", a. a. O., S. 7
9) zitiert nach H. Wandmaker,„Willst Du gesund sein? ...", a. a. O., S. 88
10) zitiert nach H. Wandmaker„„Willst Du gesund sein ...", a. a. O., S. 117
11) ebd., S. 104
12) Robert Leben, a. a. O., S. 43
13) Wandmaker, a. a. O., S. 204
14) zitiert aus„Sport ist Mord? Sport ist Wahlkampf!", „Hamburger Abendblatt" vom 7.2.1998
15) ebd., S. 703
16) ebd., S. 707
17) Bund für Gesundheit, Talstr. 36, 52525 Heinsberg, Tel. und Fax 02452-22678
18) Neal Barnard„„Iß Dich fit. Die verjüngende Kraft natürlicher Ernährung", S. 182
19) ebd., S. 217
20) Hrsg. Verein für Aktivierung der Bio-Energie e.V., Steindamm 8, 20099 Hamburg, Tel. 040-2803004
21) Bionika-Versand, Postfach. 1261, 27721 Ritterhude, Tel. 0180-5304950, Fax -5304951
22) Christian Rätsch„„Medizin aus dem Regenwald", S. 97
23) zitiert nach Brigitte Kranz, a. a. O., S. 52
24) zitiert nach Erich Hinrichs, a. a. O., S. 21
25) „Das große Buch der Exoten", Edition Teubner, Füssen, 2. Aufl. 1991
26) zitiert nach John B. Lust,„Drink your Troubles away", Benedict Lust Publications, New York 1981
27) S. 102
28) Stephen Blauer, ebd.
29) John B. Lust, a. a. O., S. 32
30) Health Plus Publishers, Phoenix, USA 1971
31) zitiert nach Airola, a. a. O., S. 40
32) Airola, a. a. O., S. 30
33) Dora D. Flack„„Dry and Save. A Complete Guide to Food drying at Home ... with Recipes", Woodbridge Press Publishing Company, Post Office Box 6189, Santa Barbara, California 93111, 1976
34) Klaus Oberbeil und Christiane Lentz,„Obst und Gemüse als Medizin. Die Heilkräfte in unseren Nahrungsmitteln wirksam nutzen", Südwest Verlag, München 1996, S. 16
35) Hausen„„Die Botschaft der Früchte", S. 46
36) ebd.., S. 44
37) ebd., S. 43
38) zitiert nach Steven J. Taussig und Stanley Batkin, „Bromelain, The Enzyme Complex of Pineapple (Ananas comosus) and its Clinical Application. An Update"„„Journal of Ethnopharmacology", Elsevier Scientific Publishers, Ireland., 1988, S. 191-203
39) vgl. James A. Duke, a. a. O., S. 36
40) ebd., S. 37
41) Wilhelm Heyne Verlag, München 1987, S. 121
42) ebd., S. 120
43) ebd., S. 18
44) Kenton, a. a. O., S.123
45) Kenton, a. a. O., S.126
46) Herbert Schwinghammer, a. a. O., S. 121
47) Umschau Buchverlag, Frankfurt a. M., 1997, S. 75
48) Loredo Verlag, Chieming, 1997
49) Lila Devi„„Das Handbuch der Blütenessenz-Heilung. Anwendung und Präparation der neuen Blütenessenzen", Wilhelm Heyne Verlag, München, 1996
50) ebd., S. 145
51) ebd., S. 145, 148 und 150
52) ebd., S. 148
53) ebd., S. 147
54) Deepak Chopra,„Die sieben geistigen Gesetze des Erfolges", Wilhelm Heyne Verlag, München, 1996
55) zitiert nach Dr. Hans Nieper„„Revolution in Medizin und Gesundheit, Schutztherapie und Diät",

MIT Verlag, Oldenburg, ergänzte Neuauflage, Sept. 1994, S. 14

56) Nieper, a. a. O., S. 15

57) Dr. Kristian Glagau und Dr. med. Gerhard Ohlenschläger „Vitalstoffe - Bausteine der Gesundheit. Wissenswertes über die Orthomolekulare Medizin", Karl F. Haug Verlag, Heidelberg, 1994

58) Ransberger, a. a. O., S. 98

59) ebd., S. 97

60) Helmut Wandmaker „Willst Du gesund sein? Vergiß den Kochtopf!", S. 229

61) Andrea Ehring „Papaya, das Krebsheilmittel der Aborigenes", Verlag Peter Erd, München, 1998

62) Nieper, Hans, „Revolution in Medizin und Gesundheit", S. 151

63) Taussig, „Bromelainwirkung beim Karzinom", S. 82

64) zitiert nach „Diäten: Dicke Rechnungen, dünne Erfolge. Nur wer seine Eßgewohnheiten auf Dauer ändert, nimmt ab", „Hamburger Abendblatt" vom 27. 1. 1998

55) zitiert nach Dr. Hans Nieper „Revolution in Medizin und Gesundheit, Schutztherapie und Diät", MIT Verlag, Oldenburg, ergänzte Neuauflage, Sept. 1994, S. 14

56) Nieper, a. a. O., S. 15

57) Dr. Kristian Glagau und Dr. med. Gerhard Ohlenschläger „Vitalstoffe - Bausteine der Gesundheit. Wissenswertes über die Orthomolekulare Medizin", Karl F. Haug Verlag, Heidelberg, 1994

58) Ransberger, a. a. O., S. 98

59) ebd., S. 97

60) Helmut Wandmaker „Willst Du gesund sein? Vergiß den Kochtopf!", S. 229

61) Andrea Ehring „Papaya, das Krebsheilmittel der Aborigenes", Verlag Peter Erd, München, 1998

62) Nieper, Hans, „Revolution in Medizin und Gesundheit", S. 151

63) Taussig, „Bromelainwirkung beim Karzinom", S. 82

64) zitiert nach „Diäten: Dicke Rechnungen, dünne Erfolge. Nur wer seine Eßgewohnheiten auf Dauer ändert, nimmt ab", „Hamburger Abendblatt" vom 27. 1. 1998

Stichwortverzeichnis

W

Z

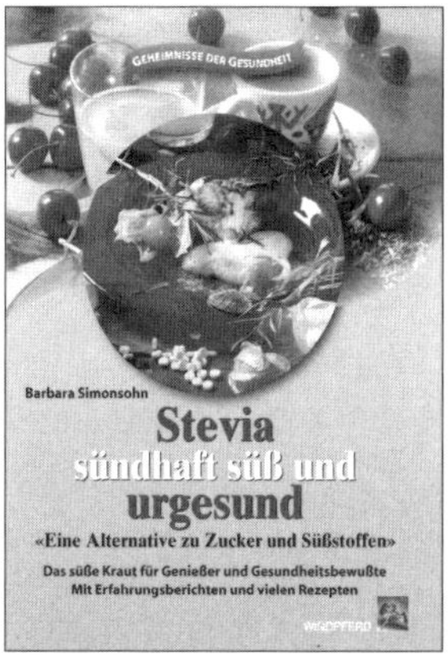

Barbara Simonsohn

Stevia – sündhaft süß und urgesund

Eine Alternative zu Zucker und Süßstoffen · Das süße Kraut für Genießer und Gesundheits-bewußte · Mit Erfahrungsberichten und vielen Rezepten

Hatten Sie bisher bei der Verwendung von Zucker auch immer ein schlechtes Gewissen? Dann können Sie nun aufatmen: endlich ist es möglich, Süße unbeschwert zu genießen. Mit Stevia, dem Honigblatt aus den Hochebenen Paraguays, können Diabetiker, Menschen mit Unterzucker-Problemen, Übergewichtige und alle, die auf ihre Gesundheit (und die ihrer Kinder!) achten, auf natürliche und sogar gesundheitsförderliche Art süßen. Während Sie mit Stevia in Süßem schwelgen, führen Sie Ihrem Körper ganz nebenbei wichtige Mineralstoffe, Vitamine und Flavonoide zu, die Ihr Immunsystem stärken.

ca.192 Seiten, 3-89385-310-3
www.windpferd.com

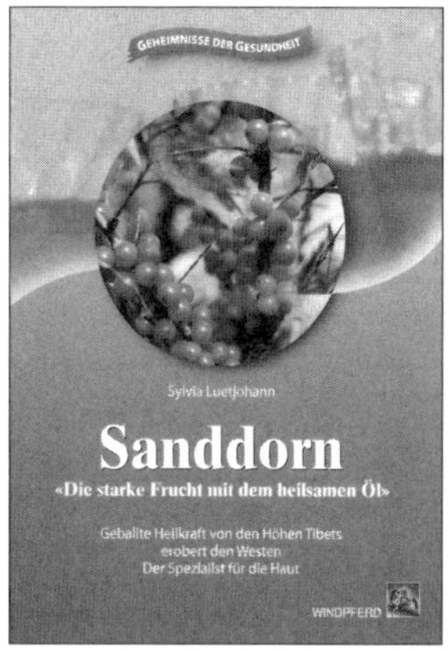

Sylvia Luetjohann

Sanddorn

Die starke Frucht mit dem heilsamen Öl. Geballte Heilkraft von den Höhen Tibets erobert den Westen. Der Spezialist für die Haut

Viele zufriedene Anwender schätzen Sanddorn als einen hervorragenden einheimischen Vitamin-C-Lieferanten, der sogar die Zitrusfrüchte übertrifft und dabei noch besser verträglich ist. Daß seine zierlichen, orangeroten Beeren ein wahres Kraftpaket mit einem hohen Anteil an heilkräftigem Öl bergen, schafft ihm jedoch erst seit kurzem eine schnell wachsende und begeisterte Anhängerschaft. Begleiten Sie diese uralte Heilpflanze von den Höhen Tibets über die Mongolei in den Westen. Mit bewährten Rezepturen für die tägliche Hautpflege, die die Autorin alle selbst erprobt hat. Ein Buch, das derzeit einen unglaublichen Siegeszug durch die Kennerszene der Naturheilmittel angetreten hat.

112 Seiten, 3-89385-269-7
www.windpferd.com